W0329195

GANZHEITLICHES FASZIEN TRAINING

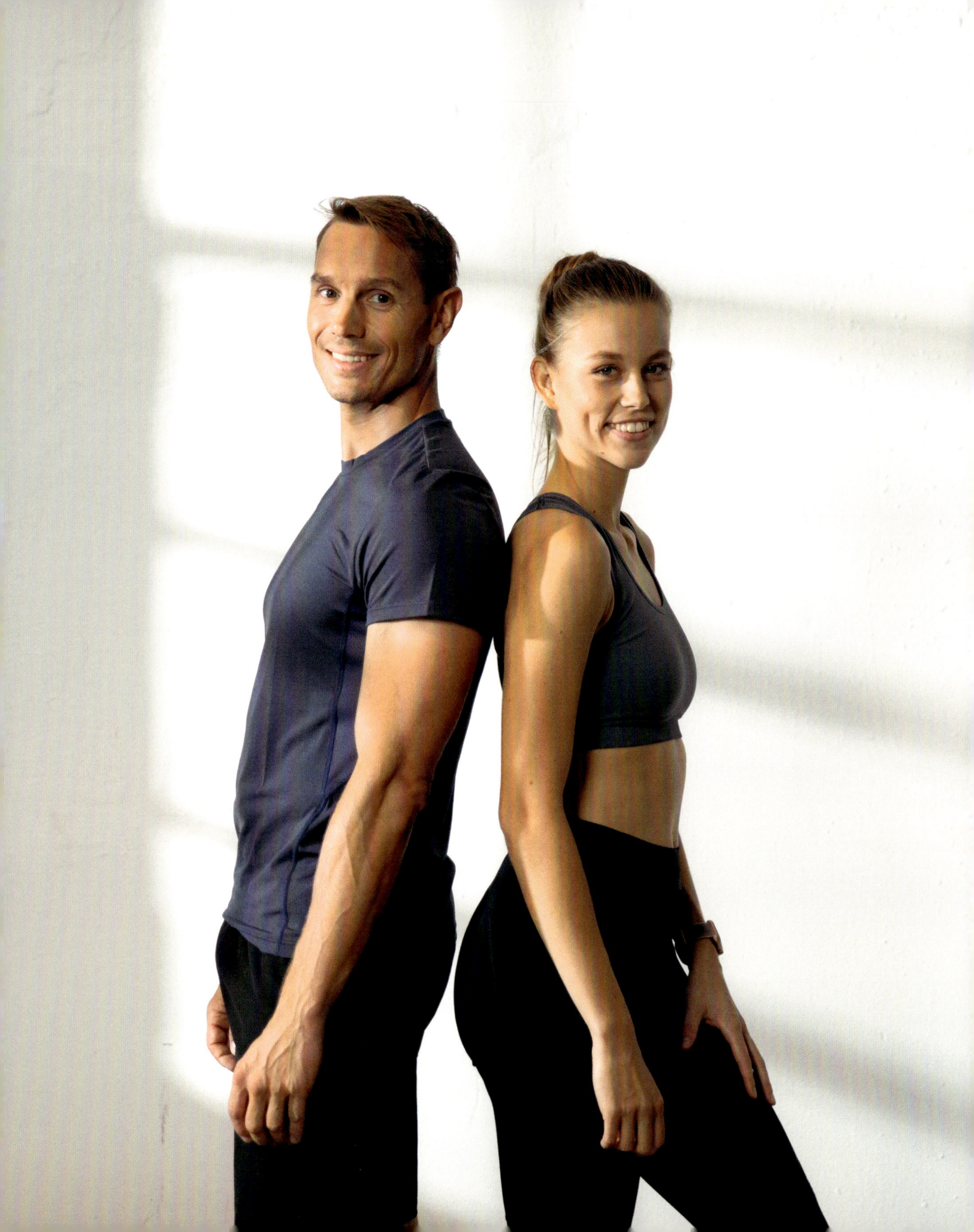

DR. DANIEL GÄRTNER

GANZHEITLICHES FASZIEN TRAINING

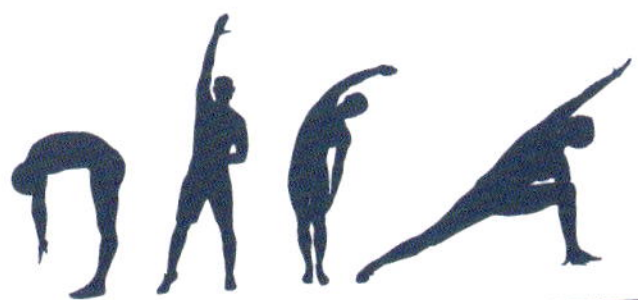

MIT INNOVATIVER PNF-METHODE:
FÜR MEHR BEWEGLICHKEIT,
KRAFT UND VITALITÄT

EMF

EIN BUCH DER
EDITION MICHAEL FISCHER

INHALT

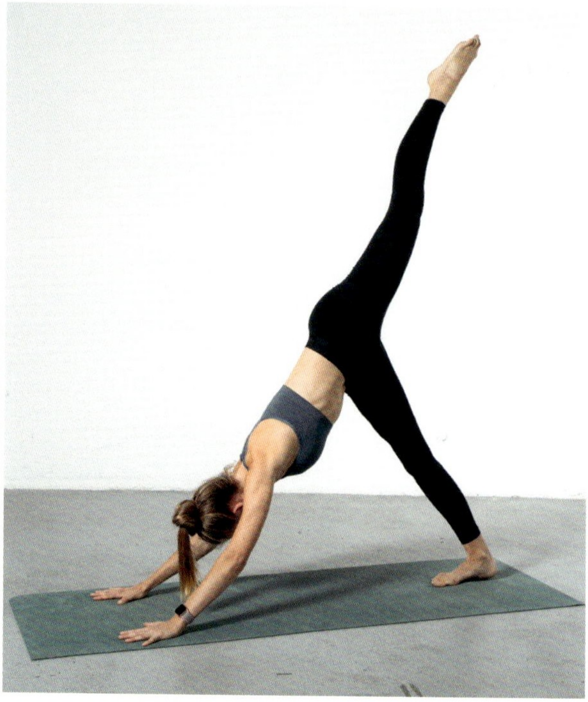

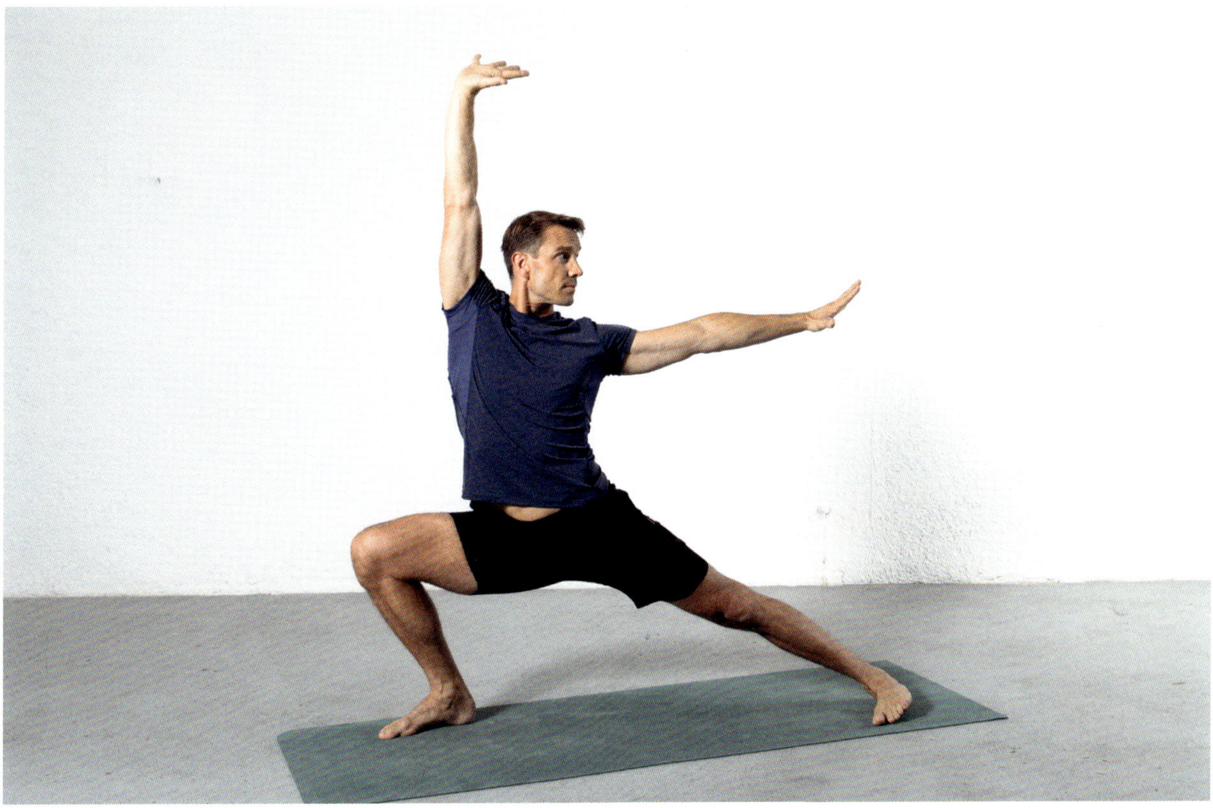

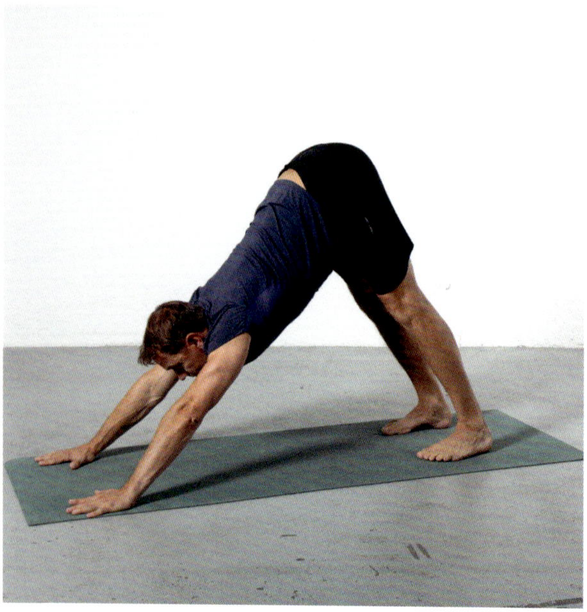

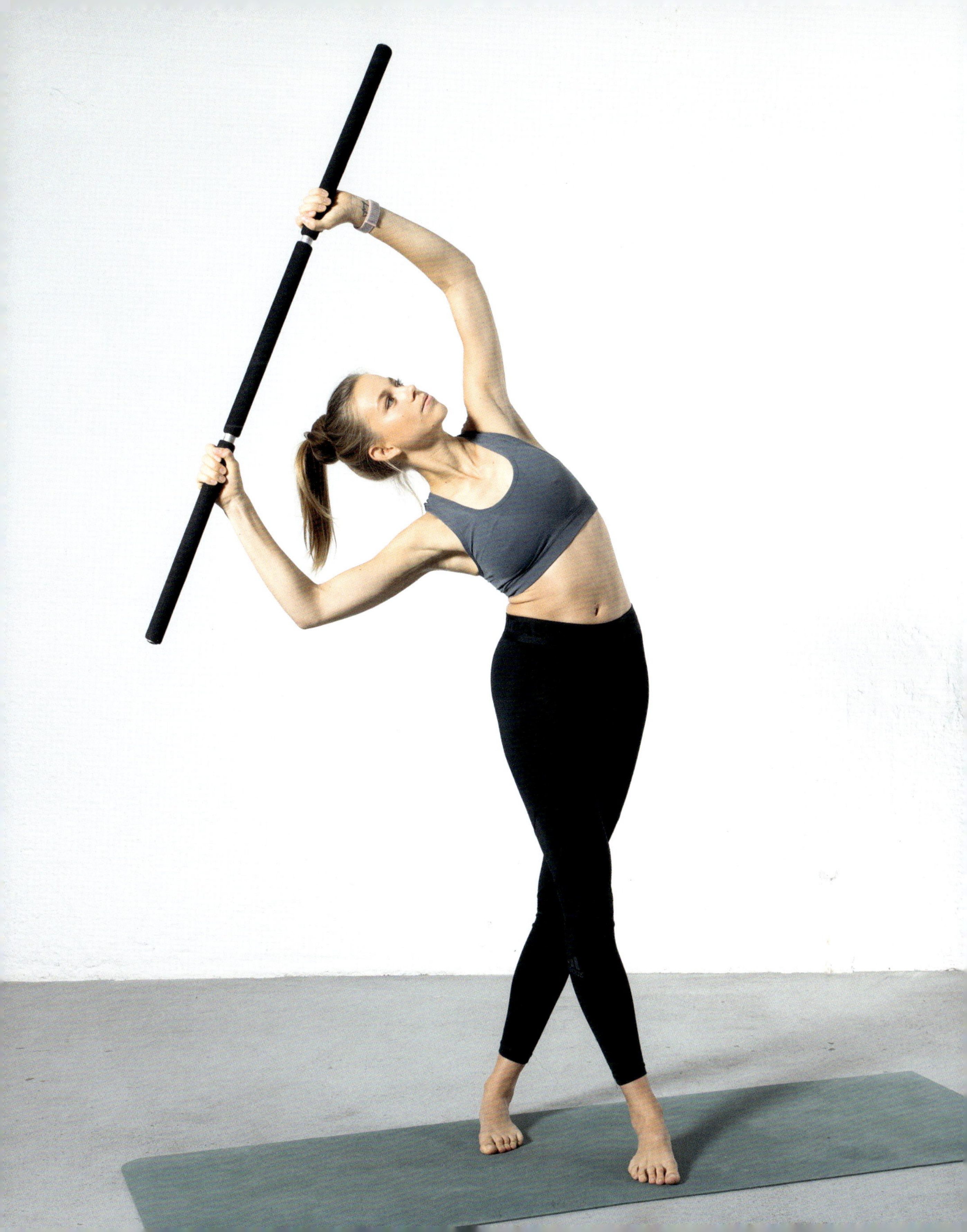

VORWORT

Seit Jahrzehnten werden wir regelmäßig mit neuen Erkenntnissen aus der Sportwissenschaft versorgt. Dabei wird einerseits neues Wissen geschaffen, und andererseits werden traditionelle Theorien, die über lange Zeit Gültigkeit besaßen, entkräftet. So passiert es immer wieder, dass das, was damals gut war, heutzutage auf einmal schlecht ist – oder das, was in früheren Jahren verteufelt wurde, laut aktueller Studienlage nun voll im Trend liegt.

Dies trifft im besonderen Maße auf das Training der Beweglichkeit zu, zu dem sich die Lehrmeinung von Jahrzehnt zu Jahrzehnt immer wieder änderte.

Mit der Weiterentwicklung der Forschungstechnik ist es seit den 2000er-Jahren möglich, eine bisher noch wenig beachtete Struktur des menschlichen Körpers genauer zu untersuchen. Man stellte fest, dass Bindegewebsstrukturen – die Faszien – viel komplexer aufgebaut sind als lange vermutet. Doch wie auch schon in den vergangenen Jahrzehnten entwickelte sich aus dem Forschungsbereich der Faszien in kurzer Zeit ein regelrechter „Boom", der die Faszienbehandlung als Allheilmittel propagierte und sich in der Anfangszeit als absolut und wenig differenziert darstellte. Ende der 2010er-Jahre konnte man aufgrund der Vielfalt der Faszienübungen nur noch schwer unterscheiden, welche Methoden nun die Faszien wirklich behandelten und wo die Fitnessindustrie zu Marketingzwecken den Namen „Faszien" vielleicht zweckentfremdete.

Die Erkenntnisse aus sportwissenschaftlichen Studien helfen uns, unser Leben rund um Sport, Bewegung und Alltag sinnvoll und modern zu gestalten, auch wenn sich die Forschungslage von Jahrzehnt zu Jahrzehnt immer wieder ändert. Wer genau hinsieht und zwischen den Zeilen liest, kann die aktuellen Erkenntnisse positiv für sich nutzen und muss gar nicht so viel verändern.

Zum Problem werden neue Theorien dann, wenn sie von selbst ernannten Spezialisten zu Expertenwissen hochstilisiert werden und polarisieren. Man sollte immer dann zweimal lesen und kritisch hinhören, wenn angebliche Experten behaupten, diese oder jene Methode sollte heutzutage überhaupt nicht mehr angewendet werden oder etwas sei per se komplett falsch. Wer sich lange und intensiv in der Sportwissenschaft bewegt, die Art der Durchführung von Studien kennt und Ergebnisse interpretieren kann, wird sich vom Aufschrei eines Gurus nicht gleich verunsichern lassen. Denn jeder Mensch ist anders, und jeder Mensch hat andere Ziele, Voraussetzungen und Anlagen. Aus diesem Grund gibt es nicht pauschal eine einzige perfekte Trainingsmethode, die optimale Dehntechnik oder eine beste Ernährungsstrategie. Nein – jede Methode muss zu dem Menschen, der sie anwendet, passen. Die Sportwissenschaft gibt uns dabei die Möglichkeit, den Fokus in die eine oder andere Richtung zu lenken und die für uns passende Methode zu identifizieren.

Dieses Buch befasst sich mit der Entwicklung einer funktionellen und ganzheitlichen Beweglichkeit. Um die Hintergründe und Wirkungsweisen der hier vorgestellten Techniken und Übungen besser zu verstehen, schaffe ich im ersten Kapitel einen grundlegenden theoretischen Hintergrund. Neben der Muskulatur und dem Aufbau der Faszien stellen die Rezeptoren einen wichtigen Teilbereich beim Dehnen dar. Zudem werden die heutzutage populären Dehnmethoden detailliert und differenziert vorgestellt und ihre Wirkungsweise auf myofasziale Strukturen und Muskeln dargestellt.

Nachdem Sie eine theoretische Grundlage erworben haben, lernen Sie anschließend die Methoden der PNF, der „propriozeptiven neuromuskulären Fazilitation" kennen. Zunächst werden allgemeine PNF-Grundlagen vorgestellt und in ihrer komplexen Anwendungsstruktur erläutert. Dabei erkläre ich Ihnen vorwiegend PNF-Methoden, die einer Beweglichkeitssteigerung dienen, die Sie selbst ohne einen Therapeuten anwenden können, und weniger jene PNF-Techniken, wie sie im Bereich der Physiotherapie zur Behandlung verschiedener Einschränkungen zum Einsatz kommen. In diesem Kapitel stelle ich Ihnen zum einen innere Rezeptorenprozesse, wie etwa das Auslösen des Sehnenreflexes oder die Hemmung des Muskelreflexes, vor. Zum anderen erfahren Sie, welche PNF-Techniken der Beweglichkeitssteigerung es gibt und wie Sie diese in Ihr Training integrieren sowie mit anderen Dehntechniken verbinden können.

Es wird dabei mit einer einfachen Dehnübung begonnen und diese durch die Integration von PNF-Mustern und dem Hinzuschalten weiterer Gelenke und Körperachsen komplexer gestaltet.

Im weiteren Verlauf erfahren Sie, was sich hinter den derzeit populären „Movement Preps" verbirgt und wie Ihnen solche Übungen helfen, die Beweglichkeit sowie das Körpergefühl in Sport und Alltag zu verbessern.

Im praktischen Teil des Buches finden Sie eine Vielzahl von Übungsbeispielen zur Anwendung im eigenen Training. Darin sind zahlreiche komplexe PNF-Übungen für den gesamten Körper und einzelne Muskelketten enthalten. Darüber hinaus finden Sie verschiedene „Movement Preps", die miteinander als Bewegungsabfolge verbunden oder mit PNF-Übungen verknüpft werden können. Die beigefügten Trainingspläne ermöglichen eine differenzierte Anwendung für verschiedene Zielsetzungen. So können Sie ein langes und intensives Beweglichkeitstraining an einem dafür eigens vorgesehenen Tag absolvieren oder eine kürzere Einheit in der Büropause oder vor oder nach dem Sport durchführen.

Eine ganzheitliche und funktionelle Beweglichkeit wird nicht nur von Faszien, sondern auch von Muskeln, Sehnen, Bändern, Gelenken, Rezeptoren und koordinativen Ansteuerungs- und Entspannungsfähigkeiten sowie Kraftleistungen und den Genen bestimmt.

Die Zeit, welche für ein Krafttraining oder die Ausdauer investiert wird, ist bei den meisten Menschen häufig höher als die Zeit für ein Beweglichkeitstraining. Aber nur wer die Beweglichkeit gleichwertig zu den anderen Leistungsfaktoren behandelt, kann sich darin wirklich verbessern und von den positiven Eigenschaften einer ganzheitlich ausgebildeten Beweglichkeit profitieren.

Schenken Sie daher deshalb der Beweglichkeit mehr Aufmerksamkeit in Ihrem Training.

Ich wünschen Ihnen viel Spaß mit meinem Buch!

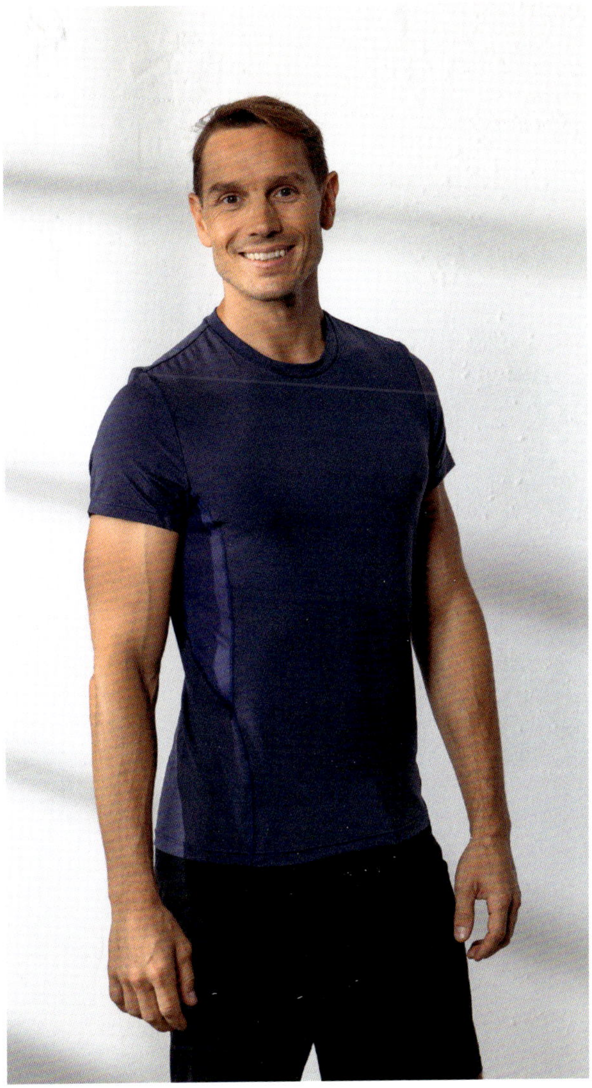

Dr. Daniel Gärtner

FASZIEN UND BEWEGLICHKEIT

DER FASZIEN-MYTHOS: WAS IST DRAN?

STRECKEN UND DEHNEN FÜR EINE BESSERE LEBENSQUALITÄT

Wir strecken, beugen und verbiegen uns, wenn es mal schmerzt, zwickt oder wir das Gefühl haben, verspannt zu sein. Nach dem Dehnen und Strecken entfaltet sich eine wohltuende Wirkung im Körper, und wir fühlen uns meist besser. Besonders gut fühlen sich kurze Dehnübungen etwa nach einer langen Autofahrt oder einem ganzen Tag im Bürosessel an. Leider werden wir immer mehr zu diesem „Homo sedens" – dem sitzenden Menschen.

Bewegungsarmut im Alltag und vor allem eine sitzende Tätigkeit wirken sich nicht gut auf unsere Gesundheit, Haltung und das Körpergefühl aus. Wir fühlen uns durch die Bewegungseinschränkung des ständigen Sitzens, den Stress und ungesundes Essen oft träge und verkrampft. Viele kennen die daraus resultierenden Schmerzen und Verspannungen, wenn der Rücken, Nacken oder die Beine steif werden. Ein paar entspannende Dehnungsübungen können hier die nötige Abhilfe schaffen.

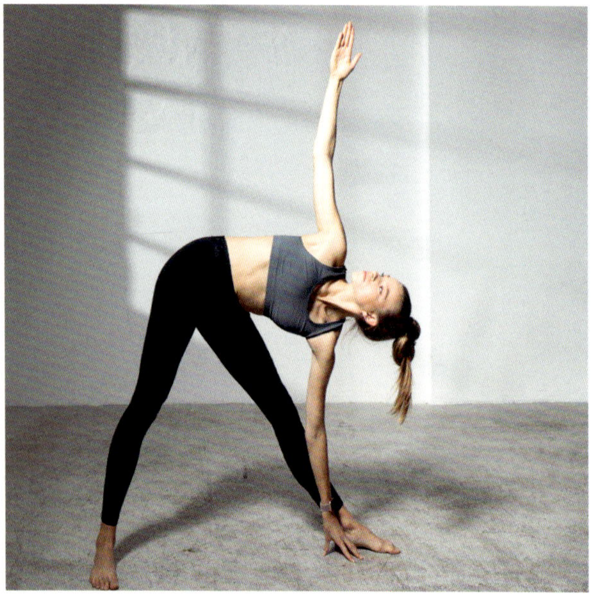

Wir nutzen das Dehnen heutzutage aber nicht nur zur kurzfristigen Spannungsauflösung oder Beweglichkeitssteigerung in Alltag und Sport, sondern auch für eine langfristige Verbesserung der Körperwahrnehmung und die Ausbildung einer funktionellen Mobilität.

Entgegen häufig verbreiteten Aussagen, dass Stretching eine Erfindung der modernen Welt sei, zeigen bereits Höhlenmalereien, dass auch schon Steinzeitmenschen vor 40 000 Jahren Übungen für eine bessere Beweglichkeit durchführten. Auch im antiken Griechenland gehörten gymnastische Übungen für die männliche Bevölkerung zum Alltag, vornehmlich, um die militärische Leistung zu verbessern. Der vom römischen Dichter Juvenal verfasste ironische Spruch *„Mens sana in corpore sano – ein gesunder Geist soll in einem gesunden Körper wohnen"* enthält ein großes Stück Wahrheit und steht heute symbolisch für ein ganzheitliches sowie ein gesundheitsorientiertes Lebensmotto.

»Schenken Sie der Beweglichkeit genügend Aufmerksamkeit im Alltag und im Sport.«

Ein solches ganzheitliches Lebensmotto trifft auf alle Menschen zu. Deshalb ist ein sportlicher Ausgleich zu den täglich einwirkenden Belastungen äußerst wichtig, um muskuläre Dysbalancen auszugleichen oder erst gar nicht entstehen zu lassen. Außerdem sollen durch Sport und Bewegung Haltungsschäden und anderen Verletzungen vorgebeugt werden. Ein robuster und trainierter Körper steckt unökonomische Belastungen schneller weg als ein untrainierter. Außerdem bekommt man durch Sport den Kopf vom Alltag frei und baut Stress ab. Aber Sport und Bewegung haben noch viele andere positive Wirkungen auf unseren Körper, die Psyche und das Wohlbefinden.

Die meisten Menschen stählen ihren Körper viel lieber an Kraftmaschinen, trainieren ihre Ausdauer auf Kardiogeräten, gehen mit Kollegen Fußballspielen oder treffen sich mit Freunden zum Joggen. Dagegen ist nichts zu sagen. Aber für die Entwicklung einer ganzheitlichen und gesundheitsorientierten Fitness spielen Beweglichkeit und Koordination eine gleichbedeutende Rolle neben Kraft, Ausdauer und Schnelligkeit.

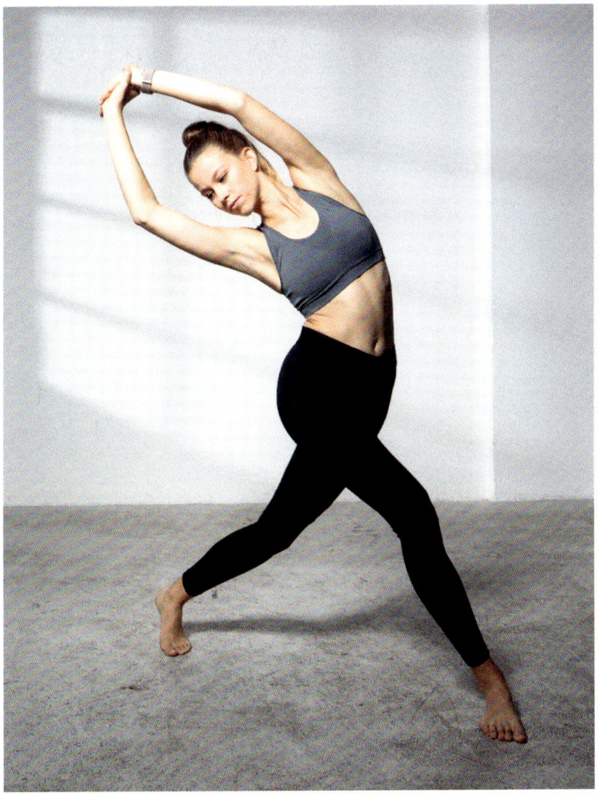

Beweglichkeitstraining kann überall einfach und effektiv angewendet werden. Egal ob im Sport, Alltag oder im Beruf – schaffen Sie Platz für Beweglichkeitsübungen.

Egal ob Sie Handwerker, Büroangestellte, Dienstleister, Freizeitsportlerin oder Leistungssportler sind – jeder Mensch profitiert von einer funktionell ausgebildeten Beweglichkeit. Wenn wir beweglich sind, fallen uns alle Bewegungen in Sport und Alltag leichter. Zudem müssen wir nicht ständig unseren Rücken und andere Gelenke unnötigen Belastungen aussetzen oder abfälschen: Damit ist gemeint, dass Bewegungen nicht über den vollen Bewegungsradius ausgeführt oder andere Muskelgruppen als die eigentliche Zielmuskulatur für eine Bewegung eingesetzt werden.

VON DER FASZIEN-FASZINATION ZUM FASZIEN-BOOM

Wenn Sie Ihrer Beweglichkeit bisher noch wenig Aufmerksamkeit geschenkt haben, sollten Sie dies in Zukunft unbedingt ändern. Schließlich ist es nie zu spät, durch ein gezieltes Training seine Lebensqualität zu verbessern. Eine bedeutende Rolle nehmen dabei die Faszien ein, die in früheren Jahren eher ein Schattendasein geführt haben und von Medizinern meist als „lästiges Bindegewebe" bezeichnet wurden.

In den letzten zehn Jahren konnte dieses faserige und weißlich-transparente Gewebe seitens der Wissenschaft genauer unter die Lupe genommen und dazu äußerst faszinierende Erkenntnisse gewonnen werden. Dies lag unter anderem an den neuen Untersuchungsverfahren, einer verbesserten Mikroskoptechnik sowie auch einem gesteigerten Interesse einiger namhafter Wissenschaftler auf diesem Gebiet.

Wohingegen die Studienlage anfangs noch etwas dünn war, so gibt es inzwischen eine Vielzahl an Publikationen, die sowohl Aufschluss über die verschiedenen Aufgaben und Funktionen unserer Faszien als auch Auskunft über die vielseitige Effektivität so manch fantastischer Faszienübungen geben.

FASZIENTRAINING – EIN WUNDERMITTEL?

Die Faszien treten im therapeutischen wie im sportlichen Bereich seit einigen Jahren immer mehr in den Vordergrund. Auf Basis dieses Wissens wurden mittlerweile die unterschiedlichsten Methoden und Ansätze der Faszienbehandlung von Therapieformen durch einen speziellen Therapeuten über manuelle Therapie an der eigenen Person bis hin zum eigens konzipierten Faszientraining entwickelt.

Aus der anfänglichen Faszination der Faszien, welche weitaus komplexere Aufgaben in unserem Körper übernehmen als ausschließlich unsere Muskeln zu umhüllen, wurde bald ein regelrechter Faszien-Boom. Gerade wenn es um die Entwicklung der Beweglichkeit ging, wurden nun wieder traditionelle Dehnmethoden abgelehnt und zu Unrecht als wirkungslos deklariert. Auf einmal sollte man überhaupt nicht mehr dehnen, denn für die Beweglichkeit seien allein die Faszien verantwortlich.

Dann kam die Zeit, in der sich jeder mit einer Faszienrolle selbst behandelte und glaubte, auf diese Weise einen ausgebildeten Physiotherapeuten ersetzen zu können. Ja, es gehörte fast schon zum guten Ton, sich im Fitnessstudio mit schmerzverzerrtem Gesicht die verklebten Faszien mit dem „Nudelholz" gewaltsam aus dem Gewebe zu streichen. Die Benutzung von Faszienrollen wie Blackroles und Co. vor und nach jeder Trainingseinheit mit dem Ziel, das Fasziengewebe zu bearbeiten, lag lange Zeit im Trend.

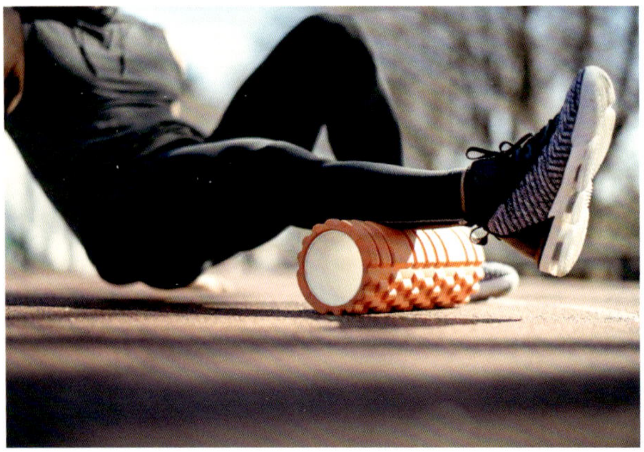

In früheren Jahren wurde die Faszie noch als rein passiver, den Muskel umhüllender Bindegewebsschlauch aufgefasst. Die aktuelle Forschung und angewandte Wissenschaft konnten nun die genauere Funktionsweise und das wahre Potenzial der Faszien im menschlichen Körper erfassen.

Verlockende Versprechen von Anbietern der Fitnessgerätindustrie sowie das aufkeimende Interesse am dem neu erforschten Bindegewebe ließen vor allem die Sportler neugierig werden. So sollte ein gezieltes Faszientraining Entspannung im Gesamtsystem des Organismus fördern sowie Cellulite verbessern und den Körper gleichzeitig auch gesünder, jünger und leistungsfähiger machen. Die aktive Instandhaltung faszialer Strukturen wurde als Heilmittel für jegliche Makel des Körpers gepriesen.

»Faszien sind nicht alles, aber ohne Faszien wäre alles nichts – sie geben unserem Körper Struktur, Halt und Gleichgewicht.«

Der Wandel der Zeit ließ das Interesse der Wissenschaft an diesem Aschenputtelgewebe, dem als ungeliebtes „Nebenwerk" in der Vergangenheit wenig Aufmerksamkeit geschenkt worden war, mit dem Ziel aufkeimen, ein detaillierteres Verständnis über das menschliche System zu erlangen.

Die Anwendung der Faszienrolle (Fehlbezeichnung, weil damit auch Muskeln, Gefäße, Nerven, Sehnen, Bänder und Knochenpunkte behandelt werden) ist in letzter Zeit wieder rückläufig zu beobachten. Dies liegt daran, dass sich die Forschung hinsichtlich ihrer Wirkung nicht einig ist, aber auch daran, dass das Faszientraining weitaus komplexer gestaltet ist. Das Rollen mit einer Schaumstoffrolle nimmt dabei nur einen kleinen Anteil ein, der in diesem Buch nicht näher behandelt wird.

Der Faszien-Boom flacht derzeit allmählich wieder ab. Das bedeutet aber nicht, dass die Faszien keine Relevanz mehr haben – ganz im Gegenteil. Vielmehr weiß man heutzutage, dass der Faszien-Boom, bei dem ja ausschließlich die Faszien für alles verantwortlich gemacht worden sind, von der Betrachtungsweise viel zu eindimensional ausgerichtet war und die dazugehörigen Studien ausschließlich auf die Faszien reduziert wurden.

Der Trend geht heutzutage wieder zu einem Ansatz der Ganzheitlichkeit, bei der den Muskeln, den Faszien und auch dem koordinativen System wieder zu gleichen Teilen eine erhöhte Aufmerksamkeit geschenkt wird. Es ist ein komplexes System, das sich gegenseitig beeinflusst.

WARUM SOLLTEN FASZIEN TRAINIERT WERDEN UND KANN MAN DAS ÜBERHAUPT?

Wie unsere Muskeln, so verfügen auch unsere Faszien über zahlreiche Messfühler bzw. -sensoren, sogenannte Rezeptoren (siehe S. 40), also eine Art Empfänger. Je nachdem, welcher Reiz eintrifft, nehmen diese Rezeptoren Dehnung, Spannung oder auch Schmerzen war. Über das Rückenmark werden diese Signale an die Muskeln weitergeleitet. Die Muskeln reagieren anschließend mit einer An- oder Entspannung.

Faszien sind daher sehr wichtig für die Bewegung und die Bewegungssteuerung. Die Faszie selbst kann sich dabei aber nicht an- oder entspannen. Jedoch können Faszien als den Muskel umhüllendes Bindegewebe die Bewegung limitieren: Stellen Sie sichz.B. vor, Sie würden eine sehr enge Hose tragen. Ihre Bewegungsfreiheit wird dadurch enorm eingeschränkt, und Sie verbrauchen darüber hinaus für jede Bewegung immer mehr Kraft. Dadurch werden alltägliche Bewegungen nicht nur anstrengender, sondern belasten auch die Gelenke.

»Nicht nur die Faszien, sondern auch die Muskeln und die Koordination bestimmen die Beweglichkeit.«

Welche Ursachen hat es, dass die Faszien nicht mehr so elastisch sind oder gar „verkleben"? Vorrangig liegt das an einem Bewegungsmangel und zu geringen Reizen. Die Fasern von Faszien verfilzen regelrecht, wenn sie nicht mehr regelmäßig in Dehnung bzw. auf Spannung gebracht werden. Zudem beeinträchtigen verschiedene Verletzungen wie etwa Prellungen oder Zerrungen ebenfalls die Faszienstruktur.

Dadurch, dass die Faszien regelmäßig auf Spannung gebracht werden, kann man solchen Verklebungen entgegenwirken. Da Faszien passiv sind, sprich keine aktive Kontraktion hervorrufen, gelingt dies besonders gut durch ein passives Dehnen – und das statisch und dynamisch. Häufig sind auch Gelenkprobleme oder sogar Rückenschmerzen auf verklebte Faszien zurückzuführen. Dabei gibt es die verschiedensten Möglichkeiten, die Faszienstruktur angemessen zu trainieren.

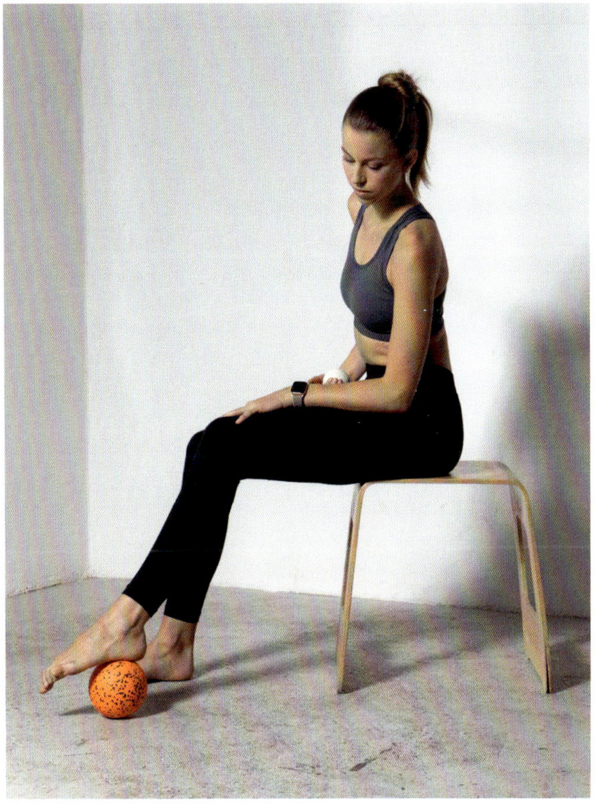

Das Rollen mit einem Faszienball bzw. einer Faszienrolle stellt nur einen kleinen Teilbereich des komplexen Faszientrainings dar.

Man geht davon aus, dass die Faszien bei Bewegungen in bestimmte Bereiche knicken und Falten schlagen. Dabei überspannen sie sich an anderen Stellen und werden auf diese Weise gedehnt.

Daraus lassen sich direkte Methoden eines effektiven Faszientrainings ableiten. Die Faszie muss einerseits in eine passive Dehnung gebracht werden, damit man die Federwirkung der Faszie provoziert, andererseits aber auch durch eine aktive Dehnung so weit gestreckt werden, dass sie sich optimal über die gesamte Muskel-Funktionskette verteilt.

Wie das im Einzelnen funktioniert, erfahren Sie in den nächsten Kapiteln dieses Buchs. Bleiben Sie also dran!

PHYSIOLOGISCHER AUFBAU: MUSKELN UND FASZIEN

Bewegungen, egal ob im Alltag oder im Sport, werden stets durch Muskelkontraktionen realisiert. Die Faszien unterstützen dabei die Bewegungen. Einerseits halten sie das gesamte Muskelgewebe zusammen und formen die Muskeln in ihrer Struktur. Ohne Faszien würden unsere Muskeln wie ein Fleischhaufen ohne Form aussehen. Andererseits unterstützen Faszien die durch die Muskelkontraktion ausgelösten Bewegungen und verstärken diese sogar. Muskeln und Faszien bilden also eine Einheit, weshalb eine Reduzierung auf nur eines der beiden Gewebe nicht ganzheitlich wäre. Um diese Symbiose besser zu verstehen, werfen wir zunächst einen Blick auf den Aufbau der Muskeln und der Faszien.

DIE ANATOMIE DES MUSKELS

Muskeln sind aus verschiedenen Fasern aufgebaut und bestehen aus sogenannten kontraktilen Anteilen, die das Zusammenziehen realisieren, und dem Bindegewebe, den Faszien. Der Anteil an kontraktilen Filamenten, also den kleinsten Schichten innerhalb einer Muskelfaser, beträgt dabei ca. 85 %, der Anteil an Faszien etwa 15 %.

Die Muskelfaser selbst wird von einer faserigen Faszienschicht, dem sogenannten **Sarkolem**, umhüllt, die am Ende eine Verbindung mit dem Sehnengewebe aufnimmt und damit Sehnenansätze (Aponeurosen) bildet.

Mehrere Muskelfasern bilden die **Faserbündel (Faszikel)**, die sich wiederum in Sekundärbündeln vereinigen. Auch diese Strukturen werden von Hüllen, den locker verwobenen Bindegewebsfäden **Endomysium, Perimysium** und **Epimysium,** umgeben. Die kontraktilen Filamente befinden sich in den **Myofibrillen**, die sich aus vielen in Serie geschalteter Muskelzellen, den **Sarkomeren**, zusammensetzen. Diese Sarkomere werden aus den Aminosäurefilamenten **Aktin** und **Myosin** gebildet, die durch elektrische Signale ein Ineinanderziehen verursachen und dadurch Bewegung erzeugen.

Innerhalb des Sarkomers befindet sich zudem ein besonderes Bindegewebsfilament, das **Titin**, welches nach aktuellem Forschungsstand vorwiegend für die Beweglichkeit der Muskulatur verantwortlich ist.

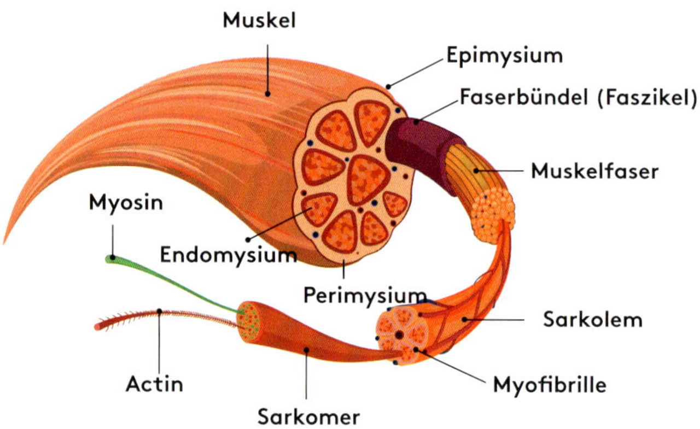

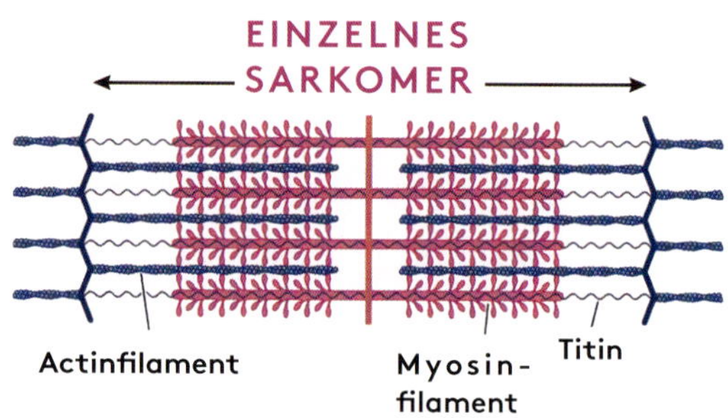

Der physiologische Aufbau eines Muskels mit seinen verschiedenen Bestandteilen und die Darstellung eines einzelnen Sarkomers.

AGONISTEN UND ANTAGONISTEN

Jede Bewegung, die wir ausführen, egal ob Kniebeuge, gehen oder einfach nur den Arm heben, ist nur möglich, weil mehrere Muskeln gleichzeitig beteiligt sind. Der Muskel (bzw. die Muskelkette), die verantwortlich für die Bewegungsführung ist und primär kontrahiert, sich also verkürzt, wird als **Spieler – Agonist** bezeichnet. Gleichzeitig muss der gegenüberliegende Muskel zum richtigen Moment locker lassen, um die Bewegung zu garantieren. Dieser wird als **Gegenspieler – Antagonist** bezeichnet.

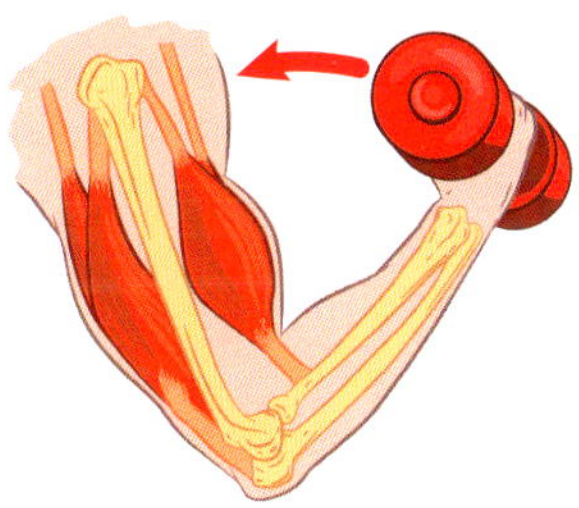

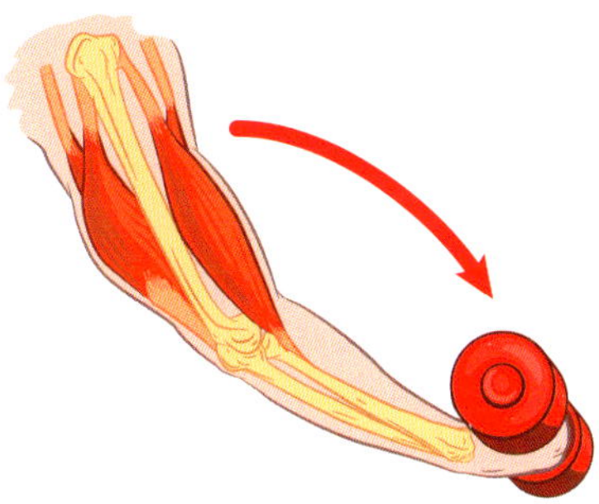

Agonist und Antagonist müssen immer gut zusammenarbeiten, damit eine Bewegung ökonomisch und auch harmonisch ausgeführt werden kann.

Wenn sichz.B. der Arm beugt, wirkt der **Beuger** (Bizeps) als Agonist und der **Strecker** (Trizeps) als Antagonist. Die jeweils tätigen Antagonisten leisten dabei durch ihr abgestimmtes Bremsen und Dehnen die jeweilige Feinabstimmung der Bewegung. Diese gegenseitige Abstimmung wird als die **intermuskuläre Koordination** bezeichnet und beschreibt das Zusammenspiel von verschiedenen Muskelgruppen innerhalb einer Bewegung. Durch regelmäßiges Krafttraining verbessert sich dieser Prozess enorm.

Als **Synergisten** werden unterstützende Muskeln bezeichnet, die bei der Bewegung zusammenwirken und gemeinsam in die gleiche Richtung Kraft bilden.

SEHNEN UND BÄNDER

Wie Sie im vorherigen Abschnitt bereits erfahren haben, bestehen unsere Muskeln aus verschiedenen Fasern, die durch die Faszienschichten (Endomysium, Perimysium und Epimysium) voneinander abgegrenzt, aber auch gleichzeitig miteinander verbunden werden. Solche Faszien zählen zu den tiefen Faszienschichten und durchdringen und umschließen Knochen, Nervenbahnen, Blutgefäße und eben Muskeln. Außerdem geben sie dem Muskel seine typische Form. Sie sind an Ursprung und Ansatz eines Muskels zu einem Art Gitternetz verflochten und vereinigen sich als **Sehne.**

Ähnlich wie bei einem Seil werden auch die Sehnen von vielen einzelnen, fest miteinander verbundenen Faszienfasern gebildet. Diese Sehnen verbinden sich über eine **Sehnenplatte (Aponeurose)** mit dem Knochen und übertragen die Kraft unserer Muskeln, sodass eine Bewegung entstehen kann.

Dicht am Übergang zum Muskel liegen in den Sehnen die **Golgi-Sehnenapparate.** Dabei handelt es sich um wichtige Messinstrumente unseres Körpers, die als dehnungsempfindliche Rezeptoren die Sehnenspannung messen und bei starker Spannung die weitere Kontraktion des Muskels reflektorisch (reflexartig) hemmen, um ihn vor Verletzungen in Form von Zerrungen, Überdehnungen oder gar Muskelfaserrissen zu schützen. In Ruhe sind die Sehnenfasern leicht gewellt. Kontrahiert (verkürzt) der Muskel, so werden die Fasern angespannt und übertragen die Kontraktion auf den Knochen. Jede Sehne ist von einem lockerem **Sehnengleitgewebe (Paratenon)** umgeben. Um die Reibung der Sehne an den Knochen- und Bandstrukturen zu verringern (wie z.B. am Handgelenk), sind an diesen Problemzonen die Sehnen von einer doppelwandigen Sehnenscheide umgeben.

Unabhängig von den Faszien der Muskeln gibt es auch andere Faszienschichten, die sich zu großen Flächen vereinigen oder **Bänder (Ligamente)** bilden. Bänder sind bindegewebige Verbindungen zwischen zwei Knochen und bestehen im Wesentlichen aus Kollagen. Sie sind nur wenig elastisch, weshalb sie schnell überdehnt werden können und dann schlaff werden oder sogar ganz reißen. Sie erfüllen aber wichtige Stützfunktionen der Gelenke und erhöhen so ihre Stabilität. Während die Sehnen als Kraftüberträger dienen und Bewegung möglich machen, haben Bänder die Aufgabe, unsere Gelenke zu stabilisieren und zu stützen.

DIE ROLLE DER GELENKE

Ohne Gelenke könnten wir Menschen keine Bewegung ausführen. Wir würden stocksteif bis zum Ende unserer Tage existieren. Gelenke erfüllen deshalb eine besonders wichtige Rolle im Rahmen der menschlichen Bewegung.

Anatomisch betrachtet ist ein Gelenk eine bewegliche Verbindung von mindestens zwei Knochen. In diesem Zusammenhang wird zwischen den folgenden zwei Gelenkarten unterschieden:

» **echte Gelenke** (Diarthrosen)

» **unechte Gelenke** (Synarthrosen)

Von einem echten Gelenk spricht man dann, wenn sich zwischen den Knochenenden ein Spalt – der sogenannte Gelenkspalt – befindet, wenn die Gelenkflächen von Gelenkknorpel überzogen sind und sich um das Gelenk eine Gelenkkapsel befindet. Unechte Gelenke sind knorpelige Knochenverbindungen (z. B. Faserknorpel bei Bandscheiben) und bindegewebige Knochenverbindungen.

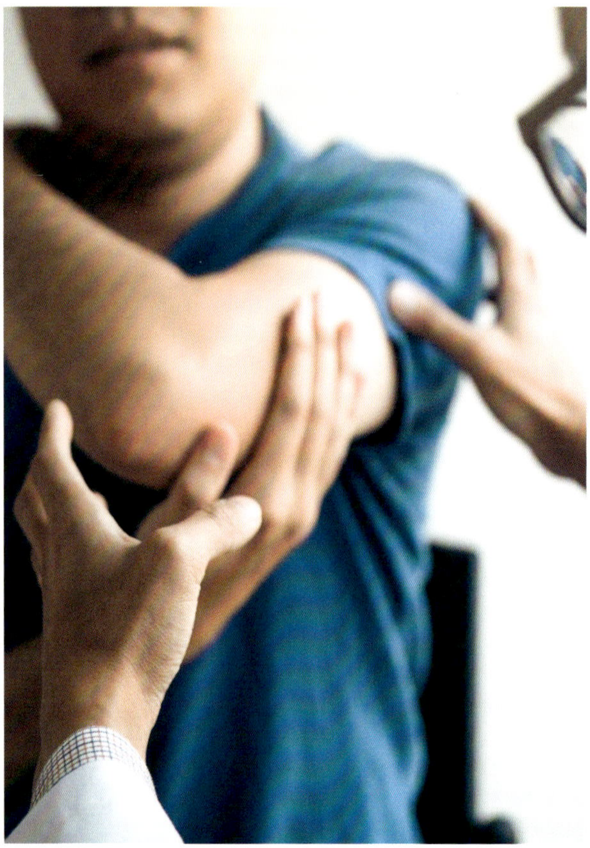

Da Knorpel und Gelenke das ganze Leben lang unser Gewicht (er)tragen müssen und somit hohen Belastungen ausgesetzt sind, verschleißen diese mit zunehmendem Alter oder entsprechend intensiver Belastung (z. B. bei Bauarbeitern, Leistungssportlern). Neben Schmerzen in diesen Gelenken ist häufig auch die Beweglichkeit eingeschränkt, da sich das Gelenk nicht mehr optimal bewegen und maximal öffnen lässt. Diese Erkrankung wird auch als Arthrose bezeichnet.

Die Symptome einer Arthrose können jedoch durch ein gezieltes Beweglichkeitstraining verlangsamt bzw. auch reduziert werden. Durch sanfte Dehnungen und Gelenkmobilisationen wird die Gelenkinnenhaut zur Produktion von Gelenkschleim angeregt. Dadurch kann das Gelenk wieder ökonomischer bewegt werden – ähnlich wie durch das Ölen eines Fahrrads.

WAS PASSIERT BEI EINER DEHNUNG?

Wird ein Muskel gedehnt, beispielsweise beim Ausholen zu einem Wurf oder bei einer ganz normalen Dehnübung, geraten nicht nur die Sarkomere (siehe S. 16), sondern auch die Muskel-Sehnen-Übergänge und Faszien in eine Dehnung. Dabei werden die Sarkomere aus der natürlichen Ruhespannung auseinandergezogen. Ab einem bestimmten Dehnradius setzt dieser der Zugrichtung eine Dehnungsspannung entgegen. Mit dem Erreichen des maximalen Gelenkwinkels tritt die maximale Dehnungsspannung als Maß für den ertragbaren Dehnschmerz auf. Damit dabei die Sarkomere nicht auseinanderfallen und nach der Dehnung wieder in die ursprüngliche Position zurückfinden, wirken die Titin-Filamente (siehe S. 16) dabei wie Rückstellfedern.

Diese Spannung innerhalb des Sarkomers wird als eine **intermuskuläre Spannung** bezeichnet. Gleichzeitig werden bei einer Dehnung auch alle umliegenden Faszienschichten gedehnt. Es entsteht eine weitere Spannung, die **extramuskuläre Spannung**. Kommt es also zu einer Dehnung des Muskels, werden sowohl die inneren als auch die äußeren Schichten gedehnt.

Deshalb ist es im Rahmen des Beweglichkeitstrainings umso wichtiger, die komplexen Übungen auch in der Praxis durchzuführen, die nicht nur die innere muskuläre Dehnungsfähigkeit, sondern auch die äußere Faszienelastizität verbessern.

UNABDINGBAR: MUSKULÄRES DEHNUNGSTRAINING

Geht es also um die langfristige Entwicklung Ihrer Beweglichkeit in Alltag und Sport, ist ein intensives muskuläres Dehnungstraining unabdingbar. Um die Bindegewebsstrukturen innerhalb der Sarkomere zu erreichen, sollten Sie daher regelmäßig dehnen.

Das ausschließliche Behandeln der Faszien durch Faszienrollen oder aktives Mobility-Training wäre für solche Ziele jedoch der falsche Weg. Würde ein Turner nämlich im Rahmen seines Beweglichkeitstrainings nur die Faszien behandeln, würde sich dies zwar positiv auf seine Beweglichkeit im Rahmen seiner aktuellen Möglichkeiten auswirken, wirkliche Verbesserungen hinsichtlich einer signifikanten Erweiterung der Bewegungsamplituden könnte er damit jedoch nur schwer erreichen.

Wenn aber das Dehnungstraining noch zusätzlich mit myofaszialen Behandlungen einhergeht, werden der ganzheitliche Charakter der Beweglichkeit bedient und somit auch Verklebungen oder Hartspannstränge gelöst, sodass die muskuläre Dehnung eine größere Wirkungen entfalten kann. So wie Muskeln und Faszien miteinander verwoben sind, so sollte auch das Dehnen und Faszientraining eine Einheit bilden.

ALLES IST MITEINANDER VERBUNDEN

Am Aufbau der Muskulatur und der damit verbundenen Faszienstruktur erkennen Sie, dass Muskeln und Faszien wie Zahnräder ineinander verwoben sind. Dehnungen wirken sich deshalb nicht nur auf die Muskulatur aus, sondern beeinflussen auch die Faszien. Die Faszien verstehen sich aber nicht nur als ein abgrenzendes Bindegewebe, sondern eher als eine ununterbrochene dreidimensionale Matrix, die Muskelfasern und -faserbündel (siehe S. 16) miteinander verknüpft.

Neben Stütz-, Träger-, Schutz-, Stoßdämpfer- und Abwehrfunktionen spielt das Fasziengewebe eine wichtige Rolle in der **Sensomotorik**, sprich bei der Wahrnehmung des eigenen Körpers (dazu später).

Neben der Beweglichkeit erfüllen die Faszien noch viele weitere wichtige Aufgaben. Aus diesem Grund werfen wir im folgenden Kapitel einen genaueren Blick auf dieses faszinierende Gewebe.

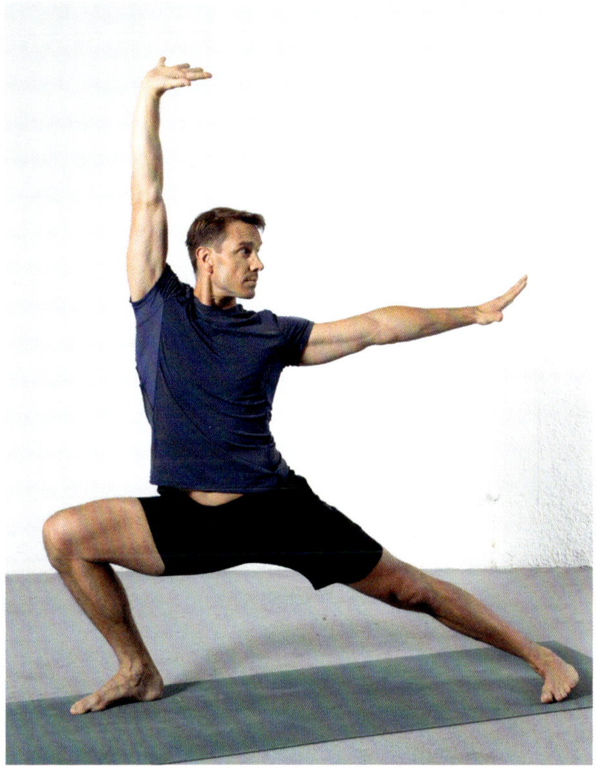

Im Sinne einer Ganzheitlichkeit sollte das Faszientraining stets in Kombination mit Dehnübungen ausgeführt werden. Auf diese Weise erzielen Sie größere Effekte.

»Einfache Dehnübungen lassen sich hervorragend mit komplexen und dynamischen Faszienübungen kombinieren.«

EXPERTEN-TIPP

Dehnübungen können hervorragend mit dem Krafttraining im Fitnessstudio kombiniert werden: Wenn Sie z. B. den oberen Rücken trainieren, dann können Sie in der Pause zwischen den Sätzen die Brustmuskulatur dehnen. Sie nutzen dabei das Prinzip der „reziproken Hemmung" (siehe S. 41) aus, welches der AC-Dehnmethode zu Grunde liegt. Dadurch sparen Sie Zeit und verbessern auch das Zusammenspiel zwischen Agonist und Antagonist.

PHYSIOLOGIE EINER DEHNUNG: MUSKEL- UND FASZIENKETTEN

Drückt man einen aufgeblasenen Luftballon in der Mitte zusammen, wird er länger. Bläst man ihn auf, verteilt sich die Luft in alle Richtungen gleichmäßig. Ähnliches geschieht auch im menschlichen Körper. Dehnt man eine Muskel-Faszien-Kette, so wird sie in der gesamten Länge dünner. Komprimiert man sie, so wird sie nicht nur entlang der Drucklinie dicker, sondern in allen Bereichen.

Der Anatom Kurt Tittel beschrieb in seinem Standardwerk zur funktionellen Anatomie des Menschen schon vor mehreren Jahrzehnten die Muskelgruppen, die sich zum gemeinsamen Handeln zusammenschließen, als sogenannte „Muskelschlingen". Die Faszienforschung hat dieses Modell erweitert, indem sie auch die Funktion der Faszien für die Bewegung beschrieb. Heutzutage geht man allerdings davon aus, dass die Muskeln des Körpers physiologisch nicht voneinander unabhängig sind, sondern unmittelbar durch fasziale Gewebe verbunden sind.

Diese myofaszialen Zuglinien, die für die Bewegungsorganisation wichtig sind, werden überwiegend von den oberflächlichen Muskeln gebildet. Das Konzept dieser myofaszialen Leitbahnen ist eng mit dem Bauprinzip des **„Tensegrity-Modells"** verbunden. Dieses ist aus dem Ingenieurwesen und der Architektur bekannt. Es handelt sich um eine Zusammensetzung aus folgenden zwei Aspekten: „tension" (Zugspannung) und „integrity" (Ganzheit bzw. Zusammenhalt). Im Hinblick auf die myofaszialen Ketten sind die festen Teile des Modells die Knochen und die verbindenden, flexiblen Teile – die „Seile" – die Muskeln und das fasziale Gewebe.

Die Grundidee dieses Modells ist, dass die Beeinflussung einer Komponente immer auch Auswirkungen auf die benachbarten Strukturen hat. So können Spannungsveränderungen eines Gewebes also nicht nur lokale Auswirkungen haben, sondern sich auch auf weit entfernte Bereiche erstrecken. Dieses Modell ist besonders für die Ursachenforschung sowie für die Therapie von Schmerzen und Beschwerden am Bewegungsapparat interessant. Sie könnten die Erklärung dafür liefern, warum der Schmerz nicht immer dort entsteht, wo es wehtut, und er häufig durch Behandlungen in ganz entfernten Körperregionen therapiert werden kann.

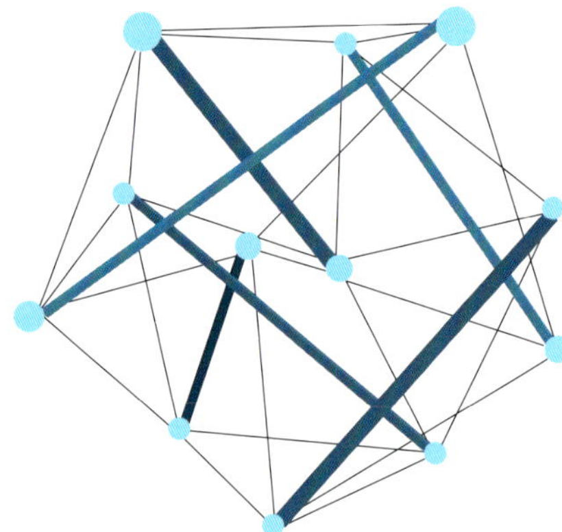

Das „Tensegrity-Modell" von Thomas Myers symbolisiert die komplexe Struktur der Faszien. Ein Zug in einer Region wirkt sich auch auf andere Regionen aus und überträgt Kräfte und Impulse.

MYOFASZIALE ZUGLINIEN

1. Rückenlinien (Dorsallinien)

Die oberflächliche Rückenlinie zieht von den Zehen über die Plantarfaszie (Fußsohle) zur Rückseite des Körpers bis über die Schädeldecke. Hier stehen in myofaszialer Verbindung die Fußsohle, die Achillessehne, die Wadenmuskulatur, die Beinbeugemuskulatur, die Rückenstrecker und die Platte des Schädels.

Die funktionelle Rückenlinie verläuft tiefer liegend direkt an den Knochen entlang vom Oberarm über den großen Rückenmuskel zur Lendenwirbelsäule und dem Kreuzbein, über den großen Gesäßmuskel, den äußeren Oberschenkelmuskel und die Kniescheibe bis zum Schienbeinplateau.

2. Frontallinien (Ventrallinien)

Die oberflächliche Frontallinie verbindet in zwei Teilen die gesamte vordere Körperoberfläche von den Zehen über das Becken bis zum Kopf. Sie verläuft über das Schienbein zum Oberschenkel und auf der Bauchseite über die Rippen zum Brustbein und von dort über die seitlichen Halsmuskeln zum Schädel.

Die funktionelle Frontallinie verläuft direkt an den Knochen vom Oberarmknochen über den großen Brustmuskel, den Rippenbogen und den geraden Bauchmuskel über den Schambeinhöcker zu den langen Adduktoren.

3. Seitliche Linien (Laterallinien)

Die Laterallinien verlaufen von der Seite des Fußes über den Außenknöchel seitlich entlang der Beine und des Rumpfes unter den Schultern bis zu den Ohren.

4. Spirallinien

Die Spirallinien verlaufen diagonal um den Körper. Sie verbinden die Schädelaußenseiten über den oberen Rücken mit der gegenüberliegenden Schulter. Von dort verlaufen sie um den Brustkorb, kreuzen auf der Höhe des Bauchnabels und verlaufen über die Außenseite der Beine zur Innenseite des Fußes.

Aufgaben der Zuglinien

Die myofaszialen Zuglinien haben die primäre Aufgabe, für Stabilität und Gleichgewicht im Körper zu sorgen. Sie stabilisieren Gelenke, übertragen Impulse auf benachbarte Strukturen und verleihen dem Körper Ökonomie in der Bewegung. Zudem agieren sie als Gegenspieler der gegenüberliegenden Strukturen und ermöglichen dadurch eine optimale Bewegung.

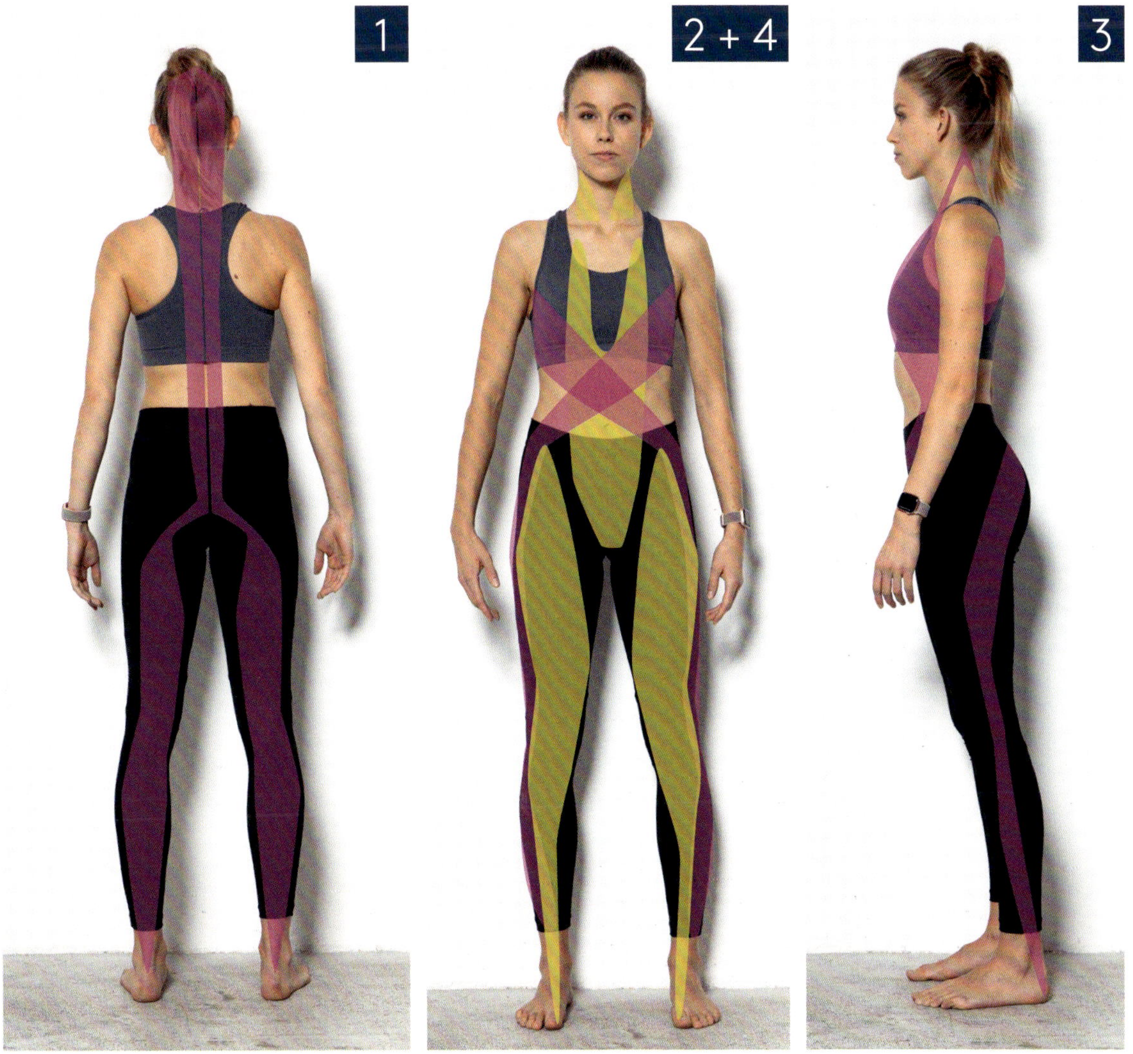

DAS KÖRPERWEITE NETZWERK

Nicht nur Anatomen und Mediziner können Einblicke in die bislang unterschätzte Faszienwelt erlangen, auch als Laie können Sie fasziale Strukturen studieren. So ist bei tierischem Muskelfleisch, etwa einem Roastbeef aus dem Lendenbereich, ein Teil der Rückenfaszie als weiße Schicht auf dem Muskelfleisch zu erkennen. Zusätzlich sorgt ein feines weißes Netz von Faszien für eine Marmorierung des tierischen Fleischstücks.

Die untrennbare Einheit muskulofaszialer Strukturen liegt hier also klar vor uns: Die Gesamtheit der muskulären Strukturen ist von Faszien umhüllt. Das sogenannte Epimysium bildet dabei die oberflächliche Gewebestruktur. Das netzartige Perimysium verantwortet die Segmentierung des Muskelgewebes in einzelne Faserbündel. Das Endomysium umgibt wiederum als dünne Schicht die Muskelfasern der jeweiligen Muskelfaserbündel (siehe S. 16).

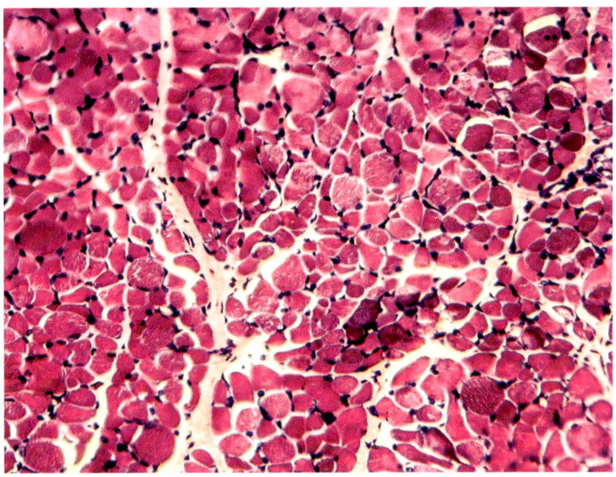

Mikroskopische Aufnahme eines Muskels mit seinen Muskelfasern, die durch Faszien zu Faserbündeln zusammengefasst werden.

Vielleicht fragen Sie sich, was Faszien nun eigentlich sind bzw. welche Funktion sie im menschlichen Organismus haben. Die Fachwelt weiß, dass die netzartigen Strukturen, die verschiedenste Organe, Muskeln und Gelenkkapseln des gesamten menschlichen Körpers ummanteln, überall dieselben Grundstoffe aufweisen. Selbst Bauweise und Funktionsprinzipien dieses umhüllenden Gewebes gleichen Strukturen wie dem lockeren Unterhautfettgewebe, Knorpeln und anderen Gewebsarten im Menschen.

Die vielfache Gestalt von Bindegewebe lässt auf eine Art Universalbaustoff schließen, der sich in seiner netzartigen Struktur immer gleicht, sich allerdings in Hinsicht auf Festigkeit, Dehnbarkeit und Flüssigkeitsanteil massiv unterscheidet: Die Komponenten von Bindegewebe sind wässrige Basis, Kollagen und Elastin, die in ihrem Prozentanteil variieren.

»Durch regelmäßige Bewegung werden alte Faszienzellen durch neue, geschmeidige Zellen ersetzt.«

Aufgrund ihrer zahlreichen Erscheinungsformen wurde 2007 auf dem Weltkongress zur Faszienforschung die Bezeichnung der Faszien neu bestimmt. Demzufolge werden das gesamte Bindegewebe eines Organismus und gleichermaßen die umhüllenden Strukturen um Organe als Faszien bezeichnet. Die Gesamtheit des Bindegewebes stellt für Faszienforscher aus heutiger Sicht ein eigenständiges, den gesamten Körper durchziehendes Organ dar, das wesentliche Funktionen erfüllen muss.

Die Begrifflichkeiten „Faszien“ sowie „Bindegewebe“ werden umgangssprachlich weitgehend synonym gebraucht. Im medizinischen Fachjargon differenziert man allerdings zwischen Bindegewebe und faszialem Gewebe. So betrachten Mediziner und Anatomen nur ausgewählte Segmente des muskulären Bindegewebes als Faszien und führen unter dem Begriff „Bindegewebe“ zusätzlich auch Knochen und Blut an.

EXPERTEN-TIPP

Bei einer Verklebung der Faszien senden diese Signale an die Muskeln, mit der Folge, dass dabei Entzündungsstoffe ausgeschüttet werden. Die Forschung hat die Theorie, dass die Lendenfaszie, also die größte Faszie im Körper, nach einem solchen Szenario bei dem Betroffenen Rückenschmerzen verursacht. Sie liegt oberhalb des Beckens und verbindet die Rückenmuskeln mit dem Gesäß- und den Oberschenkelmuskeln. Aus diesem Grund sollte man gerade diese Region möglichst beweglich halten und regelmäßig trainieren.

BESTANDTEILE DES FASZIENGEWEBES

Faszien, genauer gesagt fasziales Bindegewebe, besteht im Wesentlichen aus Zellen und extrazellulärer Matrix. Die Hauptkomponente stellt die **extrazelluläre Matrix** (EZM) dar, die mit über 90 Prozent den größten Anteil des Gesamtvolumens der faszialen Struktur ausmacht. Für den Aufbau und Erhalt dieser Matrix sind primär die **Fibroblasten** in den Zellen zuständig. Die Bausteine der EZM sind wiederum **Grundsubstanz** und **Fasern.**

Das vorherrschende Element dieser Grundsubstanz ist Wasser, das durch Makromoleküle aus Kohlenhydratgruppen und ein Protein, sogenannte Proteoglykane, gebunden ist. Die Fasern bestehen weitgehend aus Kollagen und zu einem geringfügigen Anteil aus Elastin.

Dieses Kollagenfasernetz in der Matrix sorgt durch seinen Verbundcharakter für eine ideale mechanische Stabilität bei Belastung jeder Art. Die für den Aufbau, Erhalt und Umbau zuständigen Fibroblasten reagieren auf eine Reihe von biochemischen und mechanischen Reizen, wie beispielsweise Dehnungen in Form von Dehnungsübungen oder schwingenden und wippenden Bewegungen, wie z. B. beim Springen oder dynamischen Dehnen.

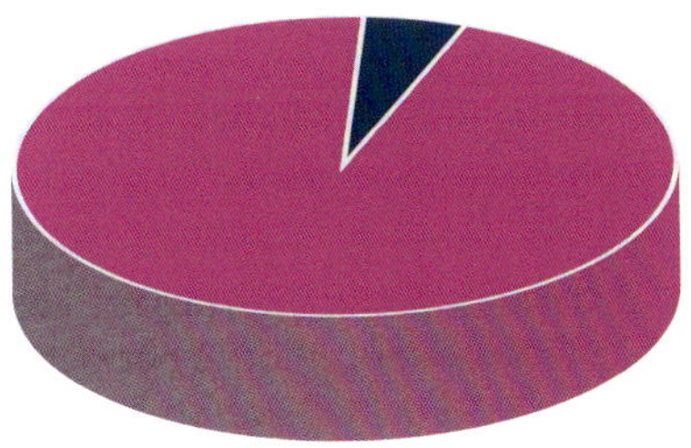

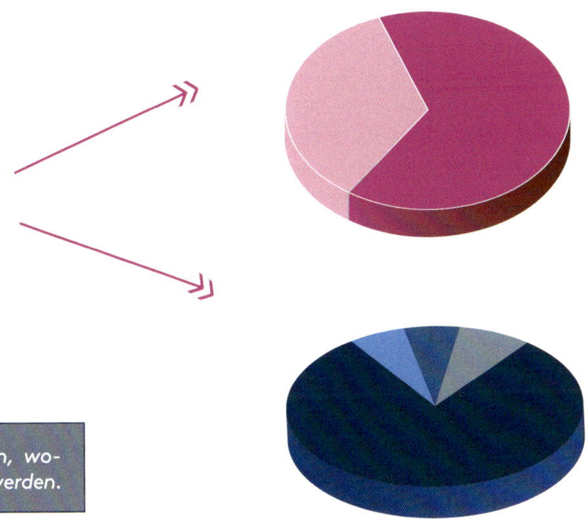

Faszien bestehen aus verschiedenen Gewebearten, wodurch sie sehr robust und gleichzeitig geschmeidig werden.

WARUM WIR UNSERE FASZIEN TRAINIEREN SOLLTEN

In jungen Jahren sind unsere Faszien noch intakt und sorgen für hohe Elastizität und Stabilität. Die gesunden Faszien zeichnen sich durch eine zweidimensionale Struktur aus. Das bedeutet, dass sich die Kollagenfasern wie ein Fischernetz über den gesamten Körper ausrichten. Gleichzeitig sind diese Fasern in regelmäßigen Wellenformen („Crimp") angeordnet. Dadurch sind sie äußerst elastisch und sorgen für einen geschmeidigen Körper.

»Durch die netzartige Struktur der Faszien sind diese so elastisch und gleichzeitig robust.«

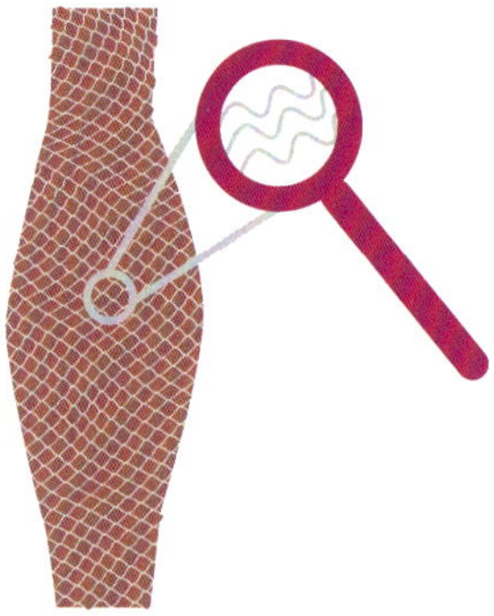

Gesunde Faszien weisen eine Wellenstruktur auf und sind netzförmig angeordnet. Dadurch sind sie besonders elastisch und haben gleichzeitig eine hohe Spannkraft.

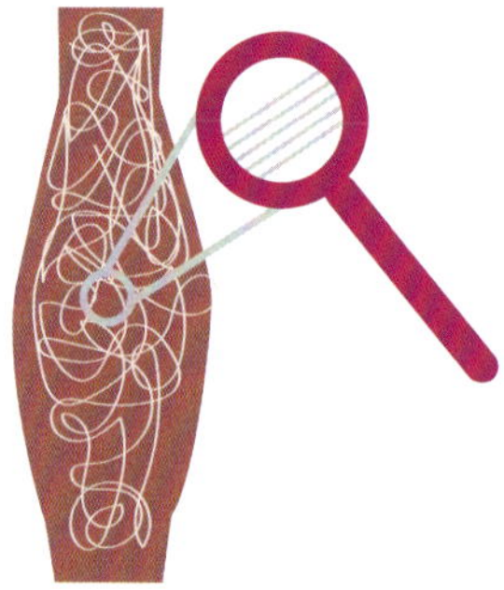

Kranke Faszien verlieren ihre Wellenform und sind auch ungleichmäßig angeordnet. Die Elastizität und Spannkraft gehen also verloren.

Mit zunehmendem Alter oder durch Bewegungsmangel verliert das Gewebe an Geschmeidigkeit. Kranke Faszien befinden sich nicht mehr in einer solch gleichmäßigen Gitteranordnung. Die Fasern verlaufen kreuz und quer in alle Richtungen, und auch die Wellenform geht verloren. Dies hat zur Wirkung, dass die Faszien weniger Spannkraft und Federwirkung besitzen.

Durch Passivität im Alltag, zunehmendes Alter und auch Verletzungen verfilzt das Gewebe, indem sich die Kollagen- und die Elastinfasern vernetzen oder verkleben. Die Faszien können ihre Aufgaben nicht mehr in dem Maße erfüllen, wie sie eigentlich sollten. Zudem geht dadurch auch die Beweglichkeit verloren. Daher ist es sehr wichtig, die Faszien zu trainieren und möglichst lange in einer optimalen Struktur zu halten.

Diese Eigenschaften sollten gesunde Faszien haben:

» eine **Gitteranordnung** in ihrer Kollagenstruktur

» eine hohe **Reißfestigkeit**

» eine hohe **Dehnfähigkeit**

» eine **elastische Wellenform**

ISOLIERT ODER GANZHEITLICH TRAINIEREN?

Der menschliche Körper ist ein komplexes System. Wenn es um Sport und Bewegung geht, müssen konditionelle und koordinative Fähigkeiten genauso betrachtet werden wie physiologische Aspekte und anatomische Strukturen. Kein Gelenk, kein Muskel und auch keine Faszie funktioniert für sich allein, sondern ist immer Teil eines Ganzen. Deswegen müssen wir den Körper immer im Ganzen im Blick behalten, denn ein dynamischer und beweglicher Mensch führt selten isolierte Bewegungen innerhalb eines einzigen Gelenks aus.

Sicherlich kommen solche Bewegungen im Alltag immer wieder vor, z.B. wenn man einfach den Arm nach oben streckt (z.B. wie in der Schule, als wollte man sich melden). Hierfür brauchen wir letztendlich nur zwei Gelenke – das Ellenbogen- und das Schultergelenk. Die meisten Bewegungen in Sport und Alltag sind jedoch komplexer aufgebaut. Durch in Serie geschaltete Gelenke, Muskeln und Faszien wird die Qualität und Ökonomie bestimmt. Aber auch die maximale Bewegungsamplitude wird durch diese „hintereinandergeschalteten" Strukturen definiert.

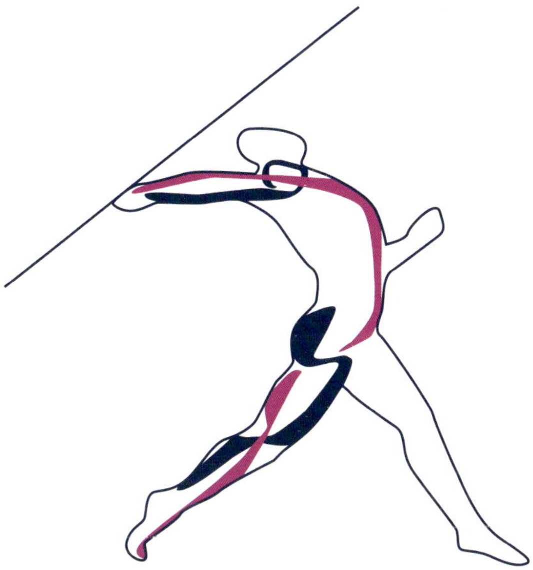

Die Beweglichkeit in Sport und Alltag wird von vielen einzelnen Gelenken, Faszien, Muskeln, Sehnen und Bändern bestimmt, welche in einer Kette in Serie geschaltet sind. Ein dynamischer und beweglicher Mensch führt Bewegungen selten isoliert innerhalb eines einzigen Gelenks aus.

Alleine für das Werfen eines Speers oder Balls werden nahezu alle Gelenke des Körpers beansprucht: Fußgelenk, Knie, Hüfte, Wirbelsäule und Schulter müssen sich beim Ausholen eindrehen und verwringen. Die Reichweite der Bewegung bei der Ausholbewegung wird dabei durch diagonal verlaufende Muskelschlingen und myofasziale Zuglinien von den Beinen über den Rumpf bis nach oben zum Wurfarm bestimmt. Wenn man also eine optimale Dehnfähigkeit in der Ausholbewegung haben möchte, sollten all diese Strukturen in ihrer gesamten Kette eine optimale Dehnfähigkeit aufweisen.

In der Trainingsmethodik gibt es zurzeit verschiedene Ansätze, die ausschließlich Übungen für die Ausbildung der Beweglichkeit in der gesamten Bewegungskette empfehlen und ein isoliertes Training einzelner Muskeln ablehnen. Das neuere Verständnis für die Funktionalität der Faszien beinhaltet jedoch auch, dass schwächere, verkürzte oder weniger stabil ausgebildete Strukturen in dieser Kette unbedingt isoliert ausgebildet werden sollten. Dieser Ansatz ist deswegen sinnvoll, da die Muskeln und Faszien im gesamten Körper nicht an allen Stellen gleich beweglich oder kräftig sind. So verdicken sich logischerweise myofasziale Strukturen und Muskeln dort, wo sie regelmäßig stark beansprucht werden, was häufig eine verminderte Beweglichkeit zur Folge hat. Deshalb sollten Sie sowohl den ganzen Körper über lange Ketten hinweg bearbeiten, um den koordinativen Anspruch, die Bewegungsqualität und Ansteuerungsfähigkeit in den Vordergrund zu stellen, andererseits aber auch die Strukturen isoliert behandeln, die möglicherweise Schwierigkeiten bereiten.

»Ganzheitlich trainieren bedeutet Dehnübungen für isolierte Strukturen mit der Mobilisation über die gesamte Kette zu kombinieren.«

Wenn wir uns noch einmal das Beispiel des Wurfes ansehen, bedeutet dies: Wenn der Werfer eine deutlich verkürzte Brustmuskulatur hat, sollte er diese unbedingt durch Dehnungsübungen beweglicher machen. Ein reines aktives Mobilisationstraining über die gesamte Bewegungskette wäre an dieser Stelle nicht ausreichend, da die einwirkenden Dehnungsreize auf die Schwachstelle zu gering wären. Bei einer isolierten Dehnung hingegen konzentriert sich der Reiz auf genau die Struktur, die Probleme macht, und kann entsprechend stark wirken. Deshalb ist eine Kombination aus isoliertem und komplexem Beweglichkeitstraining über die gesamte Kette aus funktioneller Sicht sinnvoll.

EXPERTEN-TIPP

Legen Sie beim Beweglichkeitstraining Ihren Fokus auf die eigenen Schwachstellen. Besonders die Brustmuskulatur, die untere Rücken- und Hüftbeugemuskulatur sowie die Adduktoren und der obere Abduktorenbereich neigen häufig zu Verspannungen oder Verkürzungen.

Deshalb sollten Sie gerade diese Regionen immer auch etwas länger und intensiver dehnen als ihre jeweiligen Gegenspieler.

WAS SIND DIE AUFGABEN DER FASZIEN?

Die Hauptaufgaben der Faszien sind folgende:

» die **Kommunikation** zwischen den Muskeln

» die **Weiterleitung** von Reizen

» die **Versorgung** von Zellen mit Nähr- und Aufbaustoffen über das Lymphsystem

Faszien schützen, polstern und geben Strukturen vor und sorgen bei der Bewegung für die Kraftübertragung und -speicherung sowie dafür, dass Spannungen gehalten und Muskeln gedehnt werden können. Diese Grundfunktionen ergänzen bzw. bedingen auch einander, denn Faszien senden permanent Informationen an das Gehirn, aus denen beispielsweise wichtige Daten zur Bewegung und der Lage des Körpers im Raum errechnet werden.

»Das Bindegewebe kann als ein körperweites Informationssystem betrachtet werden.«

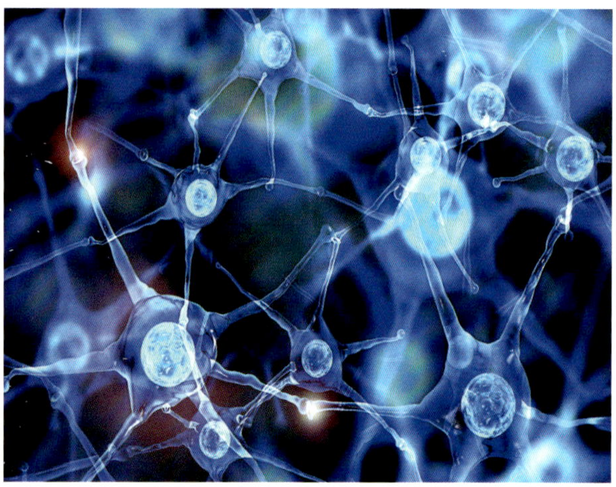

Da sich auch Nervenenden in den Faszien befinden, kann das Bindegewebe als Teil des Nervensystems verstanden werden. Es stellt die Verbindung zum vegetativen Nervensystem dar. Dieses ist autonom und kann nicht direkt angesteuert oder beeinflusst werden. Es reguliert automatisch ablaufende Prozesse unserer Organe und sorgt dafür, dass unser Inneres optimal funktioniert. Zahlreiche Studien deuten an, dass eine intakte Faszienstruktur einen positiven Einfluss auf das vegetative Nervensystem nimmt – ein weiterer Grund, warum wir unsere Faszien trainieren sollten.

Beim Training der Beweglichkeit spielen weitaus mehr Darsteller im Körper eine bestimmende Rolle als nur die Faszien. Ohne funktionierende Muskeln, Nerven und Rezeptoren nützen auch die schönsten Faszien nichts. Ein ganzheitliches Beweglichkeitstraining umfasst daher das ganze Körpersystem, um koordinative Fähigkeiten, das Körpergefühl, die Ansteuerungsfähigkeit der Muskulatur, die Muskelkraft, das Zusammenspiel mehrerer Muskeln in einer Muskelkette und das Schmerzempfinden zu verbessern.

Letzteres bedeutet, dass wir durch ein regelmäßiges Beweglichkeitstraining ganz bewusst Schmerzen durch Dehnungen verursachen und dadurch eine bessere Sensibilität für unseren Körper empfinden. Wir lernen, Schmerzen in den Muskeln besser einordnen und wahrnehmen zu können. Um all diese Bereiche durch ein ganzheitliches Beweglichkeitstraining abdecken zu können, braucht es die Kombination von aktiven und passiven und von dynamischen und statischen Mobilisierungsmethoden.

Für die Realisierung einer kraftvollen Bewegung wird die Kraft eines Muskels über die Sehnen zum Knochen geleitet. Doch nicht nur das. Durch die aktuelle Faszienforschung wissen wir, dass an einer solchen Bewegung viele kleine Filamente ihre Impulse von den tiefsten bis in die äußersten Schichten der muskulären Faszien leiten, um die Bewegungübertragung auszuführen.

Sehen wir uns noch einmal den Ballwurf an: Während der Ausholphase werden Gegenspielermuskeln angespannt und der Wurfarm in Form einer langen Muskelkette über den Brustkorb bis zu den Beinen gedehnt. Wichtige Spannungsmesser – die Rezeptoren – melden unserem Gehirn, wie weit wir den Arm in die Ausholbewegung geführt haben, wie weit der Körper eingedreht ist und wie viel Spannung bzw. Dehnung erzeugt werden muss, um dem Ball einen optimalen Beschleunigungsweg zu gewährleisten.

Viele dieser kleinen Rezeptoren sitzen in den Faszien, aber auch in den Muskeln. Da sie einen besonders wichtigen Einfluss auf unser Körpergefühl ausüben und außerdem wesentlich an einer funktionellen Beweglichkeit beteiligt sind, sollten diese kleinen Spannungsmesser einen Platz in einem ganzheitlichen, funktionellen Beweglichkeitstraining finden. Durch die Anwendung der propriozeptiven neuromuskulären Fazilitation – kurz PNF – wird ein solch ganzheitlicher Ansatz verfolgt.

DAS BESONDERE AN DER PNF-METHODE

Ursprünglich wurden PNF-Techniken bereits in den 40er-Jahren in der Physiotherapie eingesetzt, um Patienten mit Lähmungen ein verbessertes Körpergefühl zu verleihen. In den 60er-Jahren wurden daraus äußerst effektive Methoden zur Entwicklung einer funktionellen Beweglichkeit abgeleitet.

Heute werden PNF-Muster in vielen gymnastischen Übungen angewendet. Vor allem im Yoga werden aufgrund der Kombination von aktiven und passiven Bewegungsformen sowie Anspannungs-Entspannungs-Positionen PNF-Muster imitiert.

Das Resultat einer langjährigen Anwendung von solchen PNF-Mustern ist:

» ein außerordentlich **gut entwickeltes Körpergefühl**

» ein hohes Maß an **passiver** und **aktiver Beweglichkeit**

» eine **gesundheitsbewusste Körperhaltung**

Aber auch in einigen mehrdimensionalen Faszienübungen findet man versteckte PNF-Muster, die eben nicht nur ausschließlich die Faszien trainieren, sondern auch die Aktivität der Rezeptoren verbessern und gleichzeitig die Muskelkraft aufbauen.

»Durch PNF-Übungen lernen Sie Ihren Körper besser kennen und optimieren das natürliche Bewegungsgefühl.«

Da die PNF-Übungen in den letzten Jahren häufig ein Schattendasein geführt haben und aufgrund der Fokussierung auf die Faszien deutlich in den Hintergrund gerieten, sollen sie in diesem Buch wieder ans Licht geholt und ihre besondere Effektivität demonstriert werden.

Die außergewöhnliche Wirkkraft der PNF-Methoden wird um den mehrdimensionalen Charakter eines modernen Faszientrainings nicht nur erweitert, sondern auch zu einem ganzheitlichen Beweglichkeitstraining verbunden. Faszien und Muskeln werden dabei als gleichbedeutend behandelt und bilden somit beide einen sehr wichtigen Bestandteil im Workout.

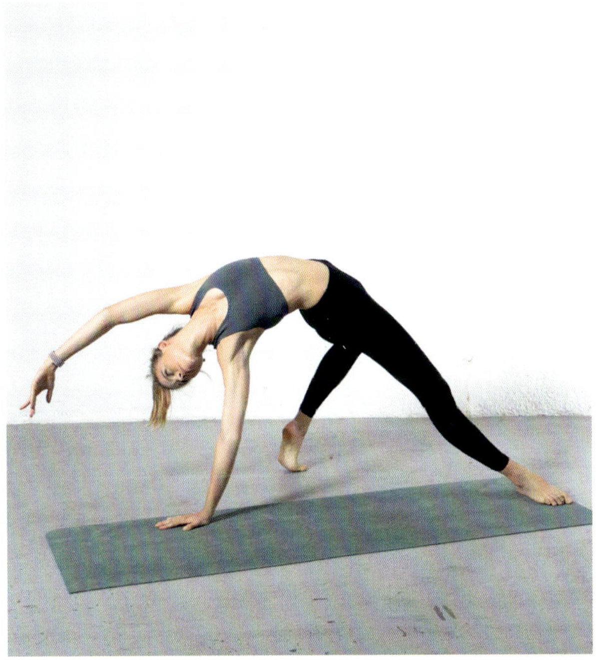

AKTUELLES AUS DER FORSCHUNG

Wie bereits erwähnt, wurden die Faszien in den letzten Jahrzehnten unterschätzt. Heute weiß man mehr über ihren Einfluss auf die Leistung, Bewegung, Haltung und Gesundheit. Hier die wichtigsten aktuellen Erkenntnisse aus der Forschung:

Die myofasziale Wechselwirkung von Spielern und Gegenspielern in der Beinmuskulatur konnte bereits 2005 nachgewiesen werden. Dies spricht für die Effektivität der PNF-Methoden.

Die Frage, ob die Behandlung mit Faszienrollen sinnvoll ist, konnte 2015 in einer Studienzusammenfassung geklärt werden. Demnach sprechen sich die meisten der untersuchten Studien positiv für eine Behandlung mit der Blackroll und Co. aus, da diese wertvolle Auswirkungen auf Gefäßfunktionen zu haben scheinen und die Regeneration fördern. Zudem können Verklebungen behandelt werden, die die Beweglichkeit hemmen.

Eine Studie von 2017 zeigte einen Rückgang von verhärtungsbedingten Schmerzen in den Faszien durch die Anwendung der AC-Methode (siehe S. 42).

GRUNDLAGEN DER BEWEGLICHKEIT

WAS IST BEWEGLICHKEIT UND WARUM BRAUCHEN WIR SIE?

Die Beweglichkeit ist eine von fünf motorischen Hauptbeanspruchungsformen des Menschen. Dazu gehören:

» die **Ausdauer**

» die **Kraft**

» die **Schnelligkeit**

» die **Koordination**

» die **Beweglichkeit**

Diese fünf Fähigkeiten stehen im Alltag und im Sport im ständigen Wechselspiel und beeinflussen sich gegenseitig. Hat jemand z.B. viel Kraft, aber eine schlechte Beweglichkeit, braucht er mehr Kraft, um eine bestimmte Bewegung durchzuführen als ein Mensch mit einer gut ausgebildeten Beweglichkeit. Gleiches gilt auch für die Schnelligkeit. Es beeinflusst unsere Koordination, speziell die **Kinästhetik** (das Körperempfinden), die Kraft und Schnelligkeit, aber auch die Beweglichkeit.

Wenn Sie in der Lage sind, einen Muskel gezielt anzusteuern und seinen Gegenspieler zu entspannen, werden Ihre Bewegungen das maximal mögliche Potenzial entfalten können. Man spricht hierbei von der sogenannten intermuskulären Koordination (siehe S. 17): Wer beweglich ist, kann sich im Alltag eleganter und ökonomischer bewegen und ist in der Lage, seine Bewegungen gesundheitsorientiert zu steuern.

Kleinkinder haben noch eine natürliche Beweglichkeit und ein inneres Verständnis für gesunde Bewegungen. Im Laufe des Alters gehen diese Fähigkeiten leider bei vielen Menschen verloren. Oft können wir uns nicht mehr rückenschonend bücken oder in die Hocke gehen, da die Achillessehnen und Hüftbeuger verkürzt sind. Es fällt uns schwer, die Schuhbänder mit geradem Rücken zu binden, oder eine Dose, die weit oben im Supermarktregal steht, ökonomisch herunterzunehmen, da der Schulterwinkel nicht mehr richtig gestreckt werden kann.

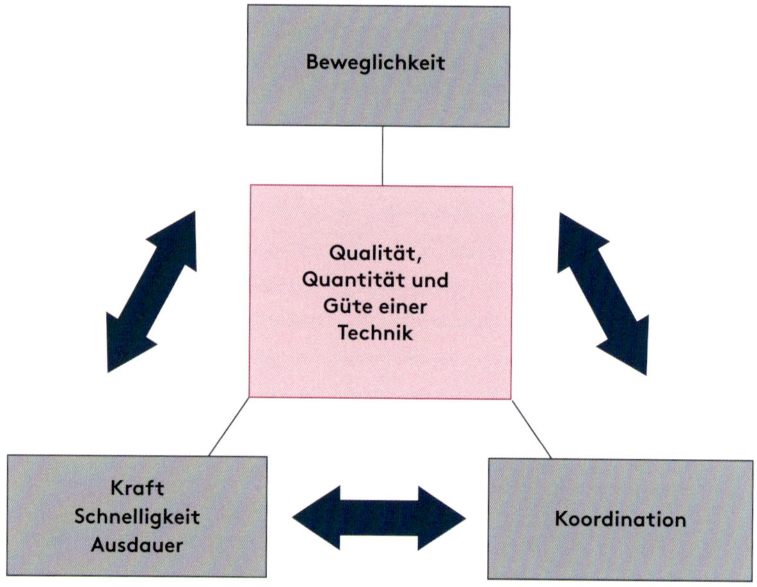

DIE BEWEGLICHKEIT IM SPORT

Nicht nur im Alltag, sondern vor allem im Sport spielt die Beweglichkeit eine wesentliche Rolle. Auch hier bestimmt sie die Qualität, Quantität und Güte einer Bewegung.

Dabei entwickeln Sportler im Laufe der Zeit häufig eine spezifische Beweglichkeit, die entsprechend der Anforderungen der Sportart in Gelenken und Muskelketten trainiert wird. Zur Veranschaulichung ein paar Beispiele:

Gewichtheber: Ein Gewichtheber braucht eine gut ausgebildete Beweglichkeit im Schultergürtel, um das Maximalgewicht in einer geraden Linie über dem Kopf halten zu können. Ist seine Beweglichkeit eingeschränkt, benötigt er mehr Kraft und muss zusätzlich die Bewegung abfälschen, sie also auf andere Muskelgruppen verlagern.

Sprinter: Ein Sprinter benötigt eine gut ausgebildete Beweglichkeit in der Hüfte und in den Beinbeugern, um durch eine entsprechend große Schrittlänge einen optimalen Beschleunigungsweg zu realisieren. Sind diese Strukturen verkürzt, kann er sein maximales Potenzial nicht entfalten. Zudem ist er vermutlich nicht in der Lage, eine für seinen Körper optimale Schrittlänge beim Sprint einzunehmen.

»Ohne die spezifische Beweglichkeit im Sport wäre keine Spitzenleistung auf Weltklasseniveau möglich.«

Schwimmer: Schwimmer benötigen eine überdurchschnittliche Beweglichkeit im Schultergürtel. Ähnlich wie in der Leichtathletik ist es auf diese Weise möglich, den Beschleunigungsweg im Wasser zu erhöhen und die Kraft des Durchzugs zu vergrößern. Das summiert sich am Ende einer Schwimmstrecke und macht sich in einer schnelleren Geschwindigkeit und Energieökonomie bemerkbar.

Turner: Noch wichtiger ist die Beweglichkeit in vielen gymnastischen Sportarten wie etwa beim Turnen, der rhythmischen Sportgymnastik oder dem Tanzen. Wer hier über wichtige Beweglichkeitsfähigkeiten verfügt, kann die geforderten Bewegungen gemäß den Wertungsrichtlinien optimal ausführen. Ein Turner benötigt neben der Kraft eine sehr vielseitig ausgeprägte Beweglichkeit. Dazu gehört eine hohe Flexibilität in den Schultern, Hüften und der Wirbelsäule. Kann ein Turner etwa den Arm-Rumpf-Winkel in den Schultern aktiv nicht auf 180° öffnen, ist kein Handstand gemäß den Wertungsrichtlinien möglich.

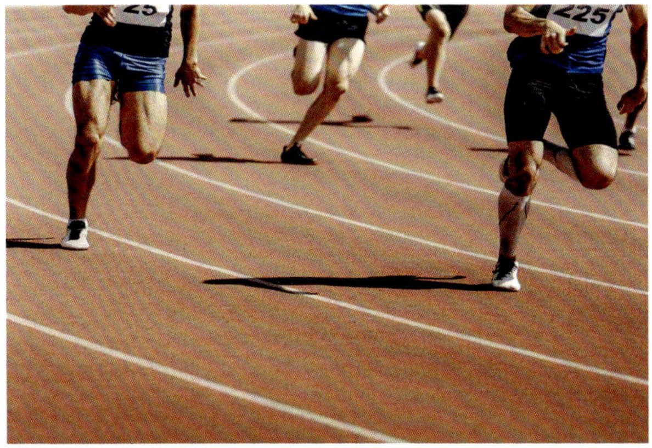

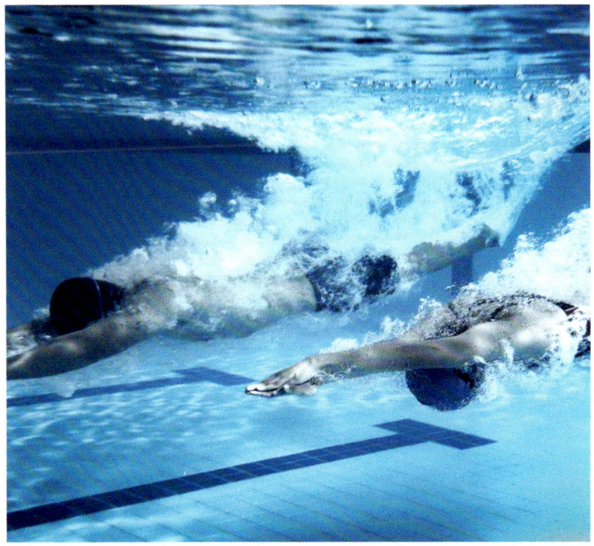

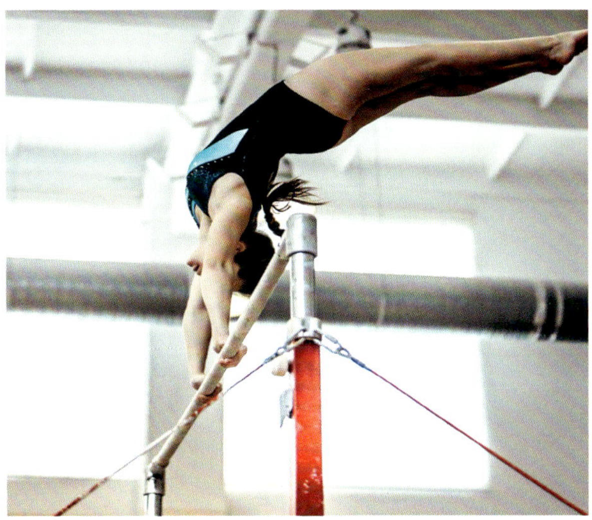

Kampfsportler: Kickboxer, Taekwondo-Kämpfer oder Karatekas benötigen ähnlich wie Turner eine gut ausgebildete Beweglichkeit im gesamten Körper. Hier bestimmt die Beweglichkeit die Güte und Qualität der Schläge und Kicks. Sind die Beinbeuger und Adduktoren dehnfähig und gleichzeitig deren Antagonisten kräftig, lassen sich bei Kicks hohe Wirkungskräfte und Geschwindigkeiten erzielen. Außerdem können die Kicks auf eine höhere Position – auf Kopfhöhe – ausgeführt werden.

Ballsport: In Fußball, Handball, Basketball oder Volleyball spielt die Beweglichkeit eine ebenso wichtige Fähigkeit, wenn es um die Qualität einer Bewegung geht. Allerdings ist sie in diesen Sportarten etwas weniger leistungsbestimmend als in den anderen Beispielen. Dennoch profitiert etwa ein Fußballer von einer gut ausgebildeten Beweglichkeit in Beinen und Hüfte und ein Handballer im Schultergürtel. Denn mehr Spielraum in der Ausholbewegung macht sich in einem höheren Beschleunigungsweg bemerkbar, sodass der Schuss oder Wurf härter wird.

BEWEGLICHKEIT WISSENSCHAFTLICH BETRACHTET

Beweglichkeit wird wissenschaftlich einerseits als eine konditionell-koordinative Fähigkeit beschrieben. Sie stellt eine elementare Voraussetzung für die Qualität und Quantität einer Bewegung dar. Andererseits wird unter Beweglichkeit auch der Bewegungsspielraum verstanden, der in den Bewegungen, Stellungen und Haltungen der verschiedenen Gelenke und Körperregionen vorhanden bzw. erreichbar ist.

»Beweglichkeit beeinflusst unsere Kraft und Schnelligkeit und steht im ständigen Wechselspiel mit der Koordination.«

Als Einflussfaktoren der Beweglichkeit gelten sowohl genetische Faktoren als auch tätigkeitsbedingte bzw. sportartspezifische Handlungen. Neben den Muskeln spielen auch die Faszien für die Beweglichkeit eine wesentliche Rolle, wie Sie bereits gelesen haben.

Grundsätzlich wird bei der Beweglichkeit nach zwei Aspekten unterschieden:

» die **Gelenkigkeit**

» die **Dehnfähigkeit**

Bei der Beschreibung der Dehnfähigkeit werden an erster Stelle Muskeln, Sehnen, Bänder und Kapseln genannt, die in verschiedene Dehnarten untergliedert werden. Seit einigen Jahren gehören in diesen Bereich auch die Faszien. Die Gelenkigkeit bezieht sich dagegen rein auf die durch knöcherne Strukturen begrenzten Gelenkwinkel.

WELCHE FAKTOREN BESTIMMEN DIE BEWEGLICHKEIT?

Beweglichkeit wird von vielen verschiedenen Faktoren bestimmt. Deshalb ist die Fokussierung ausschließlich auf die Faszien, so wie es durch den Faszienhype der vergangenen Jahre teilweise geschehen ist, nicht ganzheitlich zu Ende gedacht. Es sind weitaus mehr Faktoren im Spiel, wenn es um die Verbesserung der Beweglichkeit geht. Einige davon können wir durch Training verbessern, andere jedoch nicht.

1. Die alltäglichen Bewegungsmuster

Unsere alltäglichen Bewegungsmuster sind nicht gerade dazu geeignet, unsere Beweglichkeit zu fördern. Im Gegenteil, Gewohnheitshaltungen wie etwa die Körperhaltung beim Autofahren, das Sitzen vor dem Bildschirm, aber auch sportspezifische Haltungen wie etwa beim Rennradfahren oder ähnlichen Sportarten können sich negativ auf die Beweglichkeit auswirken: Durch solche Alltagsmuster passen sich unsere Muskeln an diese verkürzte Haltung an und verschlechtern die Beweglichkeit.

Um unsere Beweglichkeit und Haltung signifikant zu verbessern, sollten wir also unbedingt zuerst unsere Gewohnheiten verändern.

EXPERTEN-TIPP

Verändern Sie Ihre alltäglichen Bewegungen und führen Sie Heben, Senken, Tragen, Treppensteigen und weitere typische Bewegungen öfter bewusst in einem maximalen Gelenkradius durch. Verkürzen Sie die Zeit des Sitzens zugunsten des Stehens. Absolvieren Sie mindestens dreimal pro Woche ein komplexes Beweglichkeitstraining für den ganzen Körper oder führen Sie jeden Tag 2–3 Übungen aus diesem Buch durch.

2. Die Genetik

Hinsichtlich der Genetik spielt vor allem die Titin-Struktur (siehe S. 16) eine wesentliche Rolle. Das Titin ist, wie schon beschrieben, ein Aminosäurefilament, das in den kleinsten Muskeleinheiten die für die Kontraktion verantwortlichen Filamente Aktin und Myosin miteinander verbindet. Wie weit diese Struktur eine Dehnung der Muskulatur zulässt, ist in der DNS gespeichert. Durch ein langjähriges Training, so vermutet die Wissenschaft, können sich diese Filamente strukturell und biomechanisch anpassen. Das bedeutet, dass es Menschen gibt, bei denen das Titin eine sehr hohe Dehnfähigkeit zulässt, und andere, die nicht so dehnfähig sind.

Die gute Nachricht: Egal, welcher Typ Sie sind – durch ein regelmäßiges Beweglichkeitstraining können Sie sich trotzdem verbessern.

3. Verschiedene Faszientypen

Die Genetik bestimmt auch, welchem Faszientyp wir zugeordnet werden können. Dabei kann man drei verschiedene Typen unterscheiden:

» Der **„Wikinger"** zeichnet sich durch ein starres Fasziengewebe aus. Er neigt zu festem Bindegewebe, wenig Beweglichkeit und hoher Stabilität. Menschen im Norden mussten in Eis und Schnee bestehen und weite Strecken zurücklegen, um Nahrung zu finden. Ein steiferes Fasziengewebe sorgt für Energieersparnis und Durchhaltevermögen auf langen Strecken.

» Der **„Schlangenmensch"** besitzt tendenziell weiches Bindegewerbe, ist sehr beweglich, jedoch in den Gelenken oft überbeweglich (also hypermobil). Dieser Typ ist vermehrt in südlicheren Gefilden zu finden.

» Der **„Crossover-Typ"** besitzt beide Eigenschaften an unterschiedlichen Stellen. So kann er beispielsweise eine hohe Schulterbeweglichkeit haben, jedoch gleichzeitig eine schlechte Beweglichkeit in der Hüfte. Menschen dieses Typs sind in unseren Breiten tatsächlich am häufigsten vorzufinden.

EXPERTEN-TIPP

Die Genetik bestimmt, welcher Faszien- und Titin-Typ in uns vermehrt ausgeprägt ist. Einige Menschen befinden sich näher an einem bestimmten Typ und andere weniger. Viele sind auch in der Mitte angesiedelt. Das bedeutet aber auch, dass sich bei Passivität im Alltag und einem Bewegungsmangel der Extremwert in die negative Richtung verschiebt.

Wenn Sie hingegen aktiv bleiben und Übungen zur Verbesserung der Beweglichkeit als regelmäßiges und natürliches Handeln in Ihr Leben integrieren, können Sie den Status positiv verschieben. Dies ist vor allem in höheren Jahren notwendig, sonst steigt das Risiko, steif, unbeweglich und träge zu werden.

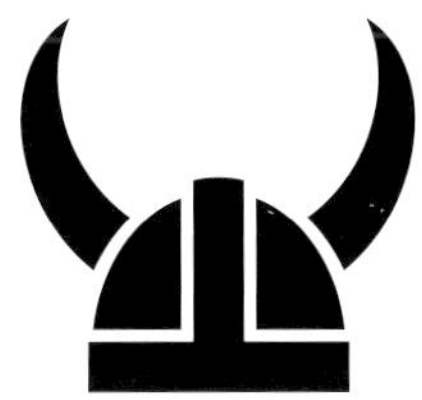

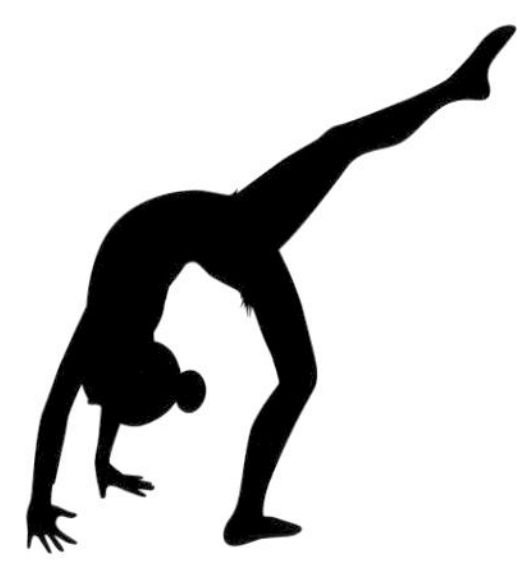

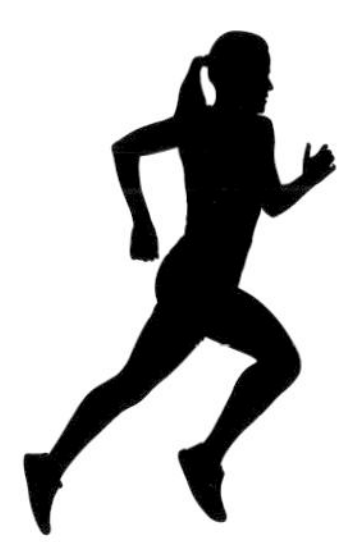

4. Die Kraft- und Dehnfähigkeit der Muskulatur

Die Muskeln spielen eine Hauptrolle, wenn es um die aktive und passive Beweglichkeit geht, denn die Kraft der Gegenspieler und die Entspannungsfähigkeit der Spieler bestimmt die Güte einer aktiven Bewegung.

Beispiel: Wenn Sie in der Lage sind, Ihr Bein weit nach oben anzuheben, dann verfügen Sie wahrscheinlich über eine gut ausgebildete Muskelkraft in der Beinstrecker-Hüftbeuger-Kette und eine gute Dehnfähigkeit in der Beinbeuger-Kette. Hätten Sie hingegen wenig Kraft im Gegenspieler, wären aber in der Beinbeuger-Kette dehnfähig, könnten Sie das Bein zwar hochheben, jedoch nicht so weit, da Ihnen die Kraft fehlen würde. Hätten Sie hingegen viel Kraft im Gegenspieler, aber eine schlechte Dehnfähigkeit in der Beinbeuger-Kette, müssten Sie mehr Kraft aufwenden, um das Bein hochzuheben, da Sie neben der Schwerkraft auch den Dehnungswiderstand der Oberschenkelrückseite überwinden müssen.

EXPERTEN-TIPP

Die Voraussetzung für Bewegungen in einem großen Radius ist die passive Beweglichkeit. Die aktive Beweglichkeit bestimmt die Qualität dieser Bewegungen. Daher sollten Sie nicht nur dehnen, um die Beweglichkeit ganzheitlich zu verbessern, und nicht ausschließlich auf Kraft- und Ansteuerungstraining setzen, sondern beides miteinander verbinden. Die PNF-Methoden verstehen sich genau an dieser Stelle als Bindeglied und kombinieren Kraft, Ansteuerung und Dehnung miteinander.

5. Weitere Faktoren

Die Beweglichkeit setzt sich neben den gewohnheitsbedingten Haltungen, der Dehn- und Kraftfähigkeit und der genetischen Disposition auch aus weiteren Faktoren zusammen:

» die **Entspannungsfähigkeit** (die Fähigkeit, bewusst locker lassen zu können)

» die **Muskellänge** (in Serie geschaltete Sarkomere)

» der **Tonus** (Muskelspannung bzw. Muskelruhespannung)

» die **Schmerztoleranz**

» der **Aufwärmzustand**

» die **Tageszeit** (morgens ist man meist unbeweglicher)

» die **Außentemperatur** (Kälte wirkt sich negativ auf die Beweglichkeit aus)

» die **Psyche** (Stress und innere Anspannung)

» die **intakte Faszienstruktur** (Verklebungen bzw. Verletzungen behindern die Gleiteigenschaften)

» die **Gelenkanatomie** (Stellung der Knochen zueinander)

BEWEGLICHKEIT

GELENKIGKEIT

Knochen
Gelenke
Gelenkkapseln

↓

Mobilisation v. a. durch kontrolliert dynamische Bewegungen in hohem Bewegungsradius

DEHNFÄHIGKEIT

Bänder, Sehnen, Muskeln
Genetik (Faszientyp, Titin-Filamente)
Muskellänge
Entspannungsfähigkeit der Muskulatur
Muskeltonus (Ruhespannung)
Kraft des Antagonisten
Faszien (Gleitfähigkeit)
Tageszeit, Aufwärmzustand, Außentemperatur

↓

Aufwärmen, Muskeldehnung, Faszientraining, sowohl aktives als auch passives Beweglichkeitstraining, Krafttraining, bewusstes Ansteuern und Entspannen der Muskulatur

EINE KURZE GESCHICHTE DES BEWEGLICHKEITSTRAININGS

Das Thema Beweglichkeitstraining wurde in den vergangenen Jahrzehnten immer wieder höchst kontrovers diskutiert. Um Ihnen einen Überblick über die wichtigsten Strömungen zu geben, stelle ich Ihnen nachfolgend die wesentlichen Epochen kurz dar.

Seit den 1940er-Jahren: Die PNF-Methoden

Durch den Einsatz bestimmter rezeptorischer Reize sollen Vorgänge in der Muskulatur und im Nervengewebe begünstigt oder gehemmt werden. Dies wurde mit Techniken erreicht, die die Reaktion bzw. die Anspannung des Agonisten unterstützen und gleichzeitig die Entspannungsfähigkeit des Antagonisten durch die Hemmung des Muskelreflexes fördern. Solche Techniken werden als PNF-Methoden bezeichnet und wurden bereits in den 1940er Jahren in der Physiotherapie bei Menschen mit Lähmungen angewendet. In den 1960ern wurden diese erweitert, wodurch auch der Mehrwert für das Beweglichkeitstraining erkannt wurde.

Die 1970er-Jahre: Die Schwunggymnastik und das aktiv-dynamische Dehnen

Zwar wurde durch Gymnastikübungen schon jeher versucht, die Beweglichkeit zu verbessern, nun aber enthielten diese neuen Übungen vorwiegend aktiv-dynamische Komponenten mit dem Ziel, den „range of motion" – sprich die aktive Amplitude in einem Gelenk – zu erweitern bzw. zu erhalten.

Die 1980er-Jahre: Das passiv-statische Dehnen

Der Ansatz, die Beweglichkeit durch ein isoliertes Beweglichkeitstraining zu verbessern, fand erst Anfang der 1980er Jahre Aufmerksamkeit. Das aktiv-dynamische Dehnen wurde durch die Stretching-Lehre abgelöst und als schädlich und gar gefährlich abgestempelt. Daraus entstand ein Mythos rund um das passiv-statische Dehnen, bei dem allen Sportlern, die auch nur annähernd wippten, Unwissenheit und Torheit unterstellt wurde.

Die 1990er-Jahre: Die Renaissance des dynamischen Dehnens

Neue Erkenntnisse der Wissenschaft trugen zur Aufklärung der Diskrepanz zwischen statischem und dynamischem Dehnen bei und sorgten für die Rehabilitierung des dynamischen Dehnens, denn das dynamische Dehnen, egal ob aktiv oder passiv angewandt, wirkt je nach Geschwindigkeit anders auf das Gewebe. Die Verbindung und differenzierte Anwendung beider Methoden gelingt allmählich erst in heutiger Zeit, denn keine der beiden Methoden ist grundlegend falsch oder per se richtig. Es zeigte sich, dass das dynamische Dehnen bei kontrollierter Anwendung gar nicht so schlecht und gefährlich ist. Die besondere Wirkung dynamischer Methoden auf das Fasziengewebe wurde allerdings erst in aktuellen Studien der letzten Jahre in den Vordergrund gestellt.

Die 2000er-Jahre: Das funktionelle Beweglichkeitstraining und die Faszienbehandlung

Anfang 2000 wurde der funktionelle Charakter des Beweglichkeitstrainings wieder mehr in den Vordergrund gestellt und das dynamische Dehnen erfuhr erneut eine Renaissance. Seit etwa 2005 steht das Fasziengewebe im Fokus wissenschaftlicher Untersuchungen, wodurch es zum grundsätzlichen Überdenken des gewohnten Dehnens kam. Der ganzheitliche Ansatz stieß bei den Anwendern auf offene Ohren und fand vor allem in der Functional-Fitness-Szene großen Anklang.

Heute: Das Mobility-Training

Das Stichwort „funktionell" erfuhr in der Welt des Sports in den letzten Jahren einen regelrechten Boom. Nicht mehr isoliert zu arbeiten, sondern mehrdimensional und ganzheitlich, steht bis heute auf der Agenda eines jeden modernen Sportlers. Diese Entwicklung betrifft auch das Beweglichkeitstraining. Standen bis vor wenigen Jahren die Faszien im Vordergrund, so flacht dieser Trend, zumindest wenn es um die Beweglichkeit geht, allmählich ab. Heute spricht man von „Mobility" und meint damit die funktionelle Ausbildung vor allem der aktiven Beweglichkeit durch gezielte Ansteuerungsfähigkeit der Muskulatur und die Ausbildung hoher Bewegungsradien in den Gelenken.

Das passiv-statische Dehnen ist dabei auch ein fester Bestandteil dieses Trends, doch wird die Bedeutung eines intensiven passiv-statischen Dehnens für die Ausbildung der Muskeldehnung leider von vielen Mobility-Experten unterschlagen. Hier muss noch ein gemeinsamer Konsens gefunden werden, der die Vorteile der passiv-statischen Methoden mit den Mobility-Prinzipien in Einklang bringt.

Genau an dieser Stelle setzen die in diesem Buch beschriebenen Übung an: Sie stellen die Effektivität von komplexen Verbindungen verschiedener Methoden in den Vordergrund.

DIE ARTEN DER BEWEGLICHKEIT UND BEWEGUNG

Es gibt unzählige Methoden, wie man dehnen kann, und es ist schwer, die Vielzahl der Richtungen und Meinungen zu durchblicken, die es mittlerweile gibt. Dennoch besteht kein Grund, sich verunsichern zu lassen: Wenn man sich die sportwissenschaftlichen Ergebnisse der letzten Jahre betrachtet, ist es gar nicht so schwer, die passende Methode für sich und seine individuelle Zielsetzung zu finden.

Hier stelle ich Ihnen wesentliche Arten und Erscheinungsformen der Beweglichkeit und davon abgeleitete Dehnmethoden vor.

Demzufolge gibt es grundsätzlich zwei Arten der Beweglichkeit:

Aktiv: Durch das Anspannen eines Muskels (Agonist) wird ein Gelenk geöffnet. Der Gegenspieler (Antagonist) muss dabei locker lassen und wird dabei gedehnt.

Beispiel: Das Anheben eines Armes oder Beines oder eine Ausholbewegung beim Werfen. Dabei verkürzt sich der Agonist und der Antagonist wird gedehnt.

Passiv: Hierbei entsteht die Dehnung durch äußere Kräfte, ohne die Kraft der Gegenspieler. Dies kann die Schwerkraft, ein Gerät, ein Partner oder das eigene Heranziehen sein, ohne dabei den Gegenspieler zu verwenden.

Beispiel: Ein Bein auf einen Tisch legen und den Oberkörper nach vorne neigen.

Darüber hinaus werden diese zwei Beweglichkeitsarten in statisch und dynamisch unterteilt, woraus sich vier Kombinationen ergeben.

Statisch: Die Position wird gehalten:

» ***Aktiv-statisch:*** Ein Bein anheben und halten

» ***Passiv-statisch:*** Ein Bein auf einen hohen Tisch stellen und halten

Dynamisch: Es erfolgt eine Bewegung:

» ***Aktiv-dynamisch:*** Das Bein mit Schwung nach oben schwingen

» ***Passiv-dynamisch:*** Das Bein auf einen hohen Tisch stellen und mit dem Oberkörper vor- und zurückwippen

Welche Methode eignet sich wofür?

Es gibt keine richtige oder falsche Methode, denn es kommt immer darauf an, was Sie jeweils erreichen möchten.

Aktiv-statisch

Diese Techniken dienen in erster Linie folgendem Zweck:

» der Verbesserung der **intermuskulären Koordination**

» der **Kräftigung des Muskels**, der die Bewegung ausführt

Für eine „Dehnung" ist die maximal mögliche aktive Amplitude zu gering, um einen entsprechenden Dehnreiz auszulösen.

Dafür sorgt diese Methode jedoch für die Verbesserung des Körpergefühls, mehr Bewegungskontrolle, Ansteuerung und Präzision. In Mobility-Drills und Movement-Preps zum Aufwärmen sind solche Übungen sehr gut geeignet (siehe S. 54).

Beispiel: Die Grundlage für das weite Strecken eines Arms und das gleichzeitige Eindrehen des Rumpfes bis in den maximalen Radius stellen genau solche aktiv-statischen Methoden dar.

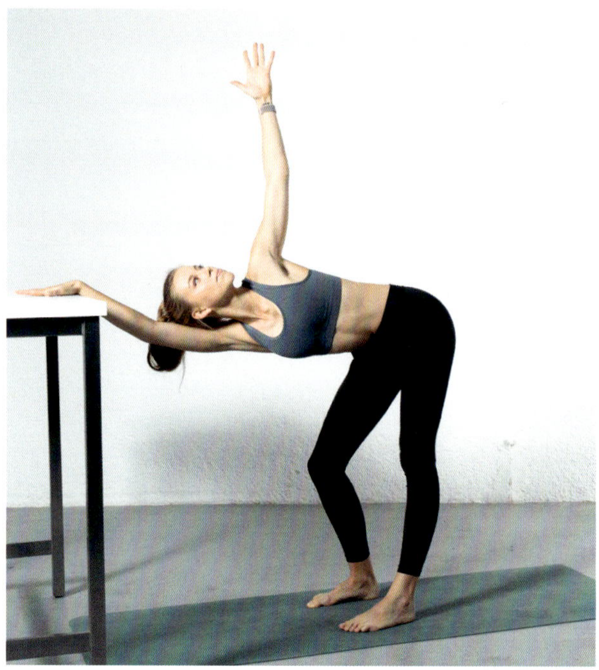

Aktiv-statische Methode: weites Strecken eines Arms und gleichzeitiges Eindrehen des Rumpfes

Aktiv-dynamisch
Hier müssen Sie vor allem hinsichtlich der Intensität und Geschwindigkeit unterscheiden. So bezeichnet ein intermittierendes Schwingen ein eher langsames Schwingen, welches nicht ganz bis in die maximal mögliche Gelenkendstellung durchgeführt wird.

Es kann vor dem Sport folgendermaßen wirken:

» der Vorspannung und **Sensibilisierung** der Muskulatur

» der **Vorbereitung** der beanspruchten Gelenke und Muskelschlingen auf die bevorstehende Belastung

Für rhythmische schnelle Schwünge, die zügig und fast bis in den maximalen Bereich durchgeführt werden, braucht es ein gewisses Körpergefühl, um den Schmerz richtig einzuordnen und Verletzungen zu vermeiden. Dies sollten nur leistungsorientierte Sportler mit einem entsprechend ausgebildeten Körpergefühl durchführen, welche eine maximal hohe dynamische Amplitude benötigen (z.B. Fußkick zum Kopf bei Kampfsportlern). Ein langsames Steigern während der Anzahl der Schwünge ist definitiv empfehlenswert.

Beispiel: Ein leichtes dynamisches Schwingen der Arme von oben nach unten und von links nach rechts stellt eine moderate Belastung für unsere Faszien dar und kann von jedem einfach umgesetzt werden.

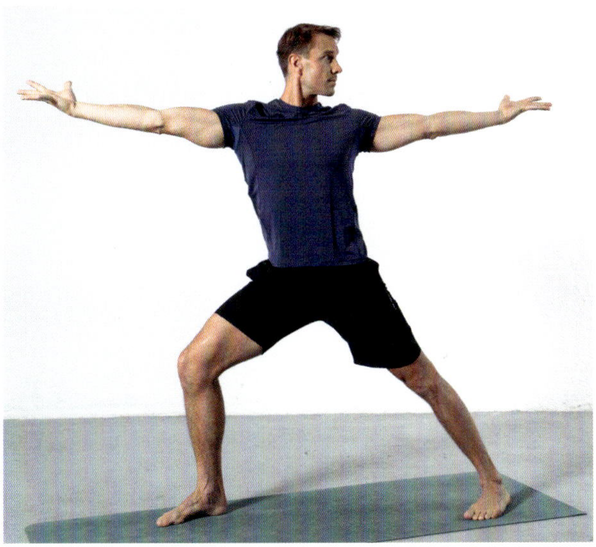

Aktiv-dynamisch: leichtes dynamisches Schwingen der Arme von oben nach unten und von links nach rechts

Passiv-statisch
Die **Easy-Stretch-Methode** ist ein sehr sanftes Dehnen, das sowohl vor als auch nach dem Sport (bzw. dem Krafttraining) durchgeführt werden kann. Physiologisch wirkt es nur kurzzeitig, sorgt aber für eine gewisse mentale Entspannung.

Development-Stretch hingegen sorgt für:

» die signifikante **Verbesserung** der Beweglichkeit

» die **Förderung** einer funktionellen Anpassung der Muskelschlinge durch ein mehrmaliges Nachdehnen

Diese Methode sollte jedoch nicht vor dem Sport, aber auch nicht nach intensiven Kraftbelastungen durchgeführt werden, da kleinste Risse in den Muskelfilamenten dadurch sogar verstärkt werden können.

Beispiel: Dehnen Sie die hintere Oberschenkelmuskulatur, indem sie ein Bein gestreckt auf einer Auflage ablegen und dann den Oberkörper in Richtung Bein beugen. Sie spüren nun einen leichten Dehnschmerz im hinteren Beinbereich. Beim Easy-Stretch lösen Sie die Position nach ungefähr 10–15 Sekunden wieder auf. Beim Development-Stretch dehnen Sie alle 15–30 Sekunden immer tiefer, bis Sie nach knapp 2 Minuten an Ihrem absoluten Maximum angekommen sind.

Passiv-dynamisch
Sanfte passiv-dynamische Methoden, wie das Pumping- oder Intermittent-Stretch, sind eine gute Alternative zum passiv-statischen Dehnen bzw. können damit sogar effektiv ergänzt werden. Da durch die dynamischen Bewegungen die Blutzufuhr nicht dauerhaft unterbrochen wird, sind solche Methoden teilweise effektiver und anwendungsfreundlicher. Ein submaximaler bis maximaler Schmerzbereich muss nicht dauerhaft gehalten werden, wodurch die Bereitschaft, tiefer zu dehnen, erhöht wird. Vorsicht ist bei schnellen und maximalen Bewegungsausführungen geboten, da der Muskelreflex ausgelöst wird und Zerrungen oder Muskelfaserrisse provoziert werden.

Beispiel: Wenn Sie Ihre Beinrückseite dehnen wollen, können Sie auch langsam dynamisch dehnen. Der Körper wird kontrolliert nach vorne gebeugt, bis der maximale Schmerzbereich erreicht ist, und anschließend wieder langsam in einen leichteren Schmerzbereich zurückgeführt. Wiederholen sie dies 10–15-mal, wobei Sie sich von Wiederholung zu Wiederholung steigern.

FASZIENTRAINING UND DIE **PNF-METHODE**

MEHR BEWEGLICHKEIT DURCH GESUNDE FASZIEN

Wurde die Faszie vor einiger Zeit noch als passiver, den Muskel umhüllender Bindegewebsschlauch bezeichnet, versucht die aktuelle Forschung in jüngster Zeit die Funktionsweise und das Potenzial der faszialen Strukturen zu durchleuchten. So gibt es mittlerweile unterschiedlichste Methoden und Ansätze die Faszie zu behandeln, die von verschiedensten Therapieformen durch einen speziellen Therapeuten über manuelle Therapie an sich selbst bis hin zum eigens konzipierten Faszientraining reichen.

Besonders das manuelle Bearbeiten der eigenen Faszie, das sogenannte „self-myofascial release" (SMR), gewinnt in letzter Zeit immer mehr an Bedeutung. Dabei werden die Wirkungen eines solchen Trainings häufig mit denen eines Dehnungstrainings gleichgesetzt. Es handelt sich dabei jedoch um zwei verschiedene Behandlungen, die am besten miteinander kombiniert werden sollten.

Um die Faszien möglichst lange in einer funktionierenden Struktur zu halten, sollte das jeweilige Trainingsprogramm auf jeden Fall die Erkenntnisse der aktuellen Wissenschaft beinhalten. Ein solches Trainingsprogramm kann für die Wiederherstellung der ursprünglichen Elastizität und Spannkraft der Faszien sorgen und verbessert somit die eigene Beweglichkeit bzw. hält den Körper jung.

DAS FASZIENTRAINING EFFEKTIV GESTALTEN

Um das Training der Faszien effektiv und zielgerichtet zu gestalten, müssen auch die Übungen unterschiedlich aufgebaut sein. Kollagene Fasern, die weniger elastisch sind, benötigen nämlich andere Reize als die Grundsubstanz. Das bedeutet, dass ein und dieselbe Übung je nach Ausführungsform eher mehr den kollagenen Teil der Faszien anspricht oder aber den Anteil der Fibroblasten. Auch bezüglich des Nervensystems können Übungen differenziert in ihrer Ausführung angewendet werden, denn eine Vielzahl der Rezeptoren sitzt in den Faszien und beeinflusst unser Körperempfinden. Einige davon beeinflussen das sympathische Nervensystem und steigern somit die Spannung im Körper, während andere parasympathisch aktiv sind, also entspannend wirken.

Zudem wirkt sich die Intensität verschiedener Übungen auch auf unterschiedliche Schichten der Faszien aus:

» Für die **Sehnenansätze** (Aponeurosen) braucht es für die Anpassung einen deutlich **höheren Dehnungsreiz** als für die der inneren Schichten (intermuskuläres Fasziengewebe). Diese können durch **schwingende** und **leicht wippende Bewegungen** erreicht werden.

» Für die **Sehnen** braucht es **maximale Reize** in Form von **hohen federnden** (plyometrischen) **Kräften,** welche beispielsweise beim Sprungkrafttraining in der Leichtathletik entstehen.

Darüber hinaus sollten Sie bei einer ganzheitlichen Ausrichtung eines solchen intelligenten Trainings auch die Muskeln berücksichtigen. Aus diesem Grund ist ein vielseitiger Mix an Bewegungsausführungen notwendig, der sowohl intensive Dehnungen als auch schwingende und wippende Komponenten miteinander verbindet.

»Für ein effizientes Faszientraining ist ein vielseitiger Mix an Bewegungen notwendig.«

Zudem werden für die sensomotorische und intermuskuläre Entwicklung Übungen benötigt, welche die Rezeptoren ansprechen und ihre Aktivität optimieren. Diese können durch PNF-Techniken besonders gut abgedeckt werden.

Wenn man die aktuellen Studien zum Thema Beweglichkeitstraining und zur Faszienforschung berücksichtigt, dann ergeben sich daraus drei verschiedene Reizformen, die als Kombination in den Übungen zum Faszientraining miteinander verbunden werden sollten:

1. die PNF-Techniken

2. die statischen Dehnungen

3. das dynamische Schwingen und Federn

1. Die PNF-Techniken

Passive Dehnungen sind zwar wichtig, um die eigene Beweglichkeit zu verbessern, allerdings finden in solchen Dehnungen keine „motorisch efferenten Aktivitäten" statt. Das bedeutet, dass sich die Sensomotorik, die für die Körperwahrnehmung und das jeweilige Bewegungsempfinden verantwortlich ist, nicht ausbildet. Mithilfe von PNF-Techniken werden die Wirkungen von passiven Dehnungen mit der sensomotorischen Wahrnehmung des Körpers verknüpft und intermuskuläre Verbindungen zwischen Agonisten und Antagonisten verbessert. Im Klartext bedeutet dies, dass Sie durch ein rein passives Dehnen die Beweglichkeit zwar verbessern, aber damit nur wenig anfangen können.

Erst durch PNF-Methoden, und damit in Form von aktiven Gegenkontraktionen und willkürlicher Anspannung, wird dem Körper die Möglichkeit gegeben, die Steigerung der Beweglichkeit mit natürlichen Bewegungsabläufen zu verknüpfen. Diese können in Sport und Alltag einfacher angewendet werden, da sich die Bewegungsmuster dabei festigen und die bewusste Ansteuerung und Entspannung der Muskulatur verbessert wird. Die Ausübung von diesen PNF-Techniken ist somit in vielerlei Hinsicht sinnvoll:

» Ausbildung der **körperlichen Wahrnehmung**

» Verbesserung der **gezielten muskulären Ansteuerung** und Entspannung

» Optimierung der **Rezeptorenaktivität** für eine bessere Körperwahrnehmung sowie schnellere reflektorische Abläufe in den Muskeln und Sehnen

» Verknüpfung von **passiven Dehnübungen** mit **aktiven Bewegungsabläufen**

» Ausbildung von **neuronalen Mustern**

» Verbesserung der **intermuskulären Koordination**

2. Die statischen Dehnungen

Passiv-statische Dehnungen sind ein wichtiger Bestandteil zur Steigerung der Beweglichkeit, sowohl kurzfristig als auch über lange Sicht. Sie sollten möglichst nahe an der Schmerzgrenze ausgeführt und ca. 20–30 Sekunden gehalten werden. Durch die Kombination von passiven und aktiven Dehnmethoden und durch ihre Verbindung von statischen und dynamischen Ausführungsformen wird der ganzheitliche Charakter von Dehnungen und die koordinative Wirkung auf die Sensomotorik verbessert. Die Kombination aus verschiedenen Dehntechniken sorgt für eine optimale Faszienstruktur. Variantenarme Dehnimpulse lassen eher ein engmaschiges und unflexibles Kollagennetz der Faszien entstehen. Die ausgeführten Dehnungen sollten daher immer variantenreich und folgendermaßen gestaltet werden:

» intensive passiv-statische Dehnungen **nahe an der Schmerzgrenze**

» Bewegungen in **verschiedenen Körperachsen**

» langkettige Dehnungen über **mehrere Gelenke**

» Orientierung an **sportartspezifischen Bewegungen** oder **Alltagsrelevanz**

» aktives statisches und dynamisches Strecken für die **Versorgung** der Faszien **mit Flüssigkeit**

3. Das dynamische Schwingen und Federn

Ein Känguru zeichnet sich durch eine außerordentliche Sprungkraft aus, obwohl seine Beine dünn und wenig muskulös sind. Die Sprungkraft wird fast ausschließlich durch die in seinen Faszien gespeicherte Kraft realisiert. In der Sportwissenschaft spricht man hierbei von „Plyometrie" oder „Reaktivkraft". Auch Turner führen fast jeden Sprung auf diese Art und Weise aus: Mit einem kraftvollen und auch sehr schnell prellendem Absprung dehnen sie ihre Sehnen-Faszien-Einheit im Auftakt des Sprungs vor und durch den enorm kurzen Bodenkontakt übertragen sie die Dehnungsenergie auf den Sprung in die Vertikale. Einen solchen Sprung rein aus den Muskeln könnte ein Mensch niemals bewältigen. Um also diese elastischen Federeigenschaften der Faszien stets intakt zu halten sowie ihre Energiespeicherkapazität zu verbessern, braucht es daher schwingende und federnde Übungsreize mit folgenden Eigenschaften:

» Kombination **aktiv-dynamischer** Bewegungen mit **passiv-dynamischen** Bewegungen

» Einleitung einer **Gegenbewegung** im Schwingen und im Federn

» keine abrupten Richtungsänderungen, sondern stets **sinusförmige Bewegungswellen**

» Impulse der **Richtungsänderungen** immer aus der Körpermitte heraus

» Erhöhung der **Dehnungsspannung** durch verzögertes Nachschwingen der Arme und Beine

DIE PNF-METHODEN UND IHRE WIRKUNGSWEISEN

Die PNF-Methoden wurden bereits in einer Vielzahl von Studien untersucht und stellten sich auch hinsichtlich der Wirkung auf die Beweglichkeit als äußerst effektiv heraus. Grundsätzlich dienen diese Methoden in der Physiotherapie der Entwicklung und Wiederherstellung der muskulären Ansteuerungsfähigkeit. Aufgrund dessen profitieren z. B. auch Menschen mit Lähmungen von diesen Techniken.

Die Methoden der PNF-Technik wurden bereits in den 1940er-Jahren entwickelt. Durch den Neurophysiologen Herman Kabat und die Physiotherapeutin Margaret Knott wurden sie in Kalifornien dann weiterentwickelt. Diese Methoden sind äußerst vielseitig und komplex. Die damit verbundene Effektivität und positive Wirkung auf die Beweglichkeit stellen daher nur einen Teilbereich dar.

REZEPTOREN: DIE SINNESZELLEN UNSERES KÖRPERS

Das Ziel nahezu aller PNF-Methoden ist die Aktivierung sowie die Optimierung der sogenannten **Rezeptoren** (lat. *recipere,* aufnehmen, empfangen) in den Faszien und in den Muskeln. Dabei handelt es sich um eine Art „Andockstellen" von Zellen. Wenn verschiedene Botenstoffe, Proteine oder Hormone den Rezeptor erreichen, lösen sie ein spezifisches Signal in der Zelle aus. Als passende Metapher dafür wird häufig das Bild von einem **Schlüssel (Botenstoff)** und einem **Schloss (Rezeptor)** gewählt: Nur wenn beide Elemente wirklich zusammenpassen, kann es zur einer Reaktionsauslösung kommen.

In unserem Körper existieren viele verschiedene Arten von Rezeptoren, z. B. für die Verarbeitung von biochemischen Prozessen im Hormonhaushalt, für die Versorgung mit Nährstoffen sowie für ähnliche chemische Vorgänge. Im Bereich der Sinneswahrnehmung ermöglichen uns die Rezeptoren, dass wir sehen, hören, fühlen, schmecken, riechen, tasten, das Gleichgewicht halten und uns selbst spüren können. Diese Rezeptoren, die für die Körperwahrnehmung verantwortlich sind, haben die Aufgabe, verschiedene Spannungszustände des Körpers an das Gehirn weiterzuleiten sowie räumliche Veränderungen wahrzunehmen und Beschleunigungen zu spüren.

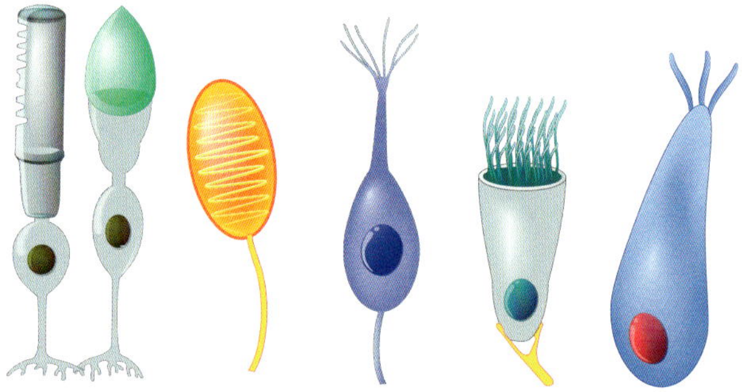

Die Rezeptoren der Sinneswahrnehmung, die dafür sorgen, das wir unsere Umwelt wahrnehmen können.

Durch die Rezeptoren sind wir überhaupt erst in der Lage, unseren Körper wahrzunehmen. Ohne diese Rezeptoren könnten wir z.B. die Dehnung oder die Anspannung der Muskeln nicht spüren. Wir wüssten auch nicht, wo und wie wir uns im Raum befinden: Liegen wir oder stehen wir? Diese Art von Information übermitteln uns die Rezeptoren.

Zudem schützen uns die Reflexe dieser Rezeptoren, davor, dass uns Verletzungen widerfahren. Wenn wir uns z.B. zu schnell dehnen, zieht sich der Muskel zusammen und reagiert mit Spannung, um sich zu schützen. Wird aber ein Muskel-Faszien-Komplex extrem stark gedehnt und gleichzeitig auch kontrahiert, z.B. wenn man zu einem Wurf ausholt, aber dann beim Abwurf blockiert wird, dann schützt uns der Sehnenreflex vor einer Verletzung, indem er den entsprechenden Muskel locker lässt.

Genau diese Art von Reflexen werden bei der Anwendung von PNF-Dehnmethoden genutzt und mit klassischen Dehnübungen kombiniert. Dadurch verbessern sich das Körpergefühl und die Koordination zwischen einzelnen Muskeln, da diese Reflexe bewusst trainiert und auch mit Bewegungen kombiniert werden. So speichert der Körper diese optimierten Reflexaktivitäten gemeinsam mit den entsprechenden Bewegungen und Dehnpositionen ab. Die Beweglichkeit verbessert sich also funktionell. Dabei nehmen die sogenannten Propriozeptoren eine ganz besondere Rolle ein.

DIE PROPRIOZEPTOREN

Sie dienen der Wahrnehmung von der jeweiligen Stellung und der Bewegung des Körpers im Raum. Durch sie gelangen die Informationen über Muskelspannung, Muskellänge, Gelenkstellung und Bewegung zum Kleinhirn und zum Cortex (der Großhirnrinde), wo sie unbewusst verarbeitet werden. Zu den Propriozeptoren zählen:

» die **Muskelspindel** (Spannungsregulierung innerhalb der Muskulatur)

» das **Golgi-Sehnenorgan** (Spannungsmessung in den Sehnen)

» das **Ruffini-Körperchen** (Druck- und Berührungswahrnehmung)

» das **Vater-Pacini-Körperchen** (Empfindungen von Vibration in der Haut)

Wir benötigen diese Propriozeptoren einerseits für die Steigerung der Beweglichkeit, andererseits für die Entwicklung eines besseren Körpergefühls, für eine bessere Ansteuerungsfähigkeit der Muskulatur sowie für eine möglichst optimale intermuskuläre Koordination.

Durch propriozeptive Dehnmethoden (PNF) werden diese Rezeptoren-Prozesse in den Muskeln und in den Sehnen optimiert. Dadurch kommt es auch zu einem deutlich verbesserten Zusammenspiel von Agonist und Antagonist und die Muskeln werden kräftiger. Eine besondere Rolle dabei spielen die Sehnen- und die Muskelspindeln.

MUSKELSPINDELREFLEX UND REZIPROKE HEMMUNG

Die Skelettmuskulatur enthält neben den kontraktilen Elementen Aktin und Myosin auch parallel angeordnete Bündel aus kurzen quergestreiften Fasern, die von einer Faszienhülle umschlossen sind. Diese Fasern werden als **Muskelspindeln** bezeichnet und haben die Aufgabe, den Dehnungszustand oder **Spannungszustand innerhalb der jeweiligen Muskulatur** zu erfassen und reflektorisch auf Veränderungen zu reagieren.

Diese Muskelspindeln können als Sinneszellen bezeichnet werden. Sie schützen die Muskulatur vor Verletzungen, hervorgerufen z.B. durch eine rasche Entspannung oder Anspannung. Je langsamer eine Dehnung abläuft, umso eher bleibt der Muskel entspannt. Erfolgt die Dehnung allerdings schneller, beispielsweise beim Umknicken im Sprunggelenk, desto stärker setzt der Muskelreflex die Muskulatur unter Spannung, um ihn vor Überdehnung zu schützen. Die Reizschwelle wird durch die Voreinstellung der Muskelspindeln über Nervenbahnen im Gehirn bestimmt. Sie sind für die Stärke des Auslösens des Muskelreflexes verantwortlich.

Ihre Sensibilität wird zentral gesteuert und hängt auch vom physischen und psychischen Befinden eines jeden Menschen ab. Das bedeutet, dass die Stärke und auch die Intensität dieses Muskelreflexes gezielt durch willkürliche Ansteuerung trainiert und verbessert werden kann. Es bedeutet aber auch, dass Stress und psychische Probleme diese Aktivität um einiges verschlechtern. Sie sollten daher die Übungen stressfrei, ohne Druck sowie in einem psychisch ausgeglichenen Zustand absolvieren. Dadurch steigern Sie deren Effektivität und entwickeln auf diese Weise schneller ein besseres Körpergefühl.

Auch Ermüdung, Tageszeit, Angst und der Zustand der Aufwärmung haben einen Einfluss auf den Muskelreflex. Deshalb sollten Sie vor jeder Trainingseinheit immer ein leichtes Aufwärmprogramm durchführen, indem Sie sich ca. 5 Minuten bewegen und z.B. Joggen, Hüpfen, Seilspringen oder Wippen. Darüber hinaus senken auch eine muskuläre Erschöpfung oder ein Muskelkater die Aktivität der Muskelspindel. Sie sollten für die Übungen noch fit sein und sich nicht maximal erschöpft fühlen.

Ebenso ist die Empfindlichkeitsschwelle direkt nach dem Aufstehen erhöht und der Körper reagiert mit einer verminderten Beweglichkeit. Daher ist das Durchführen von PNF-Methoden am Morgen anstrengender und auch mühsamer. Es sorgt allerdings für einen besseren Start in den Tag, da Sie so die Reflexaktivität der Muskelspindel optimieren und dynamischer und leistungsfähiger werden.

Die Muskelspindel ist also ein wichtiger Rezeptor, der die Spannung eines Muskels reguliert:

» Ist die **Aktivität** der Muskelspindel **erhöht**, dann haben unsere Muskeln eine hohe Spannung.

» Beim **Dehnen** wollen wir, dass die Aktivität der Muskelspindel abnimmt und **gehemmt** wird. So bleibt der Muskel locker und entspannt.

» Spannen wir den unmittelbaren Gegenspieler des zu dehnenden Muskels kurz an, so können wir die Aktivität der Muskelspindel hemmen. Dieser Vorgang wird als **„reziproke Hemmung"** bezeichnet.

REZIPROKE HEMMUNG DURCH DIE AC-METHODE

Dieses Prinzip liegt der AC-Dehnmethode zugrunde. Durch die Spannungszunahme im **nicht zu dehnenden Muskel (Agonist Contract)** findet eine gleichzeitige Verringerung der Spannung im zu dehnenden Muskel statt. Diese reziproke Hemmung kann auf zwei Arten initiiert werden:

1. Zuerst wird der **Agonist angespannt** und anschließend der **Antagonist gedehnt.** Beispiel: Wir können unser Bein gestreckt vom Boden anheben und dadurch den Hüftbeuger und Beinstrecker anspannen und im Anschluss das Bein ablegen und den Gegenspieler, sprich die Beinbeugemuskulatur, dehnen.

2. Der **Antagonist wird gedehnt** und der **Agonist gleichzeitig kontrahiert**. Je stärker die Kontraktion des Agonisten ist, umso deutlicher ist die reziproke Hemmung zu spüren. Diese sollte sich in einer verbesserten Dehnfähigkeit des Antagonisten bemerkbar machen. Beispiel: Auf diese Weise könnte man direkt den Beinbeuger dehnen, sowie gleichzeitig den Gegenspieler anspannen und angespannt halten.

Solche komplexen Kombinationen sind besonders effektiv und können auf einfache Weise durch Rotationen innerhalb bekannter Dehnübungen verstärkt werden.

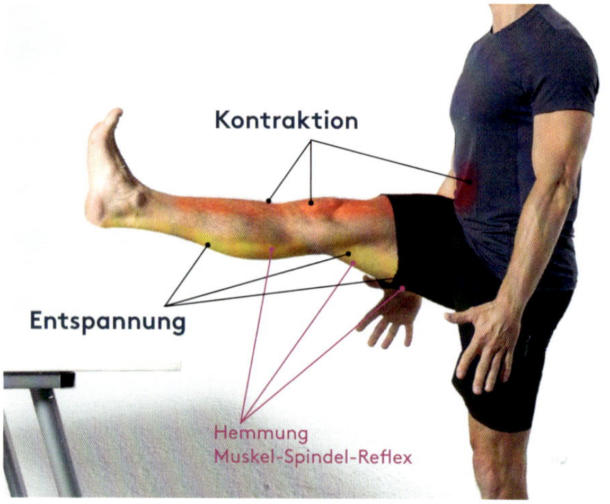

Das Prinzip der reziproken Hemmung: Durch die Aktivierung der gegenüberliegenden Muskulatur wird der Muskelreflex in der zu dehnenden Zielmuskulatur gehemmt und so der Muskel entspannt. So kann die Dehnung verstärkt werden.

SEHNENSPINDELREFLEX UND AUTOGENE HEMMUNG

Neben den Muskelspindeln verfügt unser Bewegungsapparat auch über Spannungssensoren in den Sehnen. Diese sind in Serie parallel zum Muskel angelegt und werden aus den sogenannten **Golgi-Sehnenorganen** gebildet. Die Golgi-Sehnenorgane funktionieren ähnlich wie die Spannungsrezeptoren, die auf passive Dehnung oder aktive Kontraktion reagieren. Während die Muskelspindel also die Spannung im Muskel misst und diesem je nach Bedarf mehr oder weniger Spannung verleiht, so messen die Golgi-Sehnenspindeln die Spannung in der Sehne. Aus diesem Grund bezeichnet man sie auch als das **Spannungskontrollsystem der Sehnen und Faszien.**

Wird ein Muskel-Sehnen-Strang sehr stark angespannt bzw. gedehnt, werden die Golgi-Apparate über Nervenbahnen aktiviert. Um Verletzungen durch Überdehnung oder zu hoher Spannung zu vermeiden, wirken diese über andere Nervenbahnen hemmend auf die Muskelspindeln ein, sodass diese wiederum den Muskel entspannen. Die Reizschwelle der Spannung liegt jedoch deutlich über der der Muskelspindeln, sodass sie erst bei starker Dehnung oder Kontraktionsspannung ansprechen.

AUTOGENE HEMMUNG DURCH DIE CR-METHODE

Dieser Mechanismus der autogenen Hemmung wird auch als Selbsthemmung oder Eigenhemmung bezeichnet. Während sich die Muskelspindeln ausschließlich auf einen einzigen Muskel beziehen, sind die Golgi-Sehnenorgane über Nervenbahnen zusätzlich mit anderen Muskeln verbunden und regulieren auf diese Weise den Muskeltonus über eine gesamte Muskelschlinge. Fällt die Spannung in der Sehne, wird die Hemmung jedoch innerhalb kürzester Zeit zurückgenommen. Aus diesem Grund sollten Sie bei der Anwendung der PNF-Methoden nach der Kontraktion eines Muskels nicht länger als 2–3 Sekunden warten, ehe Sie in eine tiefere Dehnposition weiterdehnen.

Dieses Prinzip der autogenen Hemmung wird durch CR-Methode ausgelöst. Durch die maximale Kontraktion des Zielmuskels während einer leichten Dehnung erfolgt gleichzeitig eine hemmende Wirkung der Sehnenspindeln auf den Dehnungsreflex.

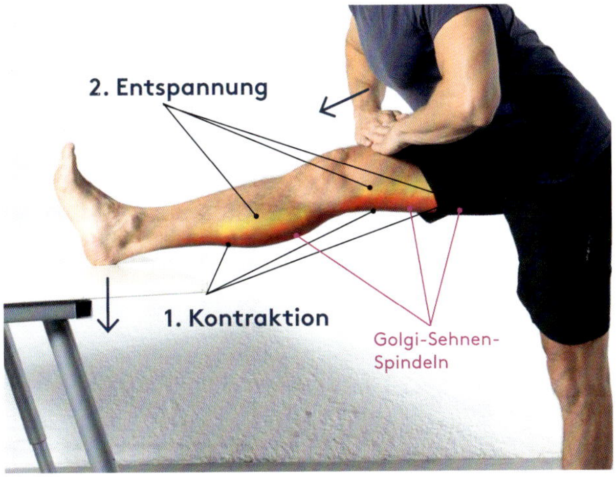

Das Prinzip der autogenen Hemmung: Wird ein bereits gedehnter Muskel stark angespannt, sorgen die Golgi-Sehnenspindeln für Entspannung in der Muskelkette, wodurch die Dehnung vertieft werden kann.

DREI FORMEN DER PNF-METHODEN

Es gibt drei verschiedene PNF-Techniken, welche im Rahmen der Beweglichkeit angewendet werden:

1. das AC-Stretching

2. das CR-Stretching

3. das CR-AC-Stretching

1. Das AC-Stretching (Antagonist-Contract)

Bei dieser Methode wird der Gegenspieler der zu dehnenden Zielmuskulatur für etwa 8–10 Sekunden angespannt, um die Aktivität der Muskelspindel zu hemmen. Durch diese reziproke Hemmung erfährt die Muskulatur, die gedehnt werden soll, eine hohe Entspannung und kann auf diese Weise besser gedehnt werden. Die Anspannung im Gegenspieler kann dabei auf zwei verschiedene Weisen durchgeführt werden:

1. Sie nehmen eine Dehnstellung ein und spannen innerhalb dieser den Gegenspieler aktiv an, ohne dabei die Dehnposition aufzugeben.

Beispiel: Sie liegen auf dem Boden und dehnen die Beinrückseite (Beinbeuger-Wade-Gesäß) und spannen gleichzeitig die Beinvorderseite (Beinstrecker, Hüftbeuger, Schienbeinmuskulatur) aktiv an. Sie versuchen, das Bein aus eigener Kraft so weit wie möglich gestreckt zum Körper heranzuführen. Diese aktive Dehnung wird durch das Heranziehen des Beins passiv unterstützt. Während Sie also Ihr Bein dehnen, spannen Sie die Gegenspielermuskulatur an und verbinden auf diese Weise eine aktive Dehnung mit einer passiven Dehnung.

Hinweis: Diese Variante ist allerdings nicht bei allen Übungen möglich, da in einigen Positionen ein aktives Anspannen während der Dehnung nur mit einer extremen Anstrengung möglich ist und so eine maximale Dehnung nicht erzielt werden kann (z.B. bei der Dehnung des Beinbeugers im Stehen).

2. Sie nehmen eine Dehnstellung ein und halten diese für etwa 15 Sekunden. Lösen Sie sie und spannen Sie danach die Gegenspielermuskulatur aktiv an.

Beispiel: Bei einer Dehnung der Oberschenkelrückseite im Liegen führen Sie zuerst das Bein gestreckt zum Körper heran und nehmen für ca. 5 Sekunden eine Dehnstellung ein. Danach lassen Sie das Bein los. Spannen Sie nun die unmittelbaren Gegenspieler für ca. 8–10 Sekunden aktiv an, indem Sie das Bein aus eigener Körperkraft gestreckt zum Körper heranführen, ohne dies mit den Armen passiv zu unterstützen. Nach dem Lockerlassen greifen Sie das Bein mit den Händen und dehnen es anschließend in eine tiefere passive Dehnstellung hinein.

Die Vorteile dieser Methode sind:

» die Sensibilisierung der **Funktion der Muskelspindel**

» die Verbesserung der **Ansteuerungsfähigkeit der Muskeln** bei einer aktiven Dehnung

» die Entspannung der **Zielmuskulatur** (lokal) beim Dehnen

» die Kräftigung der **Gegenspielermuskulatur** und eine Verbesserung der aktiven Beweglichkeit

» die Verbesserung der **intermuskulären Koordination** (Zusammenspiel von Agonisten und Antagonisten)

» die Entwicklung der **sensitiven Körperwahrnehmung** und Bewegungssteuerung von innen heraus

2. Das CR-Stretching (Contract-Relax)

Bei dieser Methode soll durch ein gezieltes Anspannen der zu dehnenden Zielmuskulatur der Golgi-Sehnenreflex ausgelöst werden, der für eine **hohe Entspannung** innerhalb dieser Muskulatur sorgt.

Dabei wird zunächst eine Dehnstellung eingenommen und ca. 10–15 Sekunden statisch gehalten. Dann wird die zu dehnende Zielmuskulatur, während sie gedehnt wird, angespannt. Diese Abfolge begünstigt die autogene Hemmung des Zielmuskels. Dieser widersetzt sich nicht reflexartig dieser Dehnung, sondern lässt locker.

Beispiel: Sie liegen auf dem Boden und dehnen durch das Heranführen eines gestreckten Beins die Beinrückseite. Nachdem Sie eine Dehnstellung ca. 10–15 Sekunden gehalten haben, spannen Sie die Muskulatur der Beinrückseite (Beinbeuger, Gesäßmuskulatur, Waden) etwa 8–10 Sekunden aktiv an, indem Sie gegen Ihre Hände nach unten drücken und dabei das Bein leicht beugen. Sie wollen also ganz gezielt die in der Dehnung befindliche Muskulatur anspannen, um eine hohe Spannung an den Sehnen und Faszien zu erzeugen. Danach lassen Sie für etwa 2 Sekunden locker und dehnen in eine tiefere Dehnstellung passiv weiter.

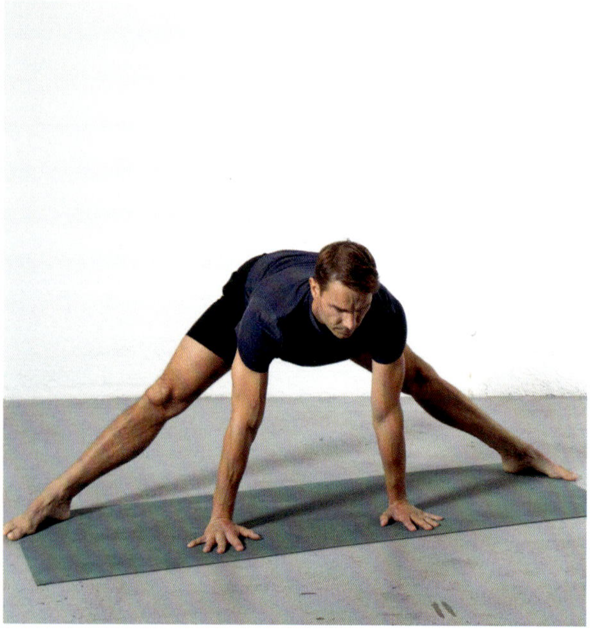

Die Vorteile dieser Methode sind:

- die Sensibilisierung der **Funktion der Golgi-Sehnenspindel**
- die Optimierung der **Schmerztoleranz** gegenüber den Spannungsreizen
- die Entspannung der **Zielmuskulatur** über die gesamte Muskelkette
- die Stabilisierung sowie Kräftigung der zu dehnenden **Zielmuskulatur** innerhalb einer Dehnung
- die Entwicklung der **sensitiven Körperwahrnehmung** und **Bewegungssteuerung** von innen heraus

3. Das CR-AC-Stretching (Contract-Relax–Antagonist-Contract)

Bei dieser Methode handelt es sich um eine Kombination aus der CR- und AC-Methode, wobei die Vorteile beider PNF-Techniken miteinander verknüpft werden. Zahlreiche Studien, die die Wirkung verschiedener Dehnmethoden untersucht haben, konnten dieser Kombinations-Technik die höchste Effektivität nachweisen.

»Die Kombination von der CR- und AC-Methode weist die höchste Effektivität auf.«

Beispiel: Sie legen sich auf den Boden, strecken ein Bein nach oben und ziehen dieses unter Zuhilfenahme der Arme, eines Handtuchs oder eines Seils zum Körper heran, sodass Sie eine Dehnung verspüren. Diese Position wird ca. 10–15 Sekunden gehalten. Nun wird im ersten Schritt die CR-Methode durchgeführt und der Zielmuskel für etwa 8–10 Sekunden kontrahiert. Direkt danach wird die AC-Methode hinterhergeschaltet und der Gegenspieler ca. 8–10 Sekunden fest angespannt. Es kommt zur Auslösung der autogenen und der reziproken Hemmung. Es folgt eine kurze Entspannung von ca. 2–3 Sekunden, in der eine tiefere Dehnposition für etwa 20–30 Sekunden eingenommen wird. Die Dehnung kann entweder statisch, dynamisch oder in Verbindung beider Methoden durchgeführt werden.

METHODE	CR (Contract-Relax)	AC (Antagonist-Contract)	CR-AC (Contract-Relax–Antagonist-Contract)
Durchführung	Bei dieser Methode wird die Zielmuskulatur während einer Dehnung kontrahiert und im Anschluss tiefer nachgedehnt.	Bei dieser Methode wird der Gegenspieler der zu dehnenden Zielmuskulatur aktiv angespannt und im Anschluss die Dehnposition vertieft.	Diese Methode ist eine Kombination aus CR und AC. Der zu dehnende Muskel wird kontrahiert und im Anschluss durch das aktive Anspannen des Agonisten, bei gleichzeitigem Nachdehnen, intensiv gedehnt.
Dauer/Abfolge	**1.** Leichte Dehnposition: passiv-statisch (10–15 Sek.) **2.** Contract: Zielmuskulatur anspannen (8–10 Sek.) **3.** Relax: Locker lassen (ca. 2–3 Sek.) **4.** Intensiv nachdehnen: (20–30 Sek., passiv-statisch oder passiv-dynamisch)	**1.** Leichte Dehnposition: (10–15 Sek.) **2.** Antagonist Contract: Gegenspieler anspannen und nach Möglichkeit die Dehnstellung aktiv erweitern (8–10 Sek.) **3.** Relax: Locker lassen (2–3 Sek.) **4.** Intensiv nachdehnen: (20–30 Sek., passiv-statisch oder passiv-dynamisch)	**1.** Leichte Dehnposition: (10–15 Sek.) **2.** Contract: Zielmuskulatur anspannen (8–10 Sek.) **3.** Antagonist Contract: Gegenspieler aktiv anspannen (8–10 Sek.) **4.** Relax: Lockerlassen (8–10 Sek.) **5.** Intensiv nachdehnen: (20–30 Sek., passiv-statisch oder passiv-dynamisch)
PNF-Wirkung	- autogene Hemmung - Förderung des Sehnenreflexes	- reziproke Hemmung - Hemmung des Muskelreflexes	- autogene Hemmung - reziproke Hemmung - Entwicklung der intermuskulären Koordination

Ein Überblick über die verschiedenen Methoden der PNF-Technik.

EXPERTEN-TIPP

Das Dehnen nach der CR-AC-Methode ist aufgrund der Komplexität der Durchführung die anspruchsvollste der vorgestellten Methoden und erfordert sowohl eine hohe Anstrengungsbereitschaft als auch ein besonderes Maß an Körperbeherrschung und Konzentration.

Aus diesem Grund sollten Sie sich Zeit geben und einige Trainingseinheiten absolvieren, bis Sie die Vorgänge alle gut beherrschen.

Um die höchsten Effekte dieser Methoden zu erzielen, sollten Sie pro Übung nicht nur einen Satz, sondern bis zu drei Sätze durchführen.

BEWEGLICHKEITS- UND FASZIENTRAINING: FRAGEN UND ANTWORTEN

1. WELCHE WIRKUNGEN HAT DIE PNF-TECHNIK?

Antwort: Die PNF-Technik verfügt mit ihren Methoden über ein breites Wirkungsspektrum:

» **Singuläre Wirkungen:** Dies bezeichnet Effekte, die durch eine einmalige Anwendung eintreten.

Beispiel: Die Durchführung einer einzigen Übung führt mit einer aktiven Pause zu einer Lockerung des Fasziengewebes und einer Aktivierung müder Muskeln.

» **Kurzfristige/temporäre Wirkungen:** Dabei handelt es sich um Effekte, die nach einem 20–30-minütigen Dehn- oder Faszienprogramm eintreten.

Beispiel: Nach einem 20-Minuten-Training, das aus mehreren Übungen besteht, setzt eine Reihe von zahlreichen Wirkungen ein, wie eine kurzfristige Steigerung der Beweglichkeit, eine Lockerung des Gewebes, ein kurzfristiges Lösen von Verspannungen, eine deutliche Verbesserung der Durchblutung, eine körperliche und mentale Entspannung sowie eine Aktivierung des gesamten Körpers.

» **Langfristige Wirkungen:** Dies bezeichnet Effekte, die nach einer mehrwöchigen und einer regelmäßigen Anwendung eintreten.

Beispiel: Bei einem Training, das 2–3-mal pro Woche über einen Zeitraum von mindestens 4 Wochen stattfindet, lassen sich folgende Veränderungen feststellen: eine deutliche Beweglichkeitssteigerung im gesamten Körper, ein Schmerzempfinden gegenüber Dehnungen und eine Reduktion von Muskel- und Verspannungsschmerzen, eine Steigerung der Elastizität sowie der Stabilität von Faszien, eine signifikant verbesserte Koordination, eine Optimierung des Körpergefühls, eine Kräftigung der Muskulatur und eine Verbesserung ihrer Ansteuerungsfähigkeit.

» **Chronische/permanente Wirkungen:** Dabei handelt es sich um Effekte, die nach Monaten und Jahren der regelmäßigen Anwendung nicht nur eine Anpassung, sondern auch eine Veränderung in der eigenen Muskel- und Faszienstruktur bewirken.

Beispiel: Ein Turner ist nach sechs Monaten Training in der Lage einen Spagat auszuführen, weil sein Körper die dafür benötigten Muskeln und Faszien in dieser Zeit „umgebaut" hat.

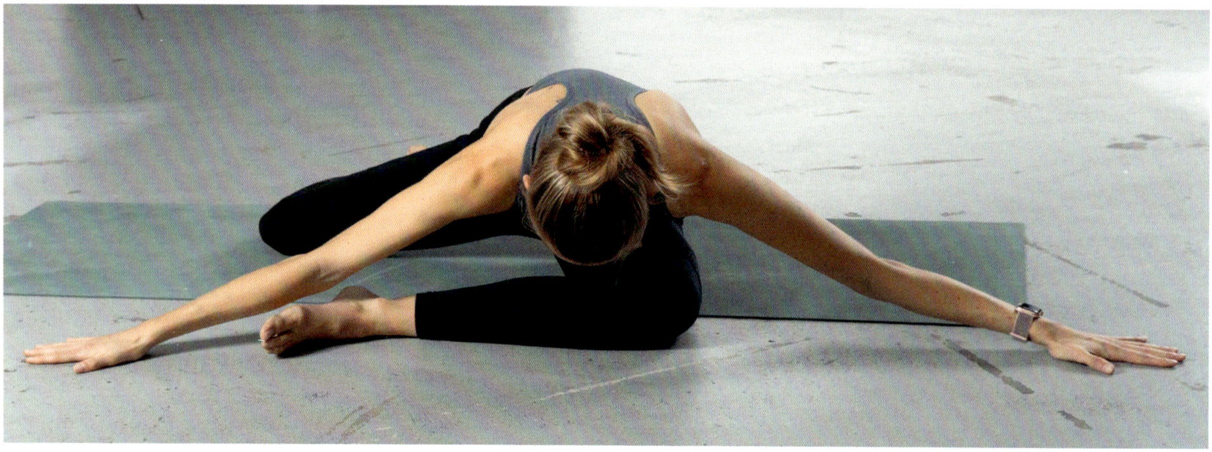

Ein regelmäßiges Beweglichkeitstraining wirkt sich langfristig positiv auf den gesamten Körper aus.

2. KANN ICH MEINE BEWEGLICHKEIT KURZFRISTIG STEIGERN?

Antwort: Ja, denn durch kurzfristige Maßnahmen, egal ob Stretching, Faszientraining oder Mobility-Training, kann die eigene maximale Bewegungsreichweite akut erhöht werden.

Bei geübten Sportlern lässt sich die Beweglichkeit im Schnitt deutlicher steigern als bei Anfängern. Dies hängt mit der individuellen Schmerztoleranz sowie der Entspannungsfähigkeit des Einzelnen zusammen.

Durch ein kurzzeitiges Dehnprogramm von 5–20 Minuten ist eine Steigerung der maximalen Bewegungsreichweite möglich. Im Vergleich zum Mobility-Training oder zum Training mit der Faszienrolle werden mit dem klassischen Dehnen die höchsten Steigerungen erzielt.

3. MACHT MICH DEHNEN VOR DEM SPORT LANGSAM?

Antwort: Ja und nein. Es kommt auf die angewendete Methode, Dauer und Intensität an. Nach neuesten Untersuchungen treten leistungsmindernde Effekte auf die Schnelligkeit oder Kraft, vor allem durch das statische Dehnen, erst ab einer Haltedauer von 40–60 Sekunden pro Übung ein. Zudem zeigte sich, dass kurze statische Dehnungen, die nicht länger als 15–20 Sekunden gehalten werden, positiv auf Schnelligkeits- und Sprintleistungen wirken. Beim Dehnen mit niedriger bis mittlerer Intensität und einer langen Dehnungsdauer ab ca. 60 Sekunden wurde zwar ebenfalls die Bewegungsreichweite signifikant erhöht, jedoch auch die Muskelspannung herabgesetzt. Das bedeutet, dass kurzes intensives Stretchen vor dem Sport sinnvoll ist, da die Beweglichkeit gesteigert wird und sich Kraftleistungen nicht verschlechtern.

Darüber hinaus sollten diese Dehnübungen mit aktiven und dynamischen, nahe an der Sportart ausgerichteten Movement-Preps, dynamischen Faszienschwüngen und Mobility-Drills kombiniert werden, um eine ganzheitliche Vorbereitung zu gewährleisten.

Wer dennoch Angst hat, durch Dehnübungen kurzfristig langsamer zu werden, kann die vermeintlich negativen Effekte durch einige wenige Sprints, schnelle Bewegungen oder Sprünge kompensieren.

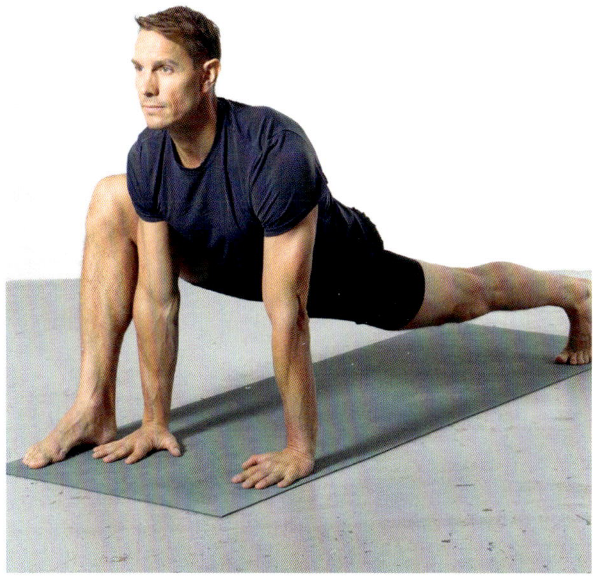

Mit dem Ausfallschritt erreichen Sie nahezu alle Muskeln der Beine und der Hüfte.

4. SIND BEWEGLICHKEITSÜBUNGEN NACH DEM SPORT SINNVOLL?

Antwort: Ja und nein, denn die Frage, ob man sich nach dem Sport dehnen oder Beweglichkeitsübungen durchführen soll, hängt von der Zielsetzung, aber auch von der Art der vorausgegangenen Beanspruchung ab.

Möchten Sie sich einfach nur entspannen, können Sie so ziemlich jede Beweglichkeitsübung mit einer niedrigen Intensität durchführen. Das wirkt sich zwar nicht wirklich auf Ihre Muskulatur und Faszien aus, sorgt aber für eine mentale Entspannung und ein gutes Gefühl.

Möchten Sie nach dem Sport jedoch dehnen, mit dem Ziel, beweglicher zu werden, so ist Vorsicht geboten. Je intensiver der Muskel belastet wurde, z. B. beim Krafttraining, umso weniger intensiv sollten Sie danach dehnen. Denn durch ein starkes Dehnen wird der angesteuerte Muskel-Faszien-Komplex, der durch das Training bereits stark belastet wurde, erneut gereizt.

Das verstärkt sogar den Muskelkater. An dieser Stelle ist die Behandlung mit der Faszienrolle sinnvoller. Am besten wäre es, sich einfach nur locker auszulaufen. Es gilt: Je stärker der Muskel belastet wurde, umso weniger sinnvoll ist ein Dehnen danach.

Wer sich jedoch nach einem lockeren Ausdauertraining intensiv dehnen oder ein komplexes Faszienprogramm durchführen möchte, der kann das ohne Probleme tun. Die Muskeln wurden durch diese Art der Bewegung nicht wirklich stark belastet und sind deshalb für ein intensives Beweglichkeitstraining gewappnet.

5. VERMINDERN DEHN- UND FASZIENÜBUNGEN DAS VERLETZUNGSRISIKO?

Antwort: Ja. Schon immer galt die Devise: Man muss dehnen, um Verletzungen vorzubeugen. Eine Metastudie von 2015 wies dem Beweglichkeitstraining per se eine deutliche positive Wirkung hinsichtlich der Verletzungsprophylaxe nach. Laut den Autoren kann durch Dehn- und Faszienübungen das Verletzungsrisiko im Sport um 54 % reduziert werden, vor allem bei komplexen Sportarten, welche eine hohe Bewegungsamplitude erfordern (z. B. Turnen, Kampfsport, Langhanteltraining, Tanzen).

6. KANN ICH MEINE BEWEGLICHKEIT LANGFRISTIG ÜBERHAUPT VERBESSERN?

Antwort: Ja. Wer regelmäßig Beweglichkeitsübungen durchführt, kann seine maximale Bewegungsreichweite nachhaltig erweitern.

Ein intensives passives Dehnen ist vor allem für Turner, Akrobaten und all jene sinnvoll, die eine übernatürliche Beweglichkeit benötigen. Wer beispielsweise irgendwann einmal einen Spagat schaffen möchte, braucht lange, passive und sehr intensive Dehnungsreize.

Ein komplexes Faszien- oder Mobility-Training verbessert vor allem die muskuläre Ansteuerungsfähigkeit. Dabei wird die intermuskuläre Koordination optimiert und eine natürliche Beweglichkeit hergestellt. Eine Kombination aus passivem Dehnen und komplexen Übungen ist optimal.

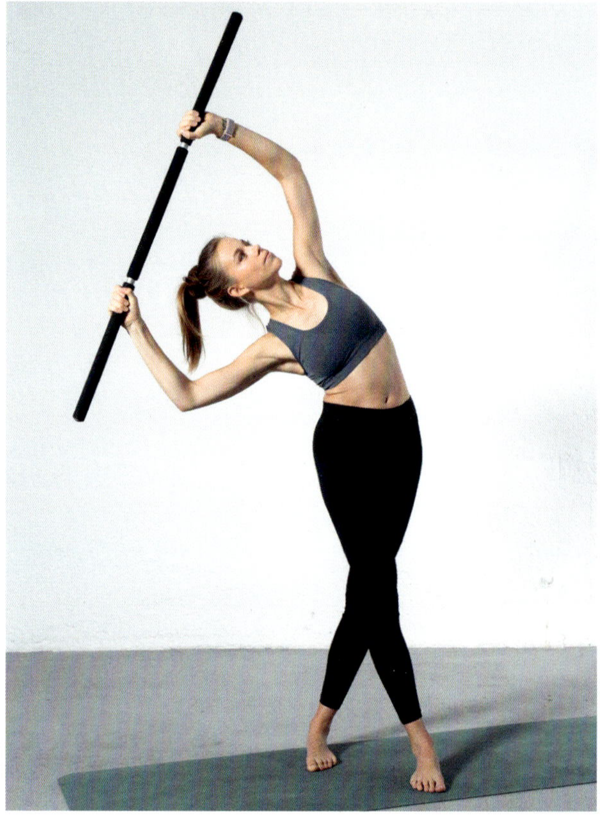

Mithilfe von regelmäßigen Beweglichkeitsübungen können Sie die eigene maximale Bewegungsreichweite vergrößern.

»Wer auf Dauer beweglicher werden möchte, kann das mit dem richtigen Training auch schaffen.«

Im Durchschnitt kann sich ein Mensch durch ein mehrwöchiges Dehnungstraining um 15 % steigern. Gleiches gilt für die Anwendung verschiedener Dehnmethoden (statisch, dynamisch, PNF), denn durschnittlich können dadurch nach mehreren Wochen Steigerungen von bis zu 10 % bei der passiven und bis zu 14 % bei der aktiven Bewegungsreichweite erzielt werden. Nicht jeder Mensch kann zwar einen Spagat schaffen, jedoch kann der dafür aufgebrachte Bewegungsradius durch ein regelmäßiges Dehnen über Wochen und Monate deutlich reduziert und die allgemeine Beweglichkeit verbessert werden.

Ein über Monate und über Jahre regelmäßig gedehntes Gewebe wird nicht nur robuster und widerstandsfähiger, sondern lässt aufgrund der funktionellen Anpassung auch einen größeren Bewegungsspielraum zu. Es hat sich gezeigt, dass es durch ein langfristiges und somit über mehrere Wochen, Monate und Jahre durchgeführtes Beweglichkeitstraining zu einer funktionellen Anpassung des Gewebes kommt.

7. WELCHE BEREICHE WERDEN DURCH EIN LANGFRISTIGES UND REGELMÄSSIGES FASZIEN- UND BEWEGLICHKEITSTRAINING NOCH TRAINIERT?

Antwort: Die Kraft und die Schnelligkeit, denn wer sich regelmäßig dehnt, ein häufiges Faszientraining betreibt und darauf achtet, das Training stets in einem vollen Bewegungsradius durchzuführen, beeinflusst damit seine mögliche Maximalkraft und seine Schnelligkeit, die sein eigener Körper aufbringen kann.

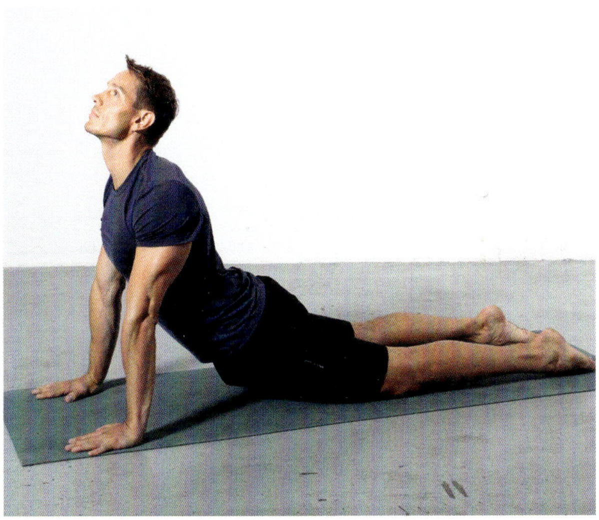

Die Maximalkraft wird durch ein regelmäßiges Langzeitdehnen verbessert, ebenso auch die Schnellkraftleistung (z. B. bei Sprints oder Sprunghöhe). Wer sich also regelmäßig und auch langfristig dehnt, der wird somit nicht langsamer oder verliert gar an Maximalkraft, sondern beeinflusst damit vielmehr diese beiden Fähigkeiten auf eine positive Art und Weise.

8. WIE LANGE UND INTENSIV SOLLEN DIE ÜBUNGEN DURCHGEFÜHRT WERDEN?

Antwort: Im Hinblick auf die langfristige Entwicklung der eigenen Beweglichkeit stellten sich die PNF-Methoden, allen voran das CR-AC-Dehnen, als besonders effektiv heraus. Zudem gilt: Das Dehnen sollte möglichst nahe der Schmerzgrenze durchgeführt werden. Dies ist durchaus effektiver als ein leichtes Ziehen, denn die dabei angesteuerten inter- und extramuskulären Strukturen benötigen hohe Reize.

Um also die Dehnfähigkeit der Muskeln und der Faszien durch ein Beweglichkeitstraining nachhaltig zu verbessern, sind sowohl lange Dehnzeiten als auch starke Zugbelastungen einzuhalten – zumindest wenn die Trainingseinheit abseits von anderen Trainingsformen als isolierte Einheit durchgeführt wird.

Beim dynamischen Dehnen sollten pro Übung insgesamt bis zu 50 Wiederholungen pro Serie absolviert werden. Beim statischen Dehnen wird hingegen eine Mindesthaltedauer von etwa 1 Minute bis hin zu 5 Minuten pro funktioneller Einheit empfohlen. Diese können sich auch aus mehreren Übungen zusammensetzen. Ebenso zeigen hohe Wiederholungszahlen beim dynamischen Dehnen bzw. PNF-Dehnen eine besonders effektive Wirkung auf die Koordinationsfähigkeit.

EXPERTEN-TIPP

Sie möchten geschmeidiger werden? Arbeiten Sie dafür regelmäßig und intensiv an Ihrer Beweglichkeit: Führen Sie 2–3-mal pro Woche ein isoliertes Beweglichkeitstraining aus. Sie werden schnell erste Erfolge feststellen.

Wie beim Krafttraining sollten Sie bei den Einheiten auch immer mehrere Sätze sowie mehrere Wiederholungen absolvieren und sich langsam an Ihre maximale Schmerzgrenze heranarbeiten. Aber machen Sie das mit Vorsicht und überstürzen Sie nichts!

GANZHEITLICHES FASZIEN-TRAINING

MOVEMENT PREPS & MOBILITY

DIE MOVEMENT PREPS

WAS SIND DIE MOVEMENT PREPS?

Spätestens mit Jürgen Klinsmann sind die sogenannten „Movement Preparations (Preps)" seit der Fußball-WM 2006 für viele Sportler ein Begriff. Der Konditionstrainer Mark Verstegen kreierte für die Fußballspieler ein äußerst komplexes Beweglichkeitsprogramm, um eine Basis für kraftvolle und funktionale Bewegungen zu schaffen.

Anstatt sich nur warm zu laufen und anschließend zu dehnen, kombinieren die Movement Preps verschiedene Arten von Beweglichkeitsmethoden zu komplexen Übungsabfolgen. Dadurch werden zum einen wichtige bewegungsausführende Muskelketten aktiviert und zum anderen die für Beweglichkeit jeweils verantwortlichen Strukturen gedehnt. Sie basieren im Grunde auf den PNF-Prinzipien, da die Muskeln dabei stets angespannt, entspannt und gedehnt werden. Bei der Ausführung wird stets die volle Bewegungsamplitude über ein Gelenk aktiviert, sodass ein optimales Verhältnis von Muskellänge, Faszienelastizität sowie Kraftaufbau innerhalb der jeweiligen Bewegungskette erzeugt werden kann.

Eine bewusste Wahrnehmung von Gelenkposition und -bewegung soll eine unbewusste automatisierte Gelenkstabilisierung durch PNF-Reflexaktivierungen (autogene und reziproke Hemmung, siehe S. 42 ff.) bewirken.

Ziel dieser Übungsreihen ist es, neben einer Erhöhung der Körpertemperatur und einer verbesserten Durchblutung den Körper gleichzeitig beweglicher, stabiler, kraftvoller und vor allem gegen Verletzungen resistenter zu machen.

FÜR WEN SIND DIE MOVEMENT PREPS GEEIGNET?

Movement Preps eignen sich vor allem beim Aufwärmen vor vielen verschiedenen Sportarten. Die Übungsauswahl sollte sich jedoch stets an der von der Sportart spezifisch erforderlichen Bewegungsstruktur orientieren.

So benötigt ein Fußballspieler beispielsweise Übungen, die den Fokus auf die Beine und Rumpfkette richten. Wohingegen bei einem Tennisspieler oder Handballer Übungen für die Oberkörper-Arm-Kette nicht fehlen dürfen, um auf die Wurfbewegung optimal vorzubereiten.

Aber auch im Fitnesstraining ist eine Anwendung dieser Movement Preps sinnvoll. Mit wenig Aufwand können Sie in kurzer Zeit den gesamten Körper auf das Kraft- oder Kraftausdauertraining vorbereiten. Je nach Zielsetzung kann der Fokus auch auf eine bestimmte Körperpartie gelegt werden. So sollte bei einem Beintraining, wo z.B. viele Kniebeugen durchgeführt werden, ein auf die Hüftgelenksmobilisation ausgerichteter Movement Prep auf keinen Fall fehlen.

OPTIMAL FÜRS BÜRO UND ZU HAUSE

Aber nicht nur für die Anwendung im Sport, sondern auch in der Büropause oder nach einer langen Autofahrt sorgen Movement Preps für einen optimalen Ausgleich zum Sitzen.

Die Durchführung dieser Übungsabfolgen dauert nicht lange, nur einige wenige Minuten, und kann daher auch zwischendurch am Schreibtisch oder in der Mittagspause durchgeführt werden. Danach fühlen Sie sich wieder vital und mobil und wirken so muskulären Dysbalancen aber auch Verspannungen entgegen.

Außerdem eignen sich Movement Preps ideal für eine Wiederherstellung der natürlichen Beweglichkeit und des Körpergefühls und können deshalb auch als eine isolierte Trainingseinheit zu Hause durchgeführt werden.

EXPERTEN-TIPP

Bei den Movement Preps handelt es sich um viel mehr als nur um gymnastische Vorbereitungsübungen auf Sport und Wettkampf.

Anders als bei den rein klassischen Dehnübungen, die im Sport teilweise lieblos als „Nebenwerk" gemacht werden, verlangen komplexe Movement Preps Konzentration bei der Ausübung.

Auf diese Weise setzen Sie sich intensiv mit Ihrem Körper auseinander, spüren in sich hinein und bereiten sich ganzheitlich auf die bevorstehende Belastung vor.

DER UMGANG MIT SCHMERZ

Schmerzen sind die Hauptursache für eine mangelnde Motivation zum Sport. Aber gerade durch mangelnde Bewegung können sich vor allem Muskel- oder Gelenkschmerzen sogar noch verschlechtern.

Häufig haben wir zwar Schmerzen, können diese aber nur schlecht lokalisieren. Aus diesem Grund ist ein gezieltes Auseinandersetzen mit Schmerzen besonders wichtig, um den Ursprung ausfindig zu machen. Ein kontrolliertes und langsames Faszientraining, Movement Preps oder einfache Dehnübungen können Ihnen dabei helfen, Ihre Schmerzen besser einzuschätzen. Sie lernen dadurch, mit Schmerzen im Rahmen Ihrer individuellen Bewegungsmöglichkeiten umzugehen und müssen auf diese Weise nicht mehr auf Sport und Bewegung verzichten.

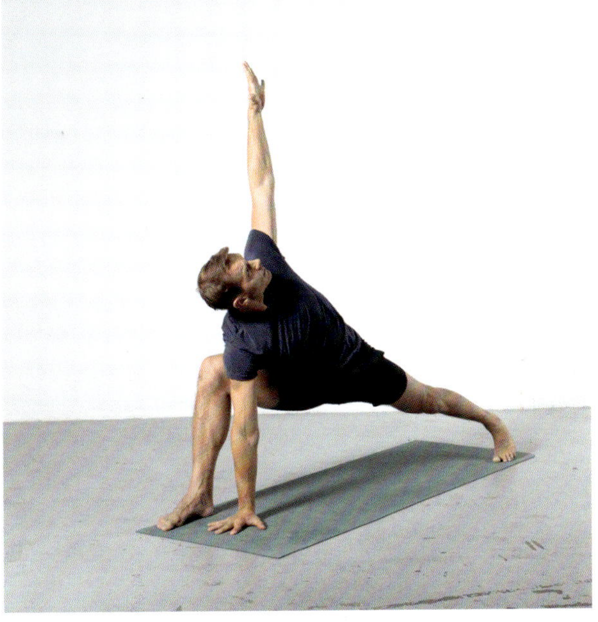

Movement Preps verbinden verschiedene Dehnmethoden zu dynamischen Übungsreihen und beinhalten PNF-Muster. Sie aktivieren und mobilisieren über lange Gelenksamplituden, verbessern außerdem das Körpergefühl und erhöhen auch die Körperkerntemperatur.

»Mit Movement Preps kann Ihr Körper beweglicher, stabiler, kraftvoller und auch verletzungsresistenter werden.«

EXPERTEN-TIPP

Um Movement Preps noch effektiver zu gestalten, können Sie sie in viele der typischen Bewegungen der PNF-Muster integrieren oder diese gezielt verstärken. Dadurch wird die neuromuskläre Wirkung der Übungen erhöht.

Hier ein paar Beispiele:

- ***Boden zusammenschieben oder auseinanderziehen:*** *Nicht nur auf dem Boden abstützen, sondern in den Boden hineindrücken, ihn auseinanderziehen oder zusammenschieben.*
- ***Gegendruck aufbauen:*** *Nicht nur an den Beinen oder Gegenständen abstützen, sondern auch Dehnungen und Rotationen durch „Gegendrücken" in die gleiche und entgegengesetzte Richtung verstärken.*
- ***Maximales Öffnen aller beteiligten Gelenke:*** *Bewusst alle beteiligten Gelenke in einer Bewegungskette wahrnehmen und dabei aktiv bis in die maximale Bewegungsamplitude strecken.*
- ***Bewusstes Anspannen:*** *Die gedehnten Muskeln oder Gegenspieler gezielt für 8–10 Sekunden anspannen und anschließend bewusst locker lassen.*
- ***Atmung als Verstärker verwenden:*** *Beim Einatmen bewusst den Brustkorb öffnen und die Dehnpositionen kurzzeitig um einige Zentimeter erweitern.*
- ***Statisch und dynamisch kombinieren:*** *Die Position statisch 5–10 Sekunden halten und anschließend durch 8–10 kontrollierte dynamische Dehnungen verstärken.*

DER SITZENDE AFFE

ZIELSETZUNG:

Mobilisierung und Aktivierung der Wirbelsäule, Dehnung der Diagonal-, Spiral-, Oberkörper- und Rückenlinie

DURCHFÜHRUNG:

1. Setzen Sie sich auf einen Stuhl und rücken auf der Sitzfläche ein paar Zentimeter nach vorne, sodass sie sich mit dem Rücken frei bewegen können.
2. Im ersten Schritt dehnen Sie aktiv die Brustmuskulatur, indem Sie die Arme seitlich neben dem Körper so weit wie möglich nach hinten führen und dabei ein leichtes Hohlkreuz einnehmen. Halten Sie diese Position etwa 2–3 Sekunden. **(1)**
3. Nehmen Sie eine aufrechte Sitzposition ein und greifen mit der rechten Hand diagonal an den linken Oberschenkel. Drücken Sie mit dieser Hand fest gegen das Bein, während Sie sich in der Wirbelsäule so weit wie möglich nach links eindrehen. Der linke Arm befindet sich dabei seitlich ausgestreckt neben dem Körper und wird ebenfalls so weit wie möglich nach hinten geführt. **(2)** Halten Sie diese Position etwa 2–3 Sekunden. Wechseln Sie danach auf die andere Seite.
4. Legen Sie den linken Knöchel auf das rechte Knie. Drücken Sie dann das linke Knie mit der linken Hand leicht nach unten-außen. Die rechte Hand fixiert den linken Fuß, an dem leicht gezogen werden darf. Beugen Sie sich nun mit dem Oberkörper, soweit es Ihre Beweglichkeit zulässt, nach vorne. Halten Sie Ihre Wirbelsäule gerade. Sie spüren nun eine Dehnung in der linken Gesäß-Rücken-Linie. **(3)** Halten Sie diese Position ca. 10 Sekunden, ehe Sie auf die andere Seite wechseln.
5. Legen Sie die Arme nun vor sich auf den Schreibtisch und öffnen Sie den Schulterwinkel. Lassen Sie dabei den Rumpf so weit wie möglich nach unten durchhängen. Rutschen Sie mit dem Stuhl dabei so weit nach hinten, dass der Oberkörper das Durchhängen nicht blockiert und genügend Freiraum nach vorne-unten zur Verfügung steht. Bleiben Sie in dieser Position etwa 10 Sekunden und atmen dabei tief ein und aus. **(4)**
6. Führen Sie die gesamte Übungsreihe nacheinander etwa 3–5-mal durch.

»

FÜR WEN IST DIESE ÜBUNG GEEIGNET?
Diese Übung ist für eine kurze Pause im Büro eine ideale Wiederherstellungsmaßnahme der allgemeinen Beweglichkeit. Sie sorgt für eine bewegliche Wirbelsäule, einen freien Brustkorb und wirkt Verspannungen der Gesäßmuskulatur entgegen. Aber auch als Entspannung nach einem intensiven Kraft- oder Ausdauertraining ist sie eine Wohltat für den gesamten Körper.

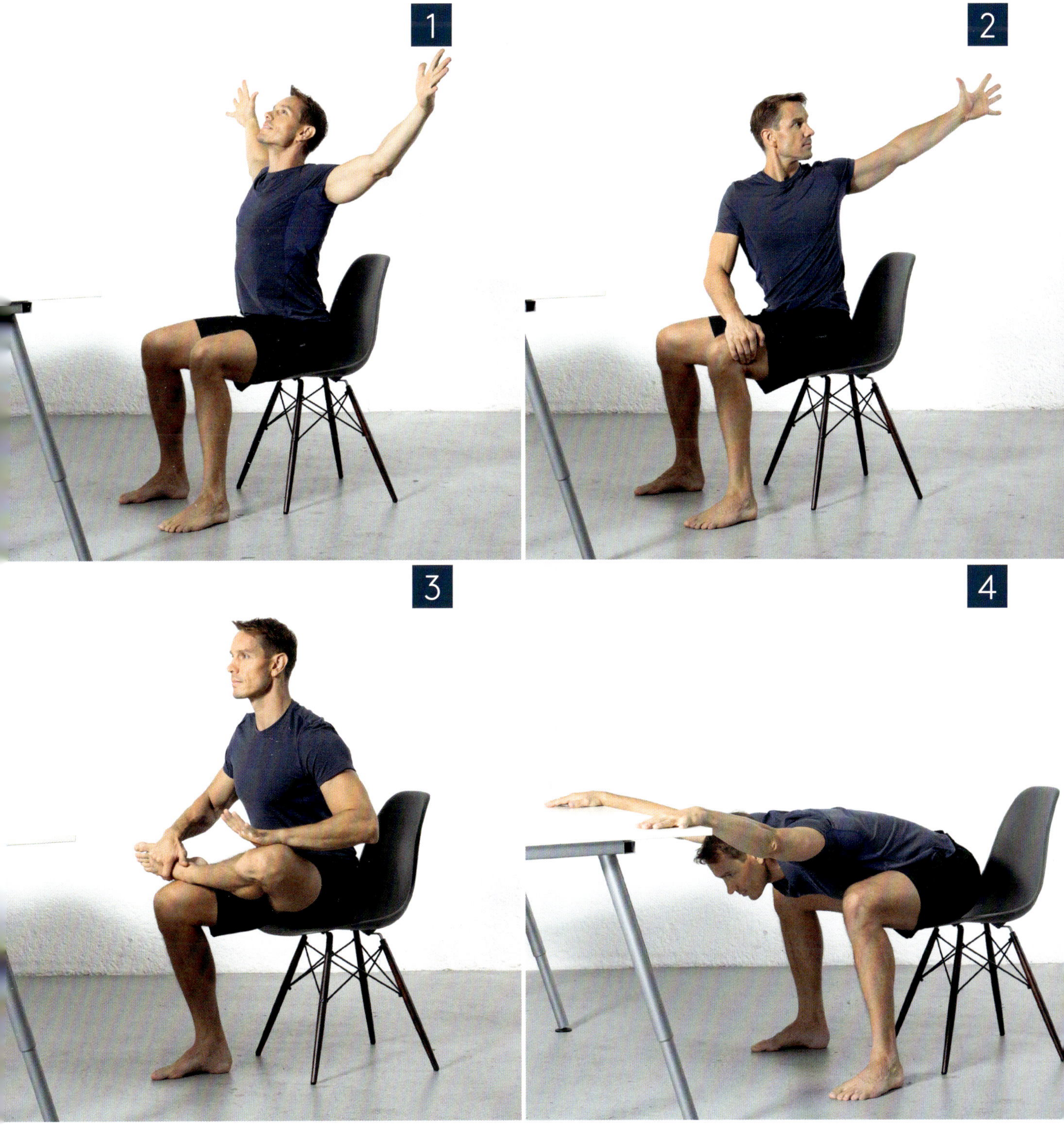
1
2
3
4

DIE SCHWINGENDE **FAHNE**

ZIELSETZUNG:

Mobilisierung und Aktivierung der Frontal-, Rücken- und seitlichen Linie

DURCHFÜHRUNG:

1. Stellen Sie sich in eine etwas über schulterbreite stabile Standposition. Halten Sie die Knie leicht gebeugt und bleiben Sie locker.
2. Führen Sie nun 5–6 vertikale Armschwünge von unten nach oben und von oben nach unten durch. Schwingen Sie Ihre Arme dynamisch von unten nach oben über den Kopf mit. Erzeugen Sie eine Vorspannung, indem Sie die Körperachse leicht nach hinten in ein kontrolliertes Hohlkreuz neigen. Dadurch erhöhen Sie die elastische Spannung in der frontalen Zugkette. **(1)**
3. Schwingen Sie die Arme nun aktiv nach vorne unten und bremsen den Impuls durch ein sanftes Beugen der Knie ab. Wenn Sie die Arme von oben nach unten schwingen, leitet der Oberkörper diese Bewegung ein und die Arme werden einige Millisekunden verzögert nachgeschwungen. Dadurch entsteht ein Katapulteffekt, der die gesamte Faszienkette trainiert. **(2)**
4. Führen Sie weitere 5–6 Schwünge nach dem gleichen Prinzip, jedoch nun seitlich, durch. Der rechte Arm streckt sich weit nach oben und zieht auf die linke Körperseite. Der linke Arm wird nach unten in die entgegengesetzte Richtung geführt. Leiten Sie auch hier einen dynamischen Schwung mit entsprechender Vorspannung ein, indem Sie den Körper beim Schwungholen nach rechts verlagern und dann zügig in die entgegengesetzte Richtung neigen. Fangen Sie den Schwung durch das Beugen der Beine ab und wechseln Sie ohne zu stoppen auf die andere Seite. Stellen Sie sich vor, Sie sind eine Fahne im Wind, die gleichmäßig hin und her schwankt. **(3)**
5. Drehen Sie sich nun mit dem Oberkörper zügig nach links hinten ein und schleudern Sie den rechten Arm nach rechts und den linken Arm hinter dem Körper nach rechts **(4)** – und andersherum. Je schneller der Körper die Rotation einleitet, umso höher wird der „Katapulteffekt" und die myofasziale Wirkung. Schwingen Sie stets kontrolliert und nicht zu abgehackt. Der Umkehrpunkt sollte immer rund und geschmeidig gestaltet sein.

»

FÜR WEN IST DIESE ÜBUNG GEEIGNET?
Diese Übungsreihe ist sowohl als Muntermacher in einer kurzen Büropause oder als aktivierendes Aufwärmen vor körperlichen Arbeiten geeignet. Führen Sie die Übung vor Gartenarbeiten oder Möbelschleppen durch oder integrieren Sie sie in Ihr Aufwärmprogramm vor dem Sport.

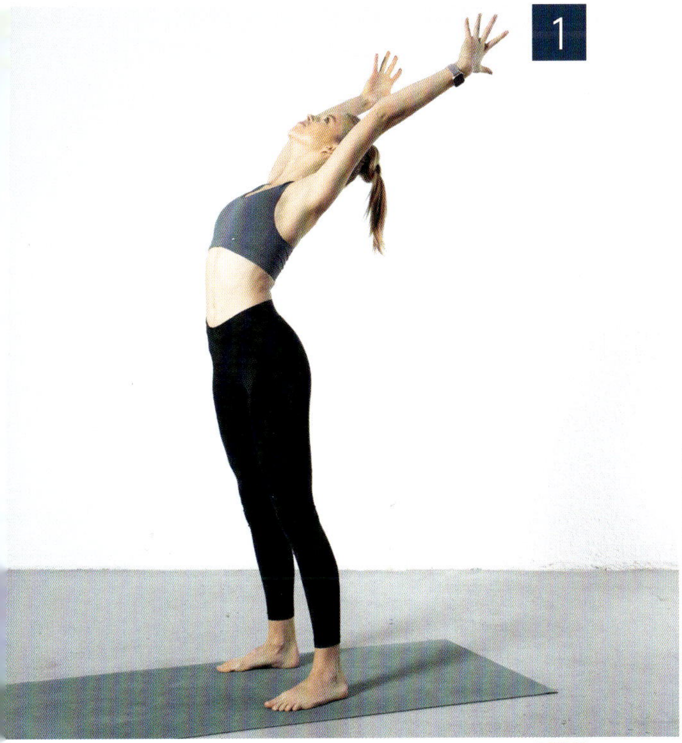
1
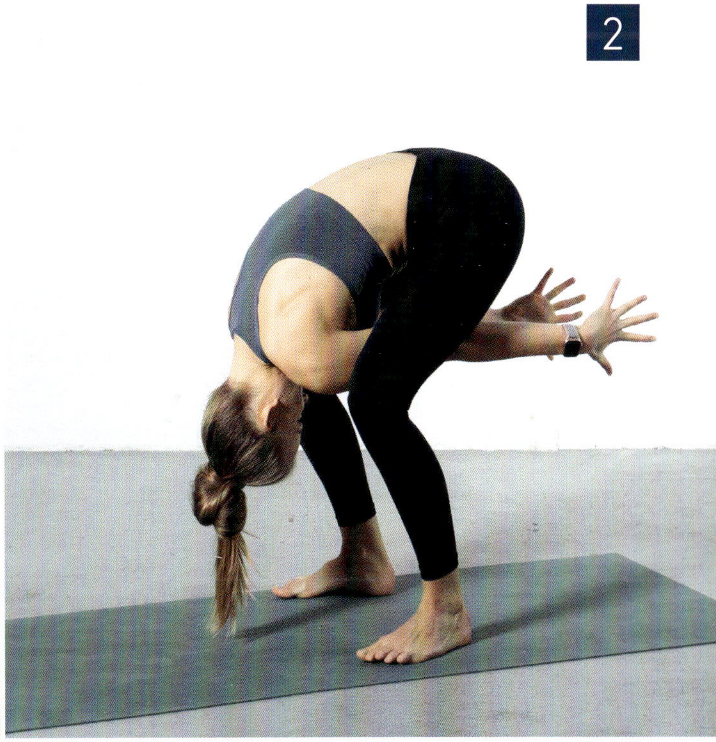
2
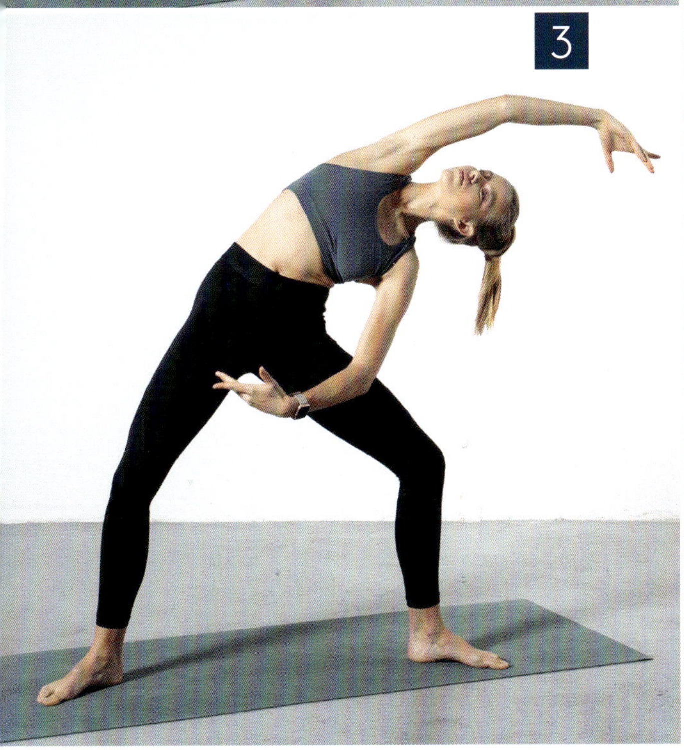
3
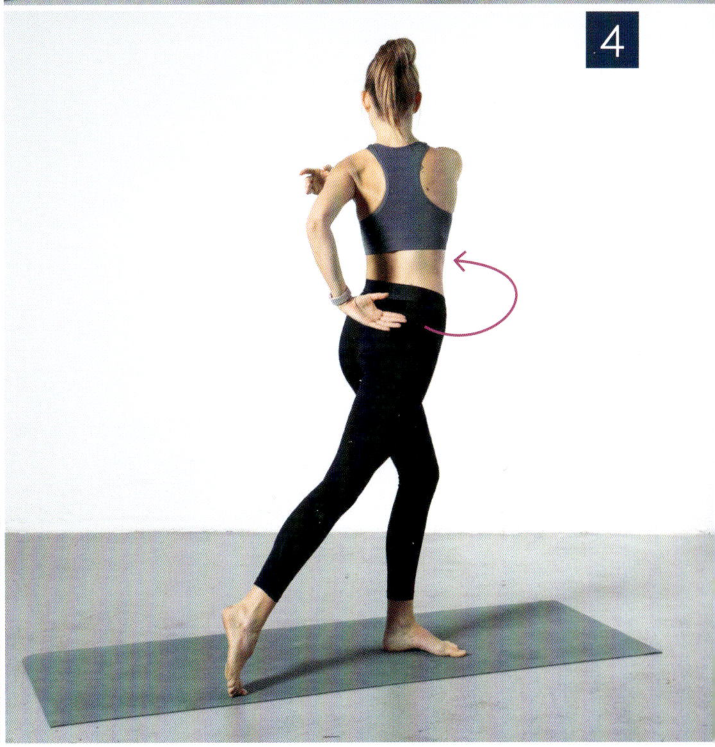
4

DER LIEGENDE **ADLER**

ZIELSETZUNG:

Mobilisierung und Aktivierung der Diagonal- und Spirallinie, Dehnung der Abduktoren und des Brust-Schultergürtels

DURCHFÜHRUNG:

1. Legen Sie sich mit angewinkelten Beinen auf die linke Seite auf den Boden, ähnlich wie in einer Embryostellung. Beide Arme befinden sich zusammengefaltet und gestreckt vor dem Brustkorb auf dem Boden. **(1)**
2. Öffnen Sie nun den Brustkorb und führen Sie den rechten Arm auf die gegenüberliegende rechte Seite, so weit wie möglich in Richtung Boden, ohne dass sich das Becken mitbewegt oder sich die Knie voneinander entfernen. Es ist hilfreich, ein Handtuch zwischen den Knien einzuklemmen und festzuhalten. Dadurch gewinnt die Übung an Verbindlichkeit und man fälscht nicht so leicht ab. Wiederholen Sie die Bewegung vom Anfang bis zum Ende etwa 5–6-mal und verharren am Ende in der geöffneten Position jeweils ca. 5 Sekunden. **(2)** Wechseln Sie im Anschluss auf die andere Seite und führen Sie die Übung auf die gleiche Art und Weise durch.
3. Legen Sie sich nun mit gestreckten Beinen und seitwärts ausgestreckten Armen flach auf den Boden. Drücken Sie die Lendenwirbelsäule fest nach unten. Lassen Sie das linke Bein gestreckt auf dem Boden liegen und heben Sie das rechte Bein gestreckt nach oben an, das nun langsam nach links in Richtung Boden geführt wird. Bleiben Sie etwa 10–15 Sekunden in dieser Position und achten Sie darauf, dass beide Schultern auf dem Boden liegenbleiben und nicht abheben. **(3)** Wechseln Sie danach auf die andere Seite und führen Sie das linke Bein gestreckt nach rechts.
4. Wiederholen Sie die Bewegungsabfolge von Schritt 3, halten Sie das linke Bein jedoch dabei angewinkelt. **(4)**

»

FÜR WEN IST DIESE ÜBUNG GEEIGNET?
Diese Übung ist für all jene eine Wohltat, die unter chronischen Rückenschmerzen im unteren Rücken- und Steiß-Kreuzbein-Bereich leiden bzw. aufgrund muskulärer Dysbalancen oder einseitiger Belastungen verspannt sind. Egal ob in der Arbeit zwischendurch oder als Entspannung zu Hause – für diese Übung sollte sich immer ein Platz finden. Aber auch als Vorbereitung für Rotationen im Sport, wie z. B. im Turnen, Kampfsport oder in Ballsportarten ist diese Übung eine sinnvolle Maßnahme.

1

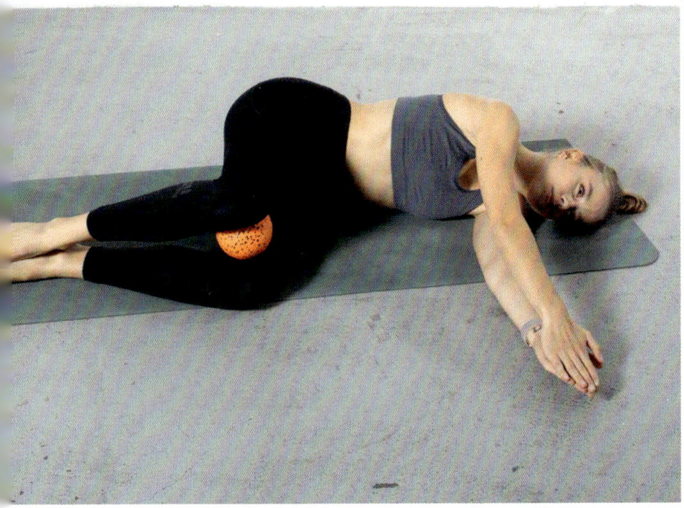

2

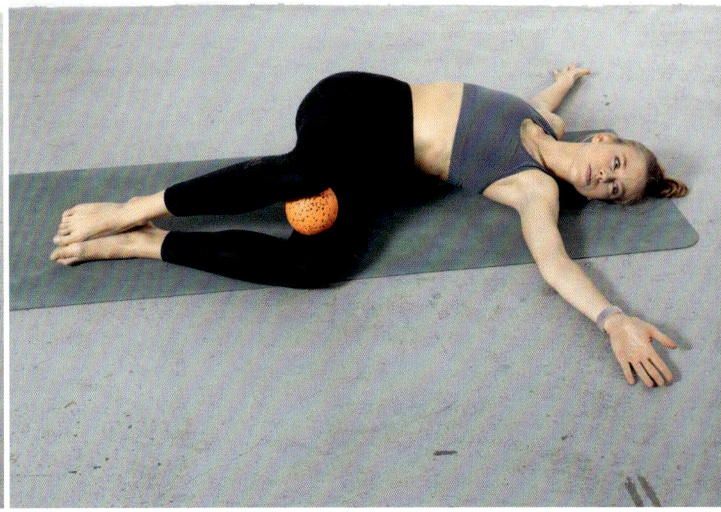

3

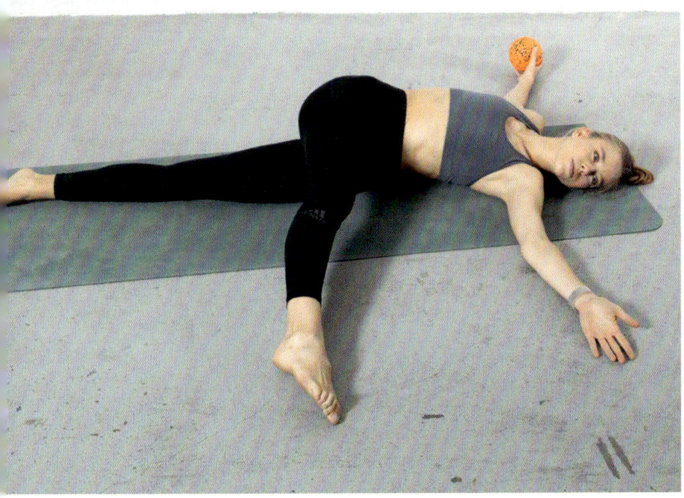

4

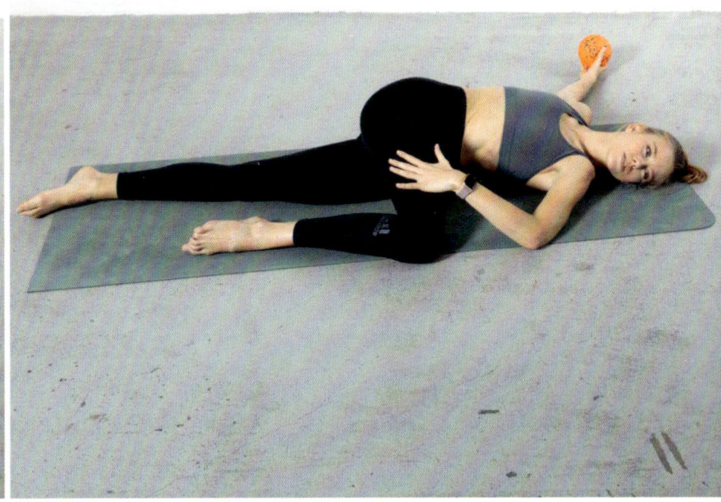

DER SKORPION

ZIELSETZUNG:

Mobilisierung und Aktivierung der Frontal- und Diagonallinie sowie Dehnung der Brust-Schulter-Ketten, des Hüftbeugers und des Beinstreckers

DURCHFÜHRUNG:

1. Legen Sie sich mit seitlich ausgestreckten Armen frontal auf den Boden. Die Arme sollten dabei etwas über 90 Grad zum Rumpf positioniert werden. Pressen Sie Ihre Arme fest auf den Boden. **(1)**
2. Lösen Sie Ihr linkes Bein und heben Sie es im etwa 90-Grad-Winkel an. **(2)**
3. Überkreuzen Sie das linke Bein so weit wie möglich über das rechte Bein. Dabei rotiert der Körper in der Längsachse und unterstützt auf diese Weise die Drehung. Stellen Sie sich vor, Sie wollten mit der linken Ferse die rechte Hand berühren. **(3)**
4. Heben Sie nun die linke Schulter ein paar Zentimeter vom Boden an, sodass der Brustkorb auch etwas mitdrehen kann. Je mehr Rotation im Oberkörper geschieht, umso deutlicher ist eine Dehnung im Brust-Schulter-Bereich zu spüren. **(4)** Halten Sie diese eingedrehte Position etwa 5 Sekunden und wechseln Sie danach auf die andere Seite.
5. Führen Sie diese Übung auf beiden Seiten etwa 3–5-mal hintereinander durch.

»

FÜR WEN IST DIESE ÜBUNG GEEIGNET?
Durch das Rotieren in der Wirbelsäule wird diese mobilisiert und somit auf Drehbewegungen vorbereitet. Bei einer regelmäßigen Anwendung verbessert sich die Flexibilität in der Wirbelsäule sowie die Ansteuerungsfähigkeit der Muskulatur im Rumpf. Diese Übung ist nach langen sitzenden Tätigkeiten eine optimale mobilisierende Maßnahme, um steife Glieder und Muskelketten rund um die Hüfte und Wirbelsäule wieder zu entspannen. Aber auch als Vorbereitung auf das Training aktiviert und mobilisiert diese Übung den gesamten Körper in der Frontal- und Diagonallinie und bereitet besonders Kampf- und Ballsportler wie auch Functional-Fitness-Begeisterte auf komplexe Übungen vor.

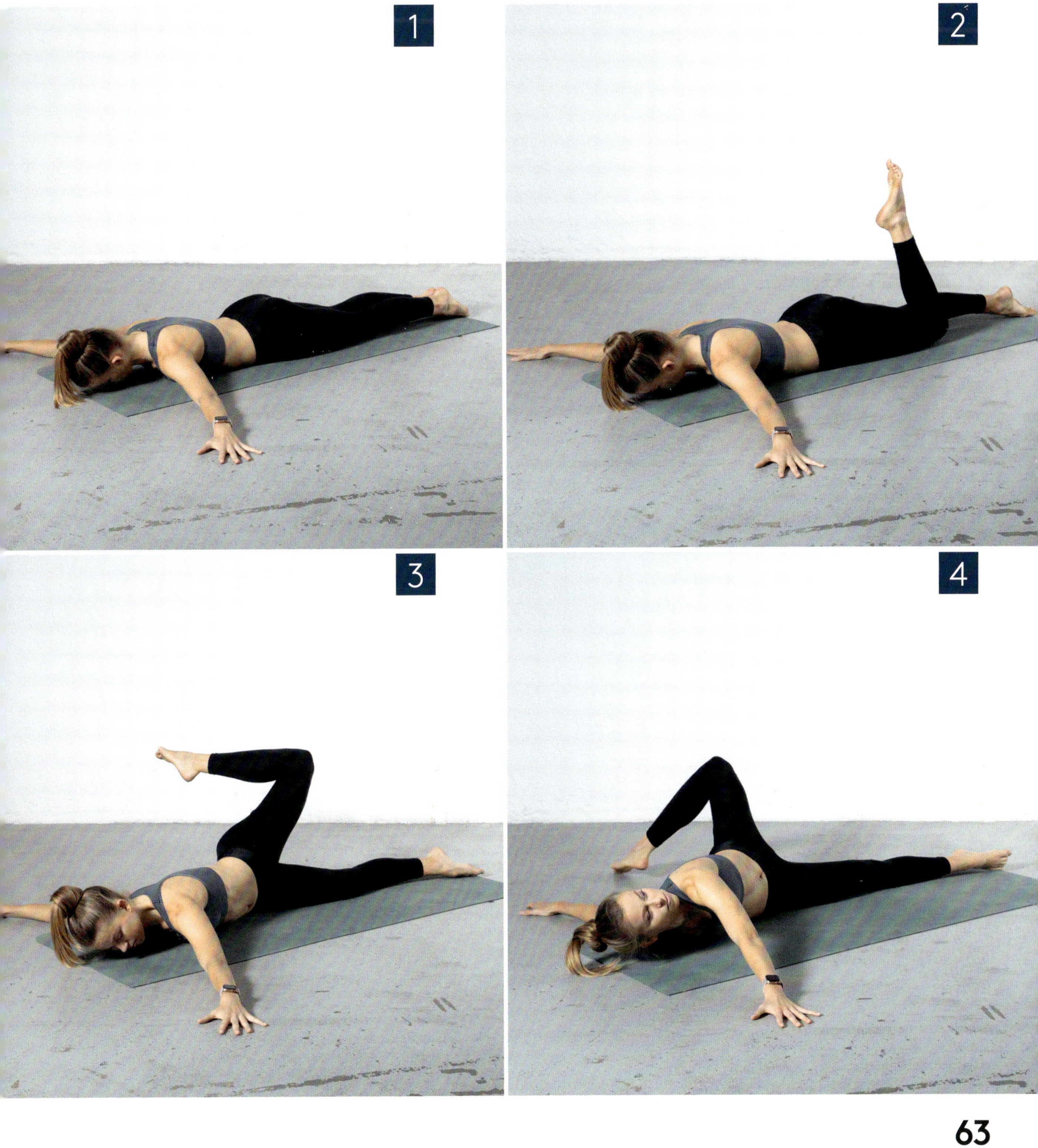
1
2
3
4

DIE GOTTES-
ANBETERIN

ZIELSETZUNG:

Mobilisierung und Aktivierung der Wirbelsäule und Schultern, Spiral-, Frontal-, Rücken- und Diagonallinie, Dehnung der Waden-Beinbeuger-Kette und der Brust-Schulter-Kette

DURCHFÜHRUNG:

1. Nehmen Sie eine Liegestützposition ein, aus der Sie Ihr Becken so weit wie möglich nach oben in einen V-Stütz anheben. Die Schultern sollten so weit geöffnet werden, bis sich die Arme in Verlängerung der Wirbelsäule auf einer Linie befinden. Die Beine bleiben dabei gestreckt und die Fersen werden fest in den Boden hineingedrückt. Der Rücken bleibt gerade und die Lendenwirbelsäule wird nach innen in einem natürlichen Hohlkreuz gehalten. **(1)**

2. Heben Sie nun das linke Bein gestreckt so weit wie möglich nach oben an. Bleiben Sie dabei mit der rechten Ferse auf dem Boden und halten Sie Ihren Schulterwinkel weit geöffnet und den Rücken gerade. **(2)** Halten Sie diese Position etwa 5–10 Sekunden und wechseln danach auf die andere Seite.

3. Heben Sie erneut das linke Bein gestreckt vom Boden an und beugen Sie es am Ende der maximalen Bewegungsamplitude. Gleiten Sie nun über die Seite mit dem angewinkelten Bein nach unten zurück und wiederholen Sie diese Bewegung 3-5-mal in einem gleichmäßigen und geschmeidigen Fluss nacheinander. **(3)** Wechseln Sie anschließend auf die andere Seite.

4. Nehmen Sie wieder eine V-Stütz-Position ein. Lösen Sie das linke Bein, heben Sie es so weit wie möglich nach oben an und überkreuzen es vor dem rechten Bein. Der linke Arm löst sich dabei und bewegt sich gemeinsam mit dem Oberkörper mit. Sie führen in der gesamten Oberkörper-Längsachse eine Rotation durch, als ob Sie vom V-Stütz in eine Brücke rücklings wandern wollten. **(4)** Halten Sie diese Stellung etwa 2–3 Sekunden und wechseln danach auf die andere Seite.

5. Alle Teilschritte sollten im Wechsel von rechts nach links 2–3 Mal wiederholt werden.

»

FÜR WEN IST DIESE ÜBUNG GEEIGNET?
Diese Übung stellt eine sehr gute Möglichkeit dar, Ihren gesamten Körper auf komplexe Bewegungen im Training vorzubereiten. Besonders Tänzer und Turner profitieren davon, aber auch Leichtathleten und Functional-Fitness-Begeisterte. Darüber hinaus beinhaltet diese Übung Elemente aus dem Yoga und kann auch als isolierte Übungsreihe zu Hause durchgeführt und integriert werden. Dadurch verbinden Sie Kraft, Koordination und Beweglichkeit.

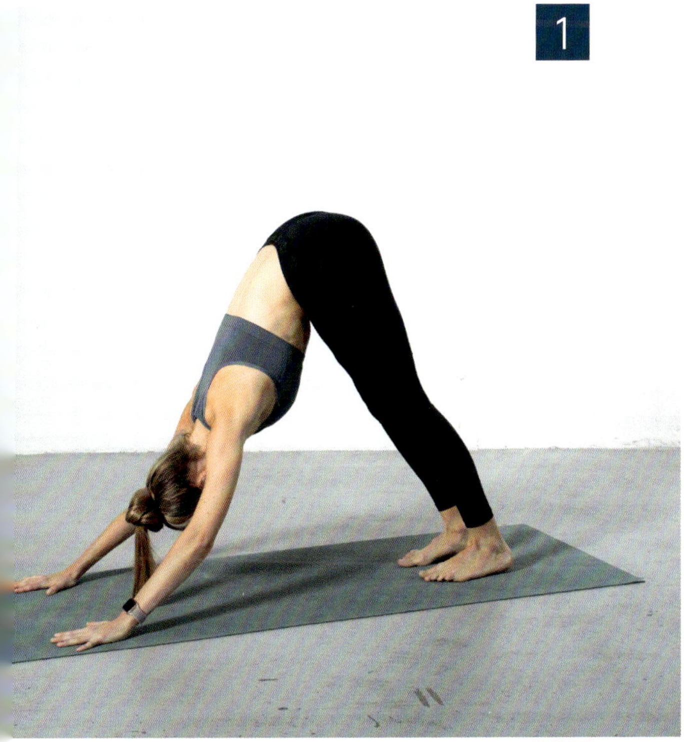
1
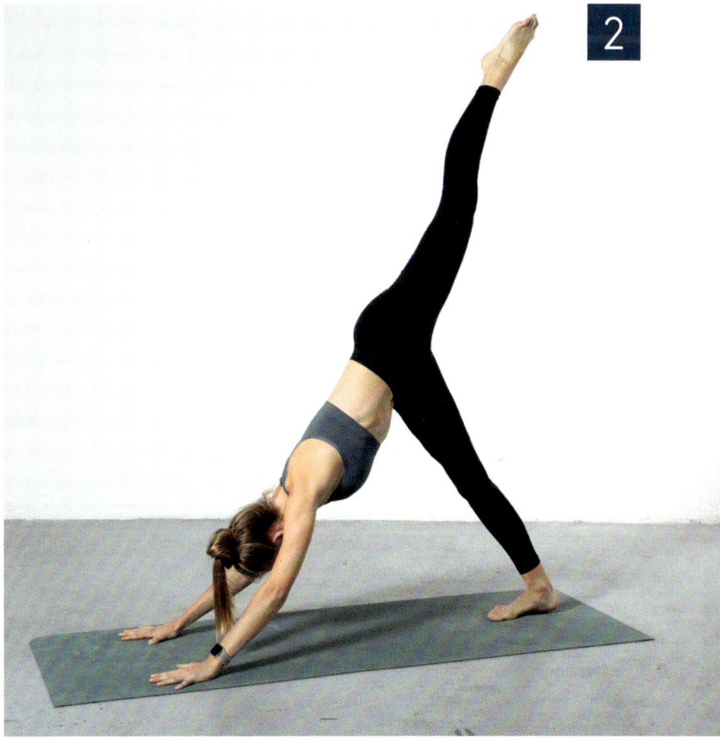
2
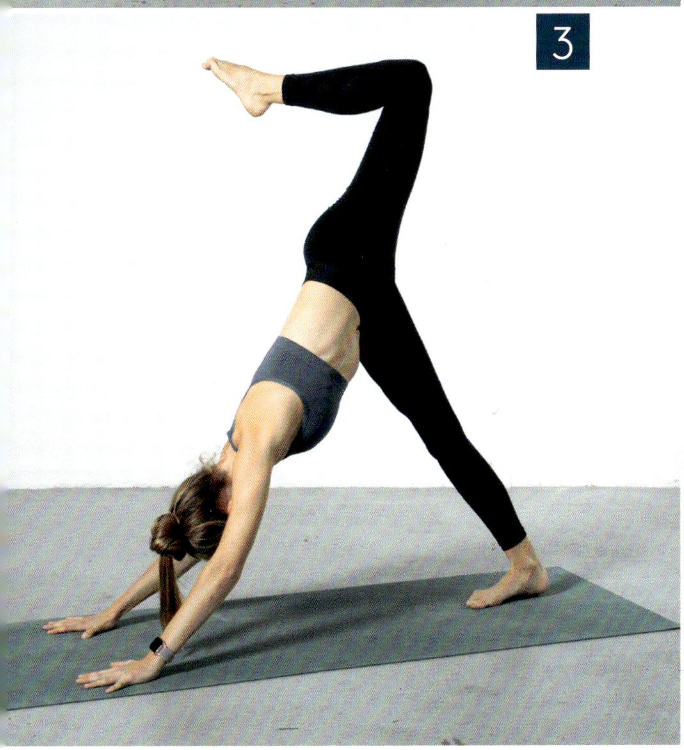
3
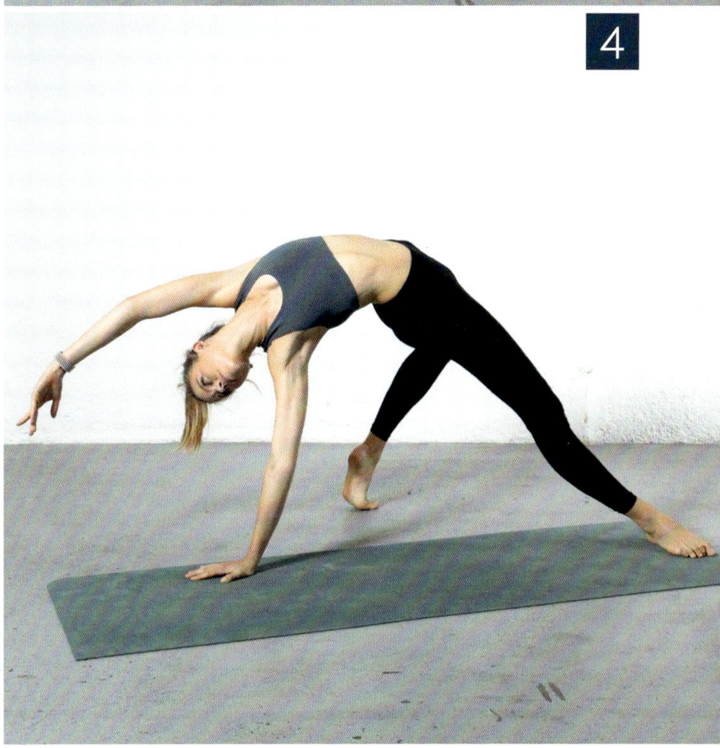
4

DIE
RAUPE

ZIELSETZUNG:

Mobilisierung der Frontallinie und Dehnung der Rückenlinie

DURCHFÜHRUNG:

1. Stellen Sie sich mit etwa schulterbreit geöffneten Beinen auf den Boden und strecken Sie die Arme gerade nach oben. Der Winkel zwischen den Armen und dem Rumpf sollte so weit wie möglich geöffnet werden, ohne dabei ins Hohlkreuz zu fallen. Halten Sie diese Position etwa 5 Sekunden. **(1)**
2. Lösen Sie sich nun aus dieser gestreckten Haltung und senken Sie die Arme und die Hüfte mit geradem Oberkörper nach unten in die Rumpfbeuge. Je nach Beweglichkeit bleiben die Knie dabei gestreckt oder dürfen leicht gebeugt werden. Sie sollten eine Dehnung im Beinbeuger (rückseitige Oberschenkelmuskulatur) und der gesamten Rückenmuskelkette spüren. **(2)**
3. Verlagern Sie nun das Körpergewicht auf die Hände und gleiten mit den Händen langsam nach vorne in die Liegestützposition. Nehmen Sie dabei eine stabile Körpermitte ein, indem Sie das Becken etwas zurückkippen und den Bauch fest anspannen. Je nach Kraftfähigkeit können Sie nun mit den Händen etwas weiter nach vorne wandern und eine weit geöffnete Liegestützposition einnehmen. Halten Sie diese in der Endstellung ca. 2–3 Sekunden. **(3)**
4. Gehen Sie aus der Liegestützposition in ein kontrolliertes Hohlkreuz, indem Sie den Körper ein wenig nach unten durchhängen lassen. Halten Sie diese Position etwa 2–3 Sekunden. **(4)**
5. Heben Sie Ihr Becken so weit wie möglich nach oben in einen V-Stütz. Die Schultern sollten so weit geöffnet werden, bis sich die Arme in Verlängerung der Wirbelsäule in einer geraden Linie befinden. Die Beine bleiben dabei gestreckt und die Fersen fest in den Boden hineingedrückt. Der Rücken bleibt gerade, die Lendenwirbelsäule wird nach innen in einem natürlichen Hohlkreuz gehalten. **(5)**
6. Anschließend wandern Sie mit den Händen zurück zu den Füßen oder mit den Füßen langsam in Richtung Hände, bis sich der Körper erneut in der Rumpfbeuge befindet. **(6)** Starten Sie nun von vorne und wiederholen Sie die gesamte Bewegungsabfolge 5–6-mal nacheinander.

»

FÜR WEN IST DIESE ÜBUNG GEEIGNET?
Gerade als Vorbereitung auf verschiedene Sportarten ist diese Übung besonders sinnvoll, da die in der Bewegung benötigten Muskelketten voraktiviert werden. Beispielsweise beim Volleyball brauchen Sie bei einem Angriffsschlag exakt die aufgezeigten Bewegungsmuster, die über zusammenhängende Faszienbahnen und Muskelschlingen koordinativ verbunden werden müssen.

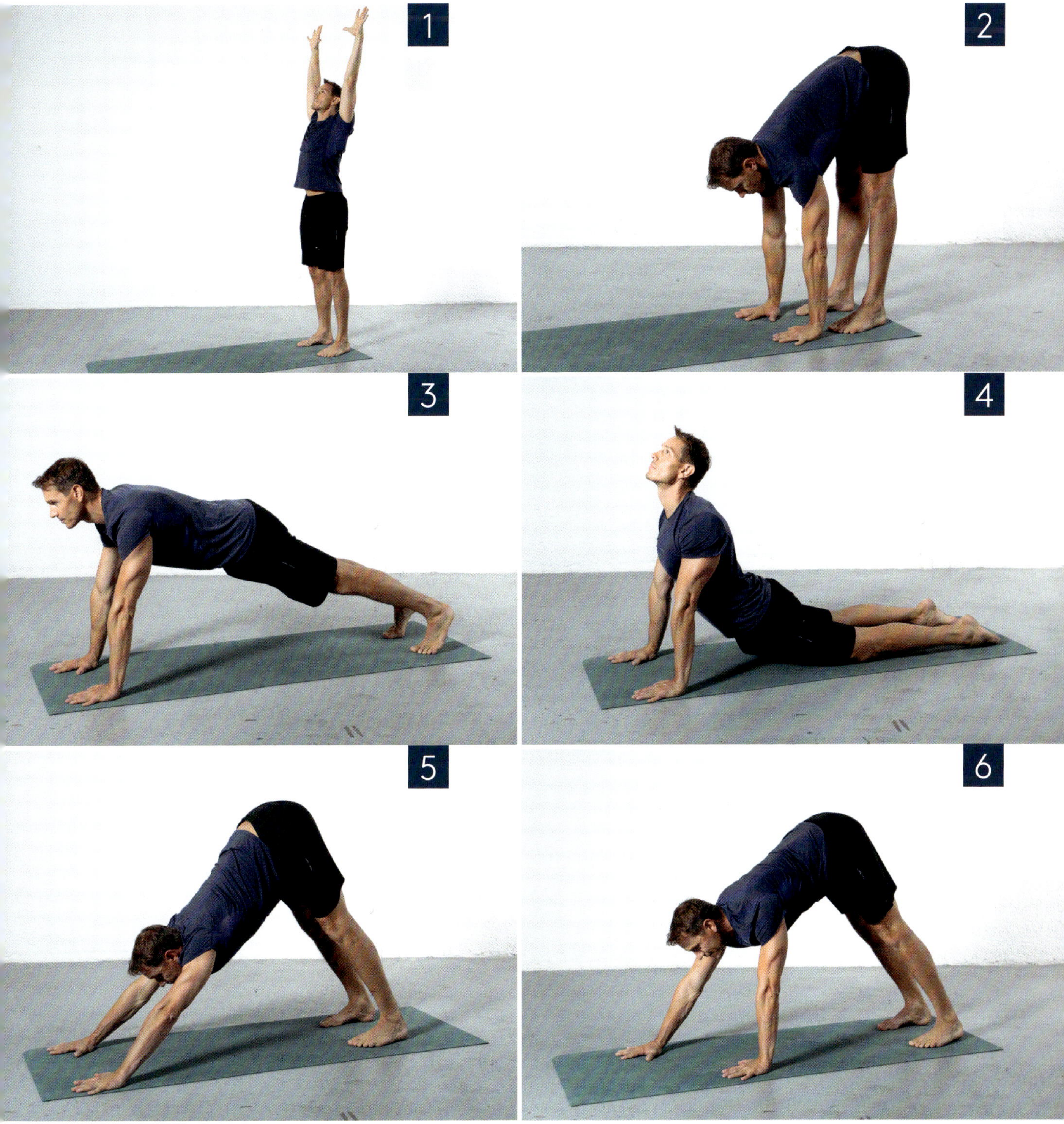
1
2
3
4
5
6

DER KRIEGER UND DER KRANICH

ZIELSETZUNG:

Mobilisierung und Aktivierung der Waden-Beinbeuger-Kette und Hüftbeugerkette, Dehnung der frontalen und diagonalen Rumpflinie, seitlichen Linie und des Rückenmuskel-Brust-Schultergürtels

DURCHFÜHRUNG:

1. Nehmen Sie eine weite Ausfallschrittposition mit dem rechten Bein vorne ein. Die vordere Fußsohle befindet sich vollständig auf dem Boden. Beim hinteren Fuß darf die Ferse etwas vom Boden angehoben werden, jedoch nicht allzu weit.

2. Starten Sie nun mit dem „Krieger", indem Sie die Arme strecken und so weit wie möglich nach oben über den Kopf führen. Verfolgen Sie mit Ihrem Blick die Hände, öffnen den Brustkorb und nehmen Sie eine natürliche Wölbung in der Wirbelsäule ein. Gleichzeitig schieben Sie das Becken nach vorne, sodass Sie eine leichte Dehnung im Hüftbeuger-Leistenbereich auf der Seite des hinteren Beins wahrnehmen. Halten Sie diese Position etwa 5–10 Sekunden. **(1)**

3. Jetzt wechseln Sie in den „Kranich": Drehen Sie fließend aus der Kriegerposition mit dem Rumpf nach innen zum vorderen Bein hin und führen Sie den rechten Arm waagerecht nach hinten. Der vordere Arm bleibt dabei gestreckt, wobei die Handfläche während der Eindrehbewegung nach unten gerichtet wird, als ob Sie darauf eine Schale balancieren. Die Handfläche der hinteren Hand ist nach oben gerichtet und wird durch ein Mitdrehen des Kopfes mit dem Blick verfolgt. Rotieren Sie nun sachte so weit wie möglich wie ein Korkenzieher bis in Ihre individuelle Endstellung. Halten Sie diese maximale Endposition 2–3 Sekunden. **(2)**

4. Der Rumpf von der eben eingedrehten Seite rotiert zur anderen Seite nach außen. Während der Drehung verfolgt der Blick die vordere Hand, die wie die aufgestellten Flügel eines Kranichs nach oben gestreckt ist. **(3)**

5. Der hintere Arm gleitet nun aus der Waagerechten gestreckt über den Kopf, wobei die Handfläche nach oben gerichtet und fest angespannt wird. Die Füße drehen sich beim Wechsel von der Innen- zur Außenrotation nicht mit. Versuchen Sie stattdessen die Fußsohlen fest auf den Boden zu drücken. Spannen Sie das Gesäß an und halten Sie den Oberkörper aufrecht. Führen Sie die Rotation nach außen so weit wie möglich mit maximaler Spannung und weit geöffneten Gelenken durch und halten Sie die Endstellung für 2–3 Sekunden. **(4)** Kehren Sie sanft und dynamisch in den „Krieger" zurück. Wiederholen Sie die Übungsabfolge etwa 3-5-mal unmittelbar nacheinander und wechseln Sie danach auf die andere Seite.

»

FÜR WEN IST DIESE ÜBUNG GEEIGNET?

Diese Übung ist für jeden geeignet, der sich Zeit für mehr Mobilität und Lebensqualität nehmen möchte. Um eine Dehnung bis in die letzte Faszienstruktur zu erreichen, sollten Sie am Ende die Schultern weit öffnen, ganz bewusst die Ellenbogengelenke strecken und tief einatmen. Achten Sie unbedingt darauf, dass das Becken nicht nach hinten ausweicht und der Oberkörper nach vorne fällt.

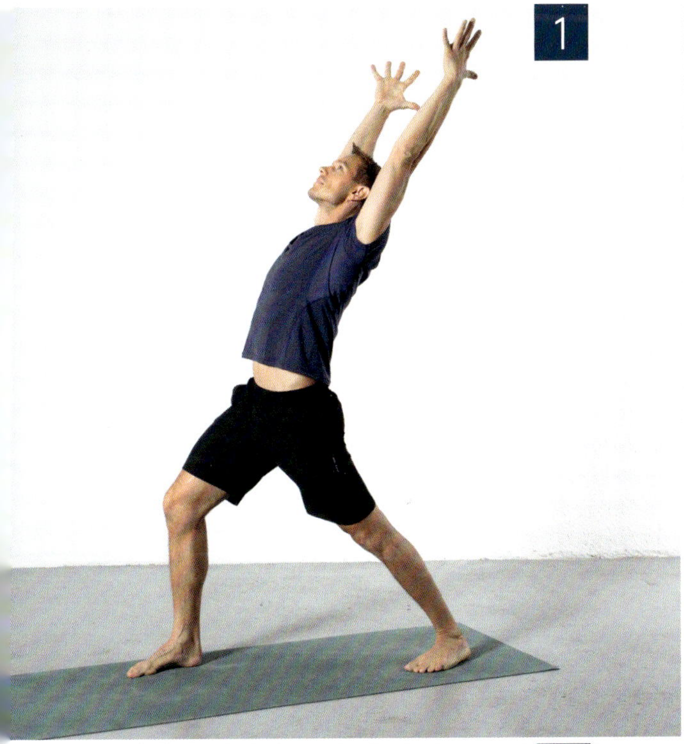
1

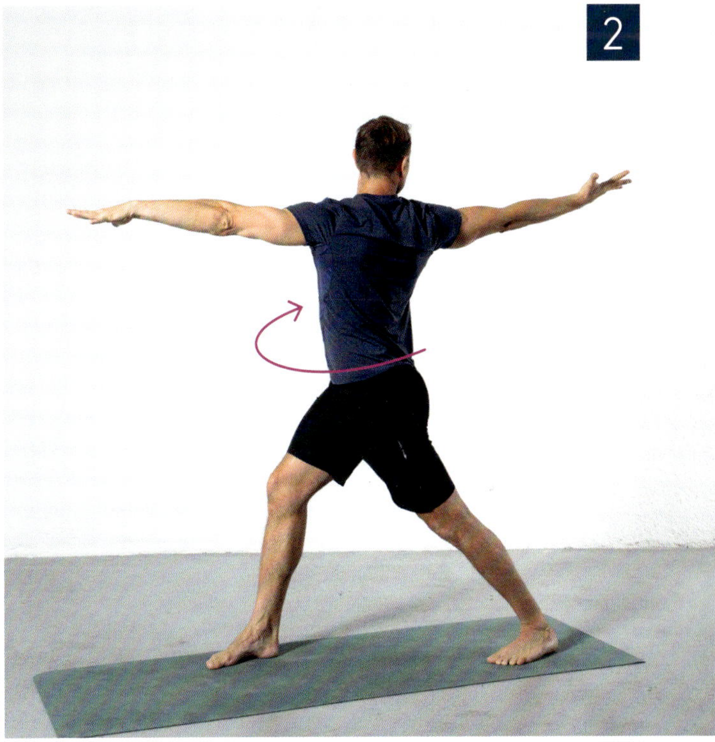
2

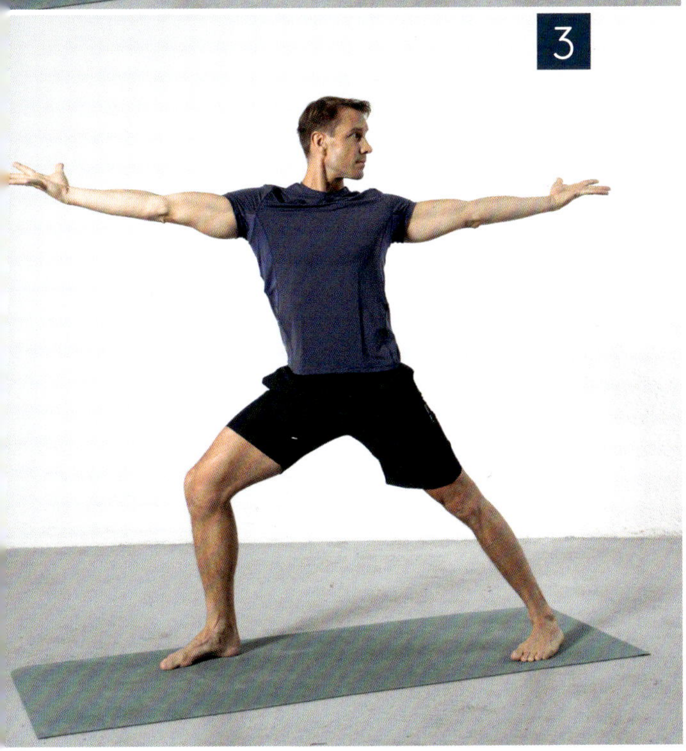
3

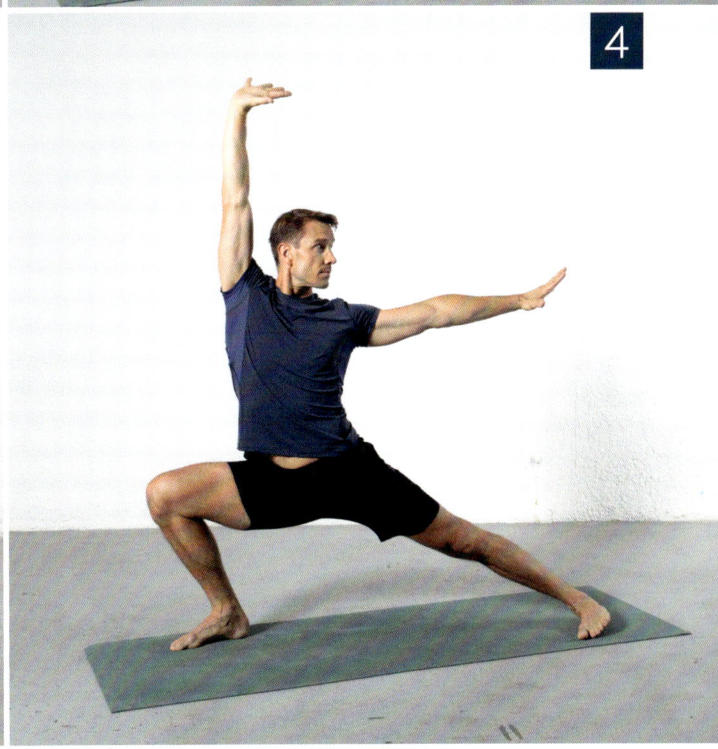
4

DER FROSCH UND DIE **SPINNE**

ZIELSETZUNG:

Mobilisierung und Aktivierung der Hüfte, Adduktoren, Waden-Beinbeuger-Kette, des Gesäßes und Dehnung der diagonalen Rumpf- und Oberkörperlinie

DURCHFÜHRUNG:

1. Stellen Sie sich ein wenig über hüftbreit stabil auf den Boden und nehmen Sie eine tiefe Hockposition ein. Der Rücken bleibt dabei so gerade wie möglich. Verlagern Sie Ihr Körpergewicht nach hinten auf die Fersen, sodass diese nicht vom Boden abheben. Falls es Ihnen bei einer solch tiefen Hockposition schwerfällt, die Fersen auf dem Boden zu lassen, versuchen Sie eine breitere Beinposition einzunehmen oder sich mit den Händen festzuhalten, damit Sie Ihren Schwerpunkt einfacher nach hinten verlagern können.
2. Legen Sie nun die Handflächen zwischen den Beinen auf den Boden und stützen Sie sich mit der gesamten Handfläche auf dem Boden ab. **(1)**
3. Strecken Sie die Beine durch, so weit es Ihre Beweglichkeit zulässt, ohne dass die Hände den Boden verlassen. **(2)** Halten Sie diese Rumpfbeuge etwa 5–10 Sekunden, ehe Sie erneut die tiefe Hockposition einnehmen. **(1)**
4. Verlagern Sie nun den Körperschwerpunkt auf die Hände, lösen Sie dann das rechte Bein vom Boden und stellen dieses weit nach vorne in einen Ausfallschritt. Die Zehenspitze sollte sich dabei vor der Handfläche befinden und das hintere Bein möglichst gestreckt sein. **(3)**
5. Drücken Sie in diesem Ausfallschritt das Becken weit nach unten, bis eine Dehnung im Hüftbereich zu spüren ist. Aus dieser Stellung rotiert der Oberkörper nach innen und der rechte Arm wird so weit wie möglich nach oben gestreckt. Nehmen Sie diese Position dynamisch mit einer zügigen Bewegung ein und halten Sie sie am Ende etwa 2–3 Sekunden. **(4)**
6. Rotieren Sie danach zurück in die Ausgangsstellung. **(3)** Der Arm wird nun wieder gesenkt und mit gebeugtem Ellenbogen entlang des Schienbeins so weit wie nur möglich nach unten in Richtung Boden geführt. **(5)** Wiederholen Sie diese Rotation nach oben und unten ca. 5-mal.
7. Stützen Sie sich nun mit der rechten Hand auf dem Boden ab und führen Sie eine Rotation nach außen durch, indem der linke Arm nach weit nach oben geführt wird. Diese Rotation wird etwa 5-mal wiederholt. **(6)** Kehren Sie in die tiefe Hocke zurück, aus der Sie die gesamte Übung von Anfang an wiederholen und beim Ausfallschritt auf die andere Seite wechseln.

»

FÜR WEN IST DIESE ÜBUNG GEEIGNET?
Als isoliertes Beweglichkeitstraining zu Hause ist diese Übung besonders dafür empfehlenswert, um die Hüftmobilität, die wir als Kinder einmal hatten, wieder ein Stück weit zurückzugewinnen. Achten Sie darauf, dass die Knie nicht nach innen in eine X-, oder nach außen in eine O-Beinstellung fallen.

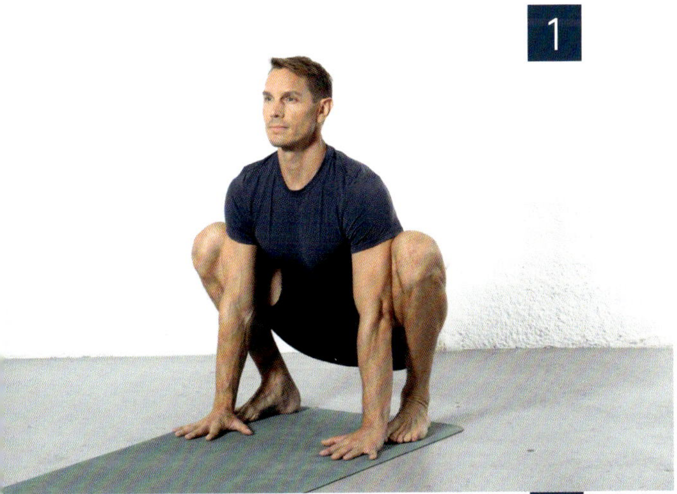
1

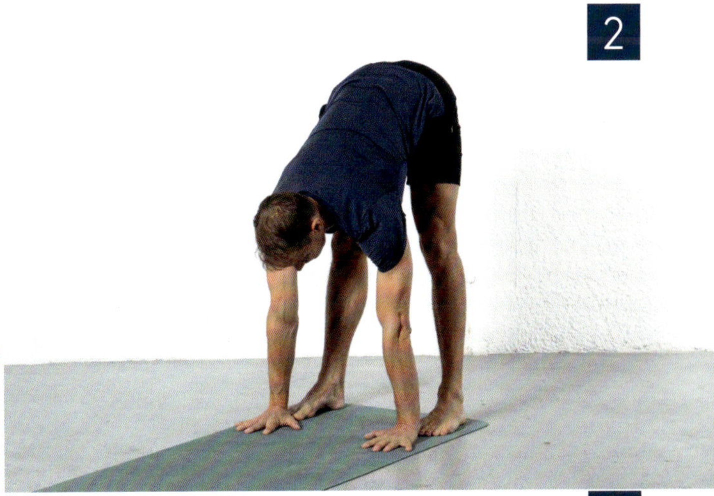
2

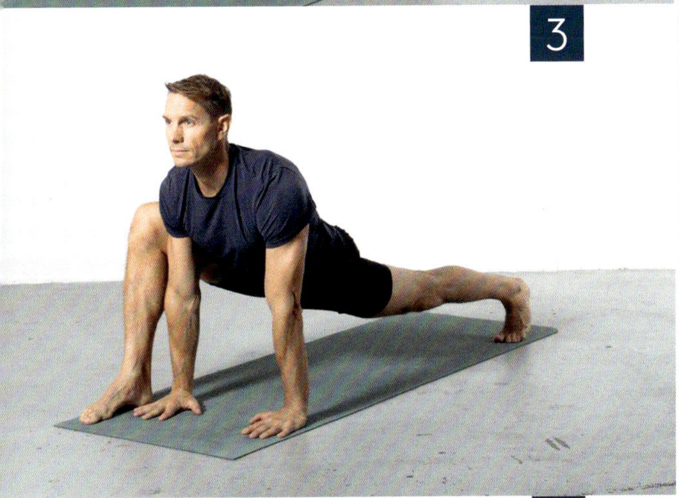
3

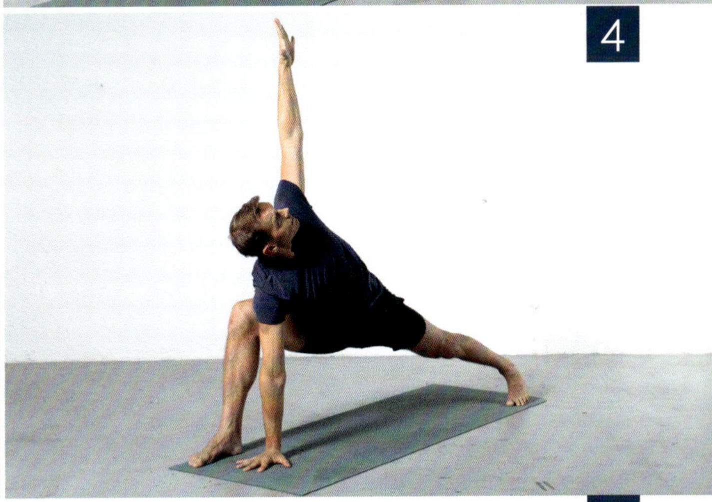
4

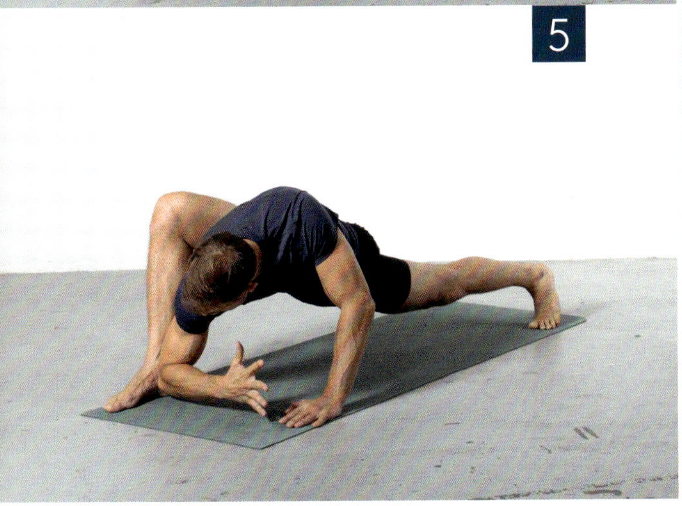
5

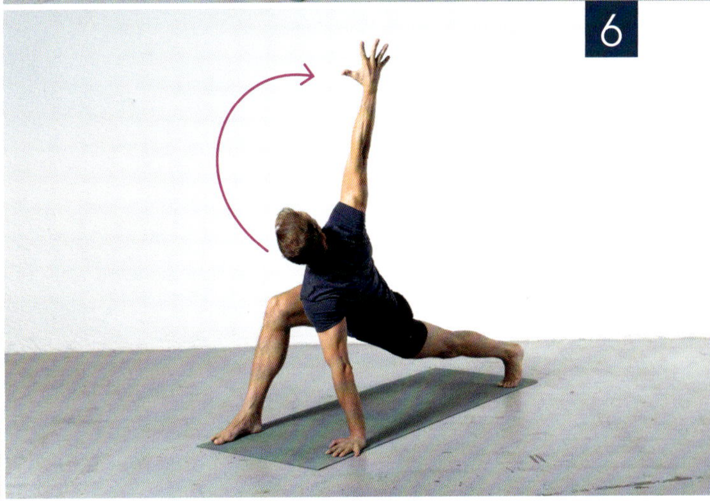
6

PNF
ÜBUNGSREIHEN

DIE PNF-ÜBUNGEN

Auf den nachfolgenden Seiten finden Sie umfangreiche Übungsreihen für den gesamten Körper sowie einzelne Regionen. Nehmen Sie sich genug Zeit, um die Übungen ohne Stress und Hektik gewissenhaft und kontrolliert auszuführen. Bevor Sie aber mit den Übungen beginnen, klären wir noch einige wichtige Fragen.

WAS BEWIRKT DIE REGELMÄSSIGE DURCHFÜHRUNG DER ÜBUNGSREIHEN?

» Verbesserung der passiven Beweglichkeit

» Verbesserung der aktiven Beweglichkeit

» Optimierung der muskulären Ansteuerungs- sowie der Entspannungsfähigkeit

» Optimierung der Rezeptorenaktivität

» Verbesserung der Körperwahrnehmung (Sensomotorik)

WANN SOLLTEN SIE DIE ÜBUNGSREIHEN ABSOLVIEREN?

» nach einer lockeren Ausdauereinheit

» als ein isoliertes Beweglichkeitstraining ohne vorheriges Sporttreiben

» zur Entspannung nach der Arbeit

» zur Aktivierung am Morgen

WANN SOLLTEN SIE DIE ÜBUNGSREIHEN *NICHT* DURCHFÜHREN?

» nach intensiven Kraft- oder Kraftausdauertrainingseinheiten

» bei akuten und ungeklärten Gelenkverletzungen

» bei starkem Muskelkater

» bei Zerrungen, Sehnen- oder Muskelverletzungen

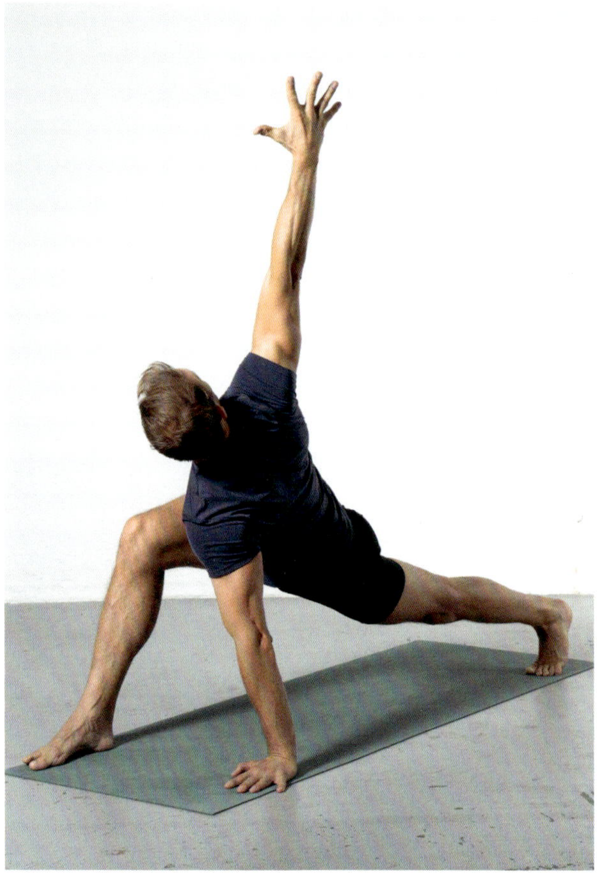

»Mit der Anwendung von PNF können Sie nicht nur an ihrer Beweglichkeit arbeiten, sondern auch Ihren ganzen Körper entspannen.«

WANN SOLLTEN SIE VORSICHTIG SEIN UND DIE INTENSITÄT UND DIE DAUER VERRINGERN?

» als Aufwärmübung vor dem Sport

» bei chronischen Gelenkleiden (z. B. Bandscheiben)

» bei leichtem Muskelkater

» bei körperlichen Erschöpfungserscheinungen

WIE SETZEN SICH DIE ÜBUNGSREIHEN ZUSAMMEN?

Die Übungsreihen setzen sich jeweils aus vier Schritten zusammen, in denen die PNF-Muster in die klassischen Dehnübungen integriert und dabei mehrdimensional über verschiedene Gelenke und myofasziale Zugketten erweitert werden. Daraus ergeben sich insgesamt vier Teilübungen – von der Startposition über PNF-Aufgaben bis hin zur komplexen Rotation.

Diese einzelnen Teilübungen sollten mehrmals und direkt nacheinander absolviert werden. Optimal wäre es, wenn Sie die gesamte Übungsreihe nacheinander insgesamt 3-Mal wiederholen würden. Es bleibt jedoch Ihnen überlassen, ob Sie sich diese Zeit nehmen wollen oder bei Zeitmangel nur ein bis zwei Durchläufe absolvieren.

Darüber hinaus können Sie die einzelnen Teilschritte auch nach Belieben verkürzen oder ausdehnen. Wenn Ihnen beispielsweise die AC-Technik zu anstrengend sein sollte, können Sie diesen Schritt überspringen und einfach mit dem nächsten weitermachen.

Für eine langfristige und komplexe Wirkung sind jedoch alle Schritte sinnvoll und notwendig. Deshalb sollten Sie einen der nachfolgend erläuterten Schritte nicht per se aus dem Übungsprogramm streichen, sondern sich langsam daran wagen. Denn: Übung macht den Meister!

»Ihr Körper und Ihre Gesundheit sollten immer an allererster Stelle stehen. Haben Sie daher immer ein besonderes Auge darauf.«

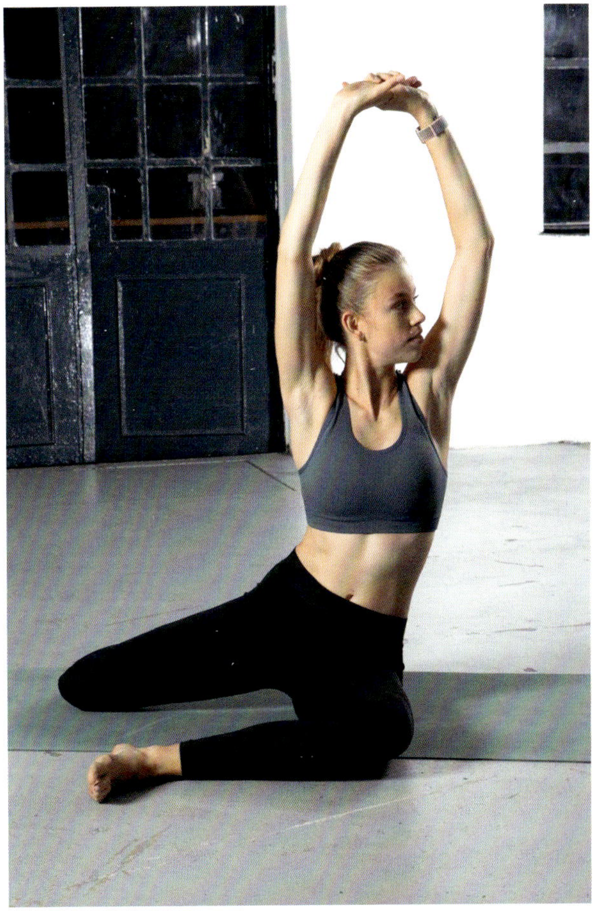

DIE REIHENFOLGE UND DAS SCHEMA DER ÜBUNGEN

STUFE 1: STARTPOSITION

1. Ausgangsposition

Am Anfang einer jeden Übungsreihe wird zunächst die Ausgangsposition vorgestellt, aus der anschließend eine Dehnposition eingenommen wird.

2. Dehnposition einnehmen

Die Dehnposition wird zum Anfang ca. 10–15 Sekunden statisch in einem leichten bis mittleren Schmerzbereich gehalten. Sie dient dazu, einerseits die Position kennenzulernen und andererseits den Muskel-Faszien-Komplex auf die bevorstehende Belastung vorzubereiten.

STUFE 2: CR (CONTRACT RELAX & STRETCH)

3. Zielmuskulatur anspannen

In diesem Schritt erfolgt ein Anspannen (Contract) der in der Dehnung befindlichen Zielmuskelgruppe oder -kette. Hierbei wird für die Dauer von ca. 8-10 Sekunden während der Dehnung gegen diese Dehnung angespannt und dann wieder bewusst locker gelassen (Relax).

Beispiel: Bei einer Dehnung der Oberschenkelrückseite wird beispielsweise die Beinbeugerkette während der Dehnung durch ein Drücken des Beins gegen einen Widerstand (Boden, Hand, Handtuch etc.) angespannt.

Das Anspannen erfolgt also immer mit jener Muskelkette, die gerade eben gedehnt wird. Da es anfangs durchaus schwerfällt, eine Muskelgruppe isoliert anzuspannen, wird gegen einen Widerstand gedrückt.

Um möglichen Überdehnungen vorzubeugen, sollten Sie die Intensität der Kontraktion deshalb innerhalb der 8–10 Sekunden zunächst langsam steigern und erst am Ende der Kontraktionszeit das Maximum erreichen.

4. Locker lassen und intensiv nachdehnen

Durch den geschilderten Vorgang der Anspannung wird der Sehnenreflex ausgelöst (autogene Hemmung, siehe S. 42), wodurch die zu dehnende Muskelkette mit einer nützlichen Entspannung reagiert (Hemmung des Muskelreflexes). Es erfolgt ein gezieltes Entspannen für etwa 2–3 Sekunden. In dieser Zeit nehmen Sie erneut die im vorherigen Schritt beschriebene Dehnposition ein und dehnen etwa 10 Sekunden statisch nach. Hierbei sollten Sie sich an eine Schmerzschwelle von etwa 80–90 % Ihres maximalen Schmerzempfindens annähern.

Anschließend dehnen Sie 10-mal kontrolliert dynamisch nach der Pumping-Stretch-Methode nach, das heißt, Sie machen langsame dynamische Bewegungen bis kurz vor das Schmerzmaximum und wieder zurück.

STUFE 3: AC (ANTAGONIST CONTRACT & STRETCH)

5. Gegenspieler anspannen

Nun werden die Gegenspieler der Zielmuskulatur etwa 8–10 Sekunden angespannt. Es handelt sich dabei meist um das Einnehmen einer aktiv-statischen Dehnstellung, bei der Sie versuchen, einen Arm oder ein Bein aktiv anzuheben, um den unmittelbaren Gegenspieler auf diese Weise anzuspannen.

Beispiel: Bei der in der CR beschriebenen Dehnung der Oberschenkelrückseite müssen Sie das Bein anheben und den Hüftbeuger und Beinstrecker anspannen.

Das Anspannen erfolgt also immer mit der Muskelgruppe, die als Gegenspieler agiert. Da bei komplexen Übungen und Rotation jedoch nicht nur eine, sondern mehrere Muskeln über lange Ketten gedehnt werden, werden teilweise auch mehrere Muskeln angespannt.

6. Locker lassen und intensiv nachdehnen

Durch das Anspannen der Gegenspieler wird der Muskelreflex in der Zielmuskulatur gehemmt und der Muskel entspannt (reziproke Hemmung, siehe S. 41). Zudem stellt das Anspannen einen Kräftigungscharakter dar und verbessert die willkürliche Ansteuerungsfähigkeit. Direkt im Anschluss erfolgt wieder ein statisches Nachdehnen von etwa 10 Sekunden, das von einem dynamischen Nachdehnen abgelöst wird.

STUFE 4: ROTATION

7. Innen- oder Außenrotation im Oberkörper

Als Abschluss der Übungsreihe erfolgt eine Steigerung der Komplexität, indem der Oberkörper meist nach außen und nach innen gedreht wird. Diese Rotation wird häufig mit dem Öffnen der Arme seitwärts eingeleitet. Es erfolgt ein weites Strecken eines Armes oder je nach Übung mit beiden Armen.

Hinweis: Bei der Ausführung der Rotation sollten Sie versuchen, die an der Bewegungskette beteiligten Gelenke immer so weit wie möglich zu öffnen.

8. Statisch halten

Halten Sie zunächst eine eingedrehte Position in der individuell maximalen Amplitude für etwa 5 Sekunden. Führen Sie dann mehrere langsame Bewegungen nacheinander von der Ausgangsposition bis zur eingedrehten Stellung durch und versuchen Sie dabei, den Rotationsradius stets ein wenig zu erweitern.

9. Dynamisch schwingen

Vertiefen Sie die Rotationen, indem Sie am Ende einer jeden Bewegung leicht und locker dynamisch 3-5-mal nachfedern. Das Federn sollte dabei kein abruptes Reißen oder Abstoppen der Bewegung darstellen, sondern eher sanft und geschmeidig, allerdings auch zügig durchgeführt werden.

EXPERTEN-TIPP

Führen Sie für eine optimale Wirkung alle Schritte der Übungsreihen jeweils 2–3-mal nacheinander durch.

Der erste Satz sollte zur Gewöhnung noch nicht maximal intensiv, sondern submaximal moderat durchgeführt werden. Im zweiten und dritten Satz sollten Sie sich dann allmählich steigern, bis Sie das individuelle Belastungsmaximum erreichen.

Integrieren Sie bei den Rotationen auch PNF-Muster, indem Sie bewusst mit den Armen gegen den Boden oder den Körper drücken und die Drehungen auf diese Weise noch verstärken.

Strecken Sie sich nicht halbherzig, sondern öffnen Sie weit Ihre Gelenke, indem Sie diese ausführenden Muskeln ganz bewusst ansteuern und sich voll und ganz auf die Bewegungsausführung konzentrieren.

Bei den beidseitigen Übungen liegt es an Ihnen, ob Sie die Wiederholungen erst nur auf einer Seite absolvieren und danach auf die andere wechseln möchten, oder ob Sie das nach jedem Satz handhaben.

»Wer rastet, der rostet – dieses Sprichtwort trifft auf die Faszien und die Beweglichkeit am allerbesten zu. Also rasten Sie nicht, sondern legen Sie jetzt los! Viel Spaß dabei!«

DIE EINBEINIGE WINDMÜHLE

BENEFIT:

Verbesserung der Beweglichkeit und Wahrnehmung in der gesamten Rückenlinie

WIRKUNGSBEREICHE:

rückseitige Oberschenkelmuskulatur, seitliche Linie und Spirallinie

STUFE 1: STARTPOSITION

Der erste Schritt beginnt mit einer einfachen und wenig komplexen Dehnübung, die im Stehen ausgeführt wird.

1. Positionieren Sie sich vor einer etwa hüfthohen stabilen Auflagefläche, auf der Sie das zu dehnende Bein ablegen. **(1)**
2. Richten Sie Ihren Körper so aus, dass sich die Fußposition Ihres Standbeins im rechten Winkel zur Beckenachse befindet.
3. Schieben Sie das Becken bzw. die Hüfte auf der Seite des Standbeins nach hinten. Je weiter Sie das Becken nach hinten schieben, umso intensiver spüren Sie bereits in dieser einfachen Position eine leichte bis mittlere Dehnung in der Beinbeugemuskulatur auf der Rückseite des Oberschenkels. **(2)**
4. Achten Sie unbedingt darauf, dass das zu dehnende Bein gestreckt ist und seine Fußspitze nach oben zeigt.

»

TIPP
Bei dieser Dehnposition werden häufig Abfälschungen durch ein Wegkippen des zu dehnenden Beins nach außen, das Aufdrehen des Oberkörpers nach außen oder das Auswärtsdrehen des Standbeins gemacht. Achten Sie also unbedingt darauf, dass Ihre Beine, Füße und der Oberkörper nicht zur Seite wegfallen. Fälschen Sie nicht ab und halten Sie die Positionen stabil im rechten Winkel.

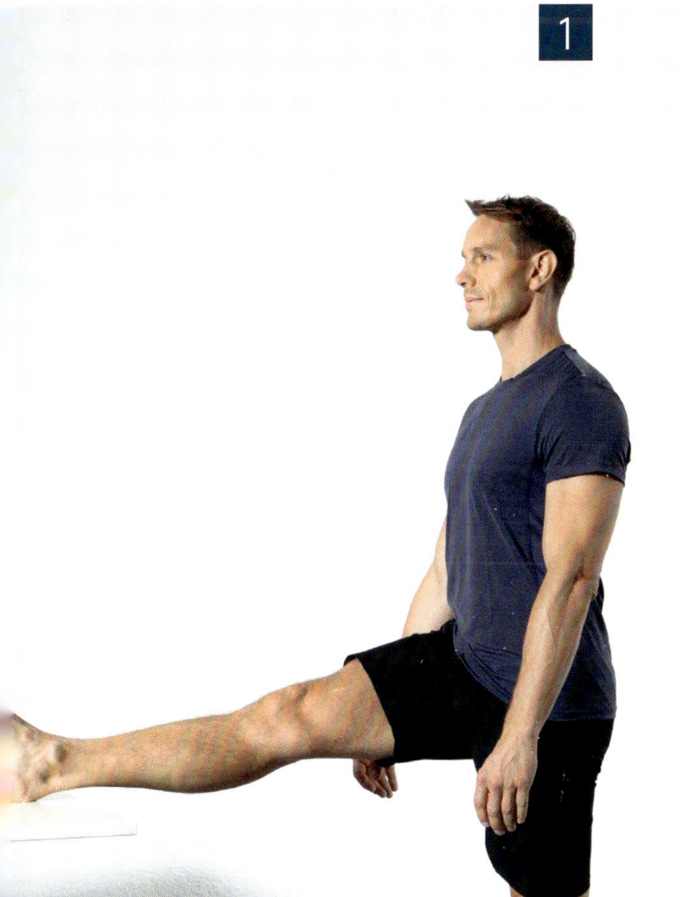
1

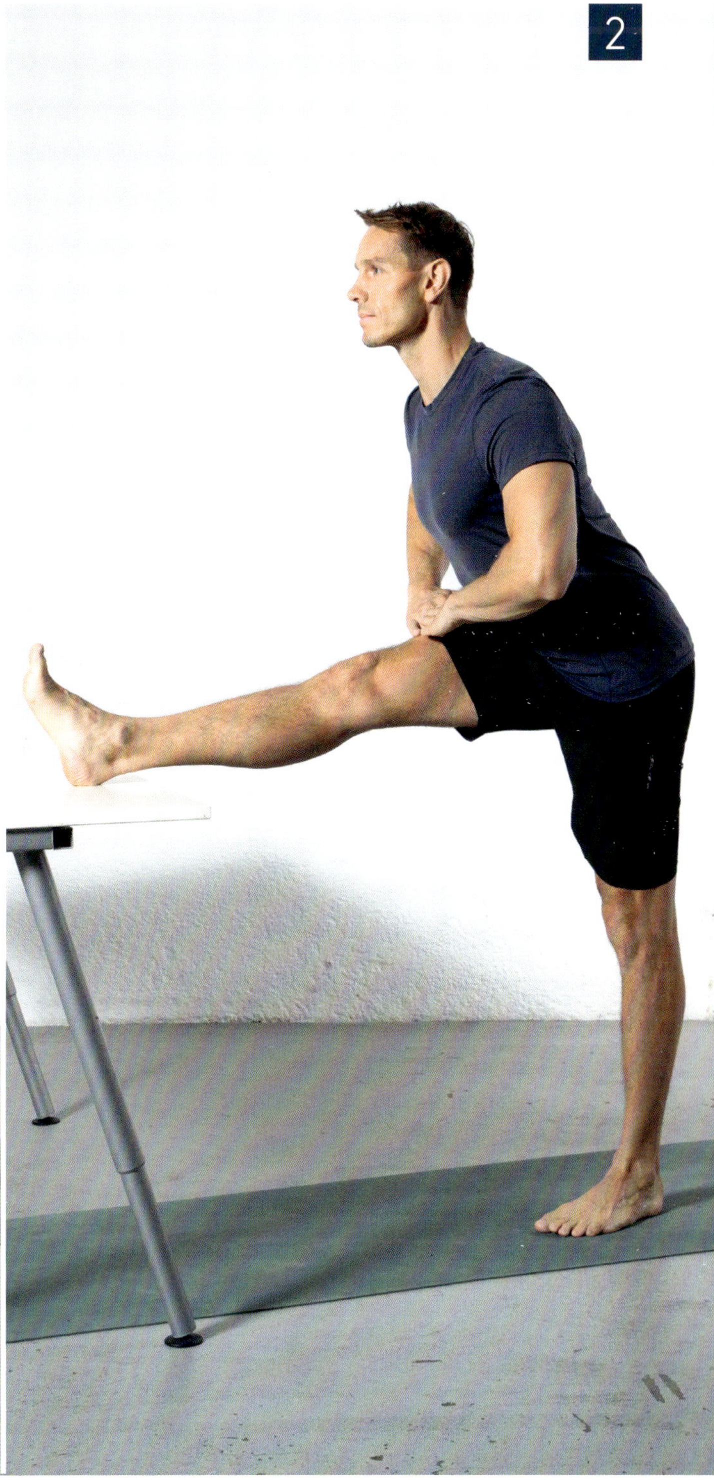
2

STUFE 2: CR (CONTRACT RELAX & STRETCH)

In diesem Schritt erfolgt ein Anspannen der Zielmuskulatur. Die in Dehnung geführte Oberschenkelrückseite wird in diesem Schritt angespannt, danach entspannt und im Anschluss wieder nachgedehnt.

1. **Dehnposition verstärken:**
   Nachdem Sie die Ausgangs- und Dehnposition eingenommen haben, verstärken Sie sie jetzt deutlich bis zu einer individuellen Schmerzgrenze von etwa 70 %, indem Sie den Oberkörper nach vorne in Richtung des gestreckten Beins neigen. Halten Sie den Rücken gerade und stellen Sie sich vor, dass nicht der Kopf zum Bein geführt wird, sondern der Bauchnabel. Halten Sie den Kopf in Verlängerung der Wirbelsäule und richten Sie den Blick nach schräg vorne über die Zehenspitzen. Die Vorwärtsneigung kommt dabei fast ausschließlich aus dem Hüftgelenk und nicht durch die Krümmung der Wirbelsäule. Sie spüren eine deutliche Dehnung in der Beinbeugemuskulatur, die je nach Beweglichkeitsgrad von der Wade über die Hinterseite des Knies bis teilweise in das Gesäß hinein zu spüren ist. **(1)**
2. **Zielmuskulatur anspannen:**
   Spannen Sie nun die gesamte Beinbeugerkette an, indem Sie das Knie ewa 2–3 Grad anwinkeln und die Ferse fest schräg nach unten drücken. Stellen Sie sich vor, Sie wollen die Auflagefläche, auf der sich Ihr zu dehnendes Bein befindet, zu sich herziehen und gleichzeitig in den Boden drücken. Halten Sie diese Anspannung für etwa 8–10 Sekunden.
3. **Locker lassen:**
   Lösen Sie die Anspannung innerhalb von 2–3 Sekunden langsam auf.
4. **Statisch nachdehnen:**
   Nehmen Sie unmittelbar nach dem Lockerlassen für etwa 20 Sekunden eine tiefere Dehnposition ein. Sie sollten den Dehnungs- und Schmerzgrad auf etwa 80 % Ihrer individuellen Schmerzgrenze erhöhen. Halten Sie diese Position also passiv-statisch. **(2)**
5. **Dynamisch nachdehnen:**
   Nachdem Sie etwa 20 Sekunden passiv-statisch nachgedehnt haben, intensivieren Sie diese Position durch ein langsames passiv-dynamisches „Pumping-Stretch“. Führen Sie dafür 5–10 langsame und intensive pumpende Dehnungen durch, die in der Endposition auf bis zu 95 % Ihrer individuellen Schmerzgrenze reichen können. Gehen Sie in den ersten dynamischen Dehnungen nicht sofort an Ihre Schmerzgrenze, sondern steigern Sie sich von Wiederholung zu Wiederholung.

»

TIPP
Sie können die Übung 2–3-mal nacheinander durchführen oder direkt mit dem zweiten Schritt fortfahren, um die Komplexität zu erhöhen und eine aktive Komponente zu integrieren.

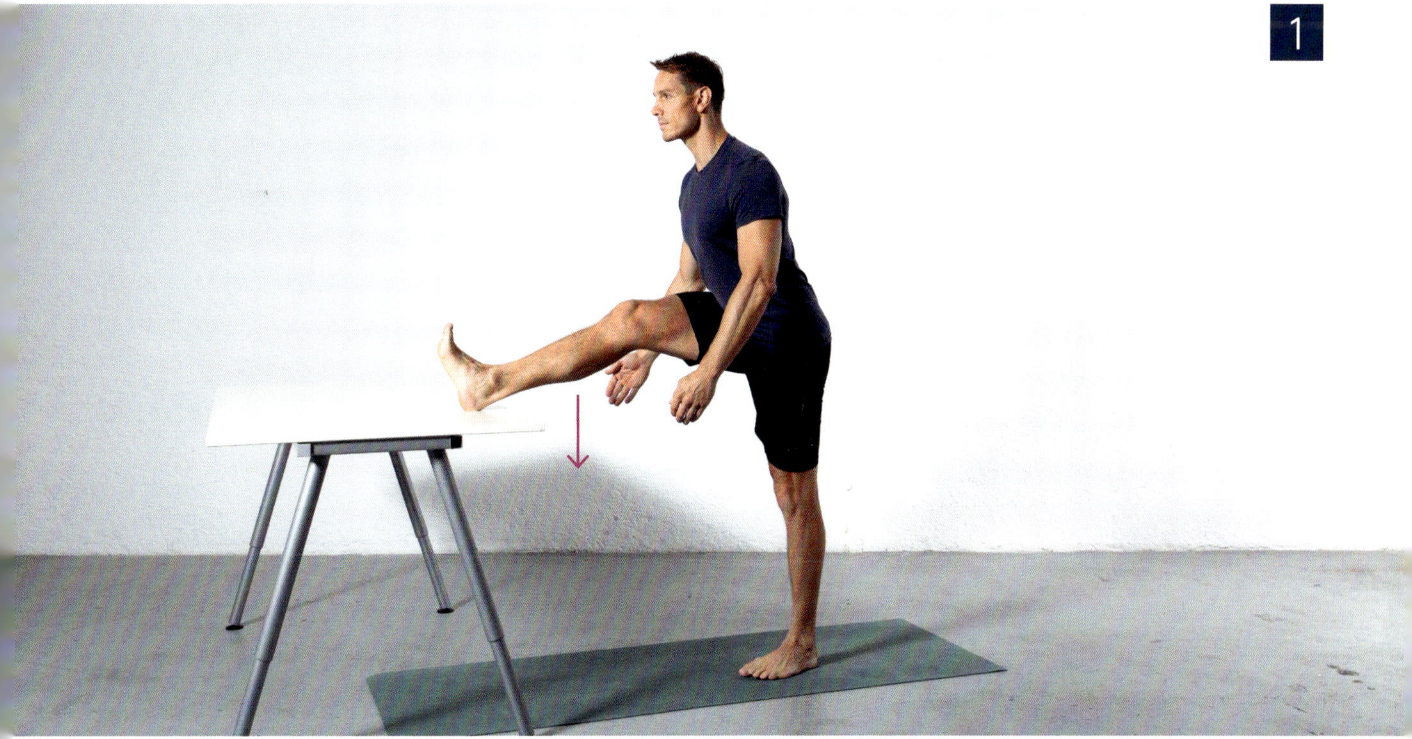
1

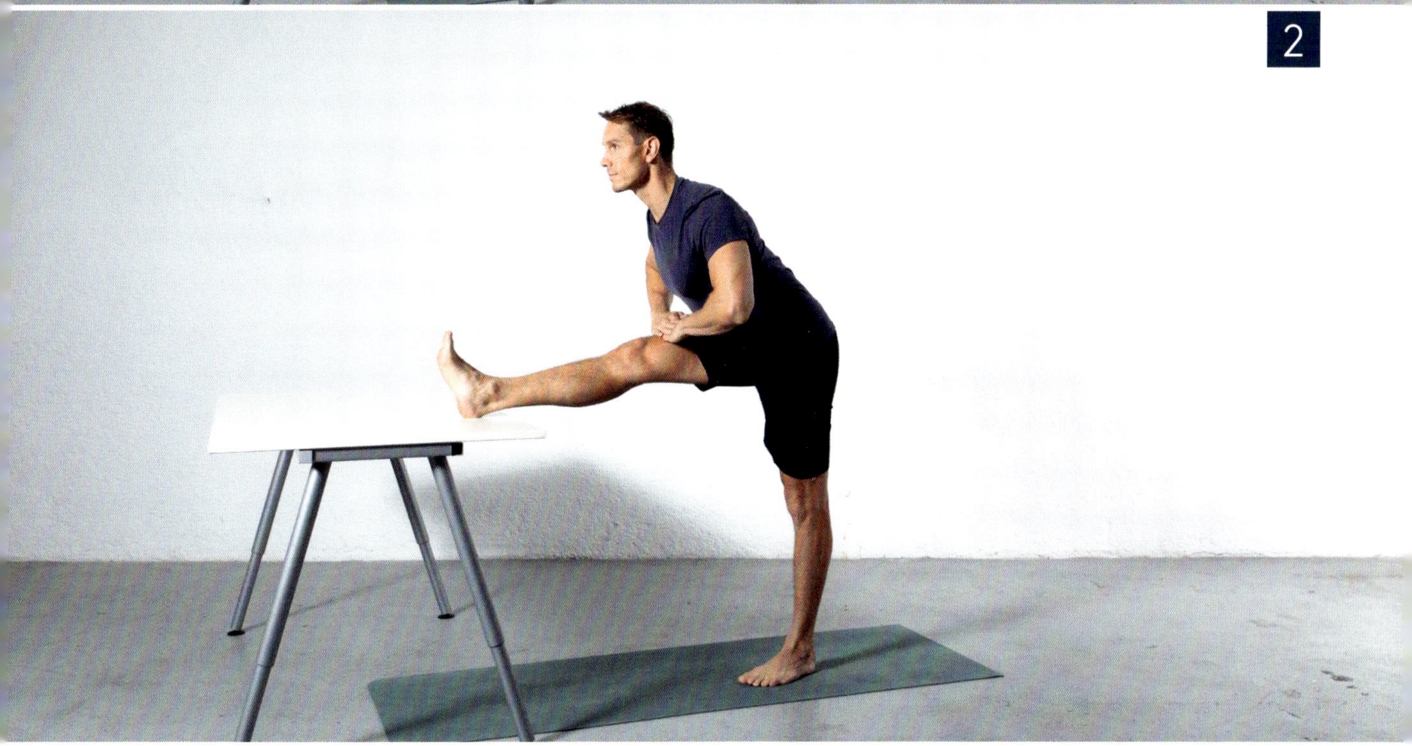
2

STUFE 3: AC (ANTAGONIST CONTRACT & STRETCH)

Im nachfolgenden Schritt werden nun die unmittelbaren Gegenspieler der zu dehnenden Struktur aktiv angespannt.

1. **Gegenspieler anspannen:**
   Spannen Sie Ihren Beinstrecker und Hüftbeuger aktiv an, indem Sie das gestreckte Bein für etwa 8–10 Sekunden wenige Zentimeter von der Auflagefläche abheben. Ihr Oberkörper sollte dabei gerade bleiben und nicht nach hinten ausweichen. Um die Bewegung zu erleichtern, können Sie sich auch mit den Händen auf einer Auflagefläche (z. B. Stuhllehne, Wand oder Partner) festhalten bzw. die Hände für den Gegendruck nach unten drücken. In dieser Position geht es nicht zwingend darum, dass Sie es schaffen, Ihr Bein von der Auflagefläche abzuheben, sondern ausschließlich um das Anspannen der Gegenspielermuskulatur. Seien Sie also nicht enttäuscht, wenn das Heben anfänglich noch nicht gelingen sollte. **(1)**
2. **Locker lassen:**
   Wie bei der CR-Technik folgt nun ein Lösen der Anspannung. Lassen Sie locker und legen Sie das Bein wieder ab.
3. **Statisch nachdehnen:**
   Nehmen Sie unmittelbar erneut eine tiefere Dehnposition für etwa 20 Sekunden ein. Sie sollten nun in der Lage sein, die Bewegungsamplitude deutlich zu erhöhen. Gehen Sie an eine Schmerzgrenze von etwa 80–90 % und halten diese passiv-statisch für etwa 20 Sekunden. **(2)**
4. **Dynamisch nachdehnen:**
   Nachdem Sie für etwa 20 Sekunden passiv-statisch nachgedehnt haben, erfolgt nun wieder ein langsames passiv-dynamisches „Pumping-Stretch": Führen Sie 5–10 langsame und intensive pumpende Dehnungen bis zu einer Schmerzgrenze von etwa 95 % durch. Steigern Sie sich auch hierbei wieder langsam von Wiederholung zu Wiederholung.

»

TIPP
Sie können den Schwierigkeitsgrad erhöhen, indem Sie das Anheben des Beins gegen ein elastisches Gummiband durchführen bzw. erleichtern, indem Sie das Bein entweder tiefer platzieren oder das Knie etwas beugen.

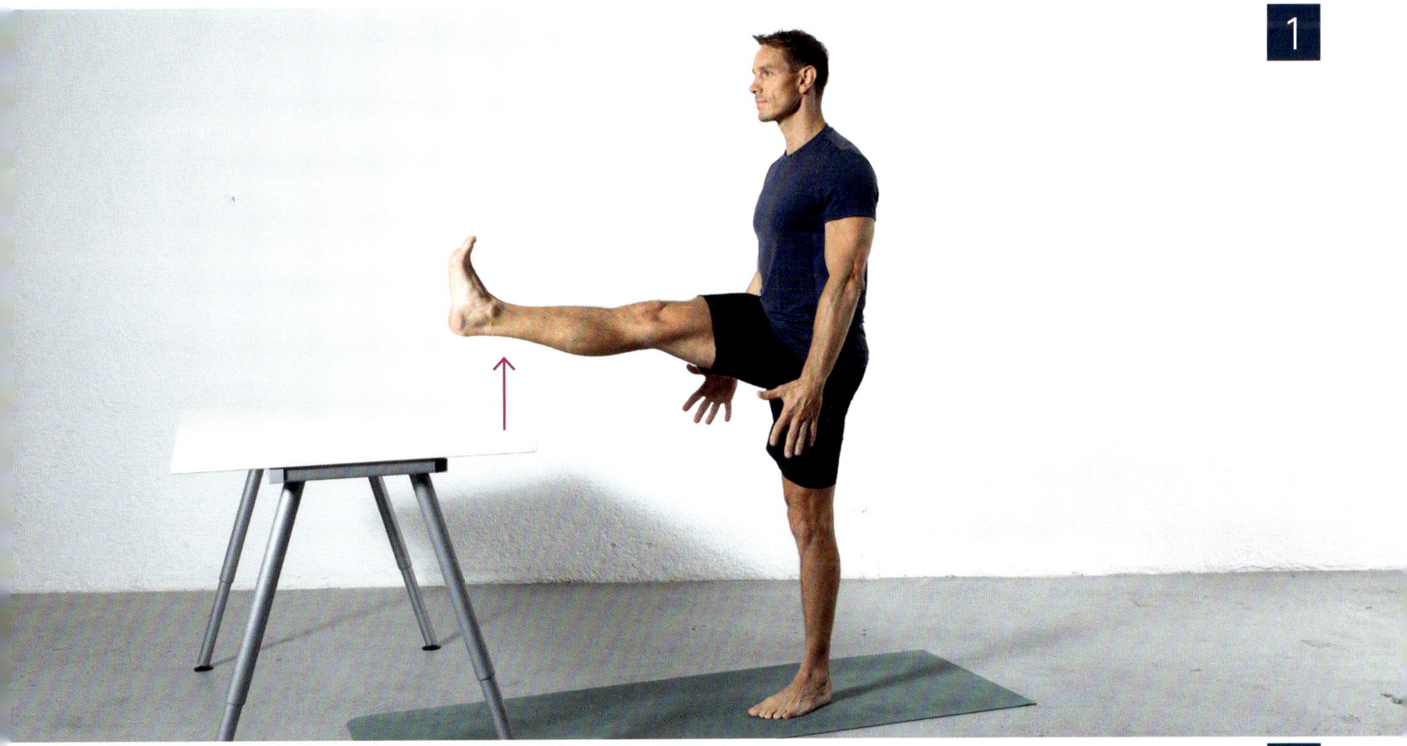
1

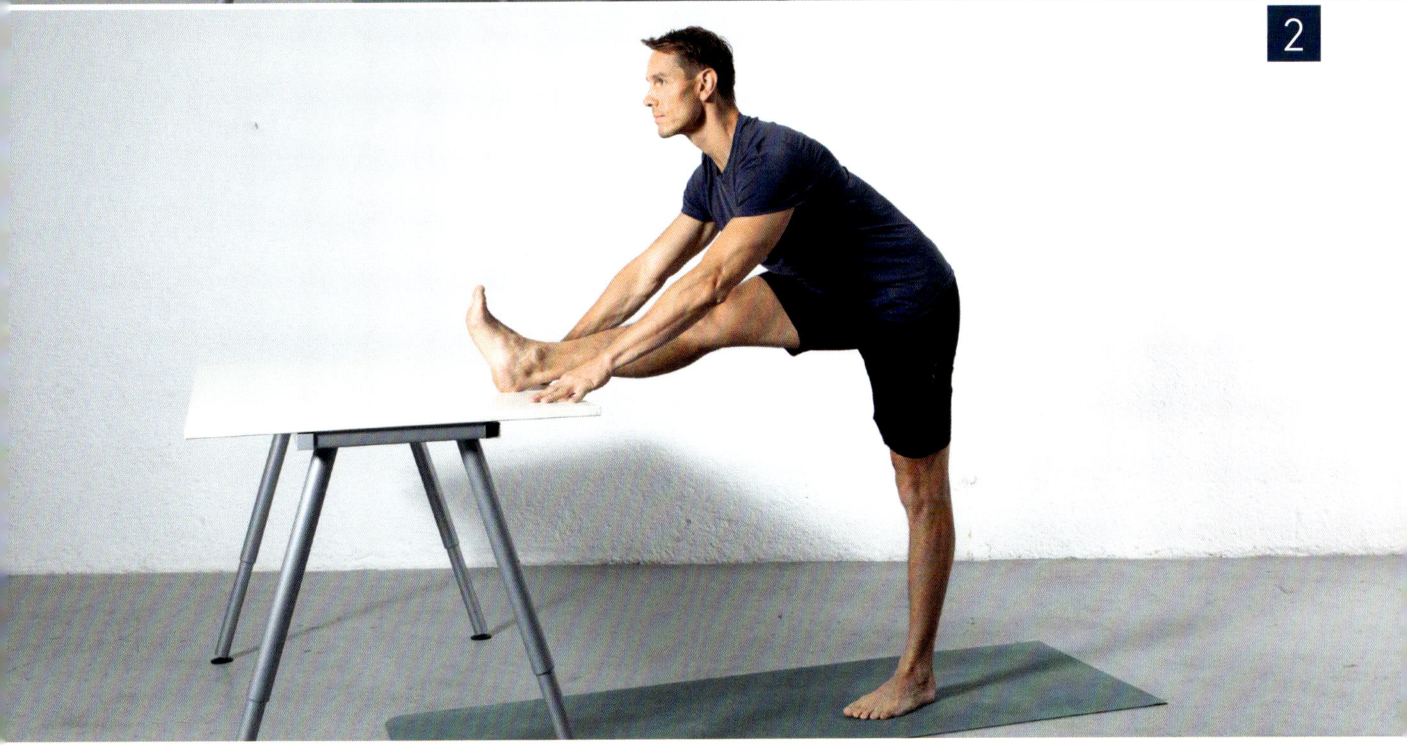
2

STUFE 4: ROTATION

Nun wird durch eine Oberkörper-Innenrotation die Komplexität erneut gesteigert, und weitere myofasziale Zuglinien kommen hinzu.

1. **Diagonale Position einnehmen:**
   Der gegenüberliegende Arm des zu dehnenden Beins zieht diagonal nach außen über das Bein. Sofern es Ihre Beweglichkeit zulässt, können Sie die Hand an der Fußaußenkante positionieren. Andernfalls ziehen Sie auf Höhe des Schienbeins oder Knies über das Bein und drücken dort mit der Hand dagegen. Bleiben Sie dabei im Rücken gerade und halten Sie das Becken nach hinten geschoben. Sie werden dadurch eine Intensivierung der Dehnung wahrnehmen.
2. **Aktiv-dynamische Innenrotation:**
   Rotieren Sie nun mit dem Oberkörper in der gesamten Längsachse der Wirbelsäule nach innen und strecken Sie gleichzeitig den anderen Arm so weit wie möglich nach hinten-außen. Währenddessen drückt der untere Arm kräftig gegen das untere Bein und unterstützt dadurch die Rotation. Der obere Arm befindet sich dabei in einem Winkel von etwa 90–120 Grad zum Oberkörper. Der Blick folgt diesem Arm. Die Brustmuskulatur erfährt dadurch bis diagonal in die vordere und seitliche Bauchmuskulatur eine aktive Dehnung, die durch die Kontraktion der Gegenspielermuskeln im oberen Rücken ermöglicht wird. Je weiter der Arm aktiv nach hinten geführt und der Oberkörper in der Längsachse nach innen rotiert wird, umso intensiver werden die damit zusammenhängenden Muskel- als auch Faszienketten in einer spiralförmigen Zuglinie gedehnt. **(1)**
3. **Aktiv-dynamische Außenrotation:**
   Drehen Sie Ihren Körper wieder auf und führen Sie die gleiche Rotation auf der anderen Seite durch. **(2)**
4. **Nachdehnen:**
   Nehmen Sie im Anschluss noch einmal eine tiefe Dehnposition ein und halten diese etwa 10 Sekunden statisch. Vertiefen Sie diese abschließend mit 10 dynamisch-pumpenden Dehnungen. Wechseln Sie nun auf das andere Bein und führen Sie die Schritte erneut in der gleichen Reihenfolge durch.

»

TIPP
Sie können als Alternative die Rotationen schwieriger und intensiver gestalten, wenn Sie mit dem Oberkörper nach vorne geneigt bleiben, sodass permanent eine Dehnung von etwa 70–90 % im Beinbeuger zu spüren ist. Darüber hinaus können Sie beim Rotieren auch dynamisch arbeiten und mehrere Wiederholungen nacheinander mit zunehmender Geschwindigkeit absolvieren. Am Ende der Drehung kann die Position für etwa 2–3 Sekunden gehalten und leicht hineingewippt werden, um den Bewegungsradius noch mehr zu steigern.

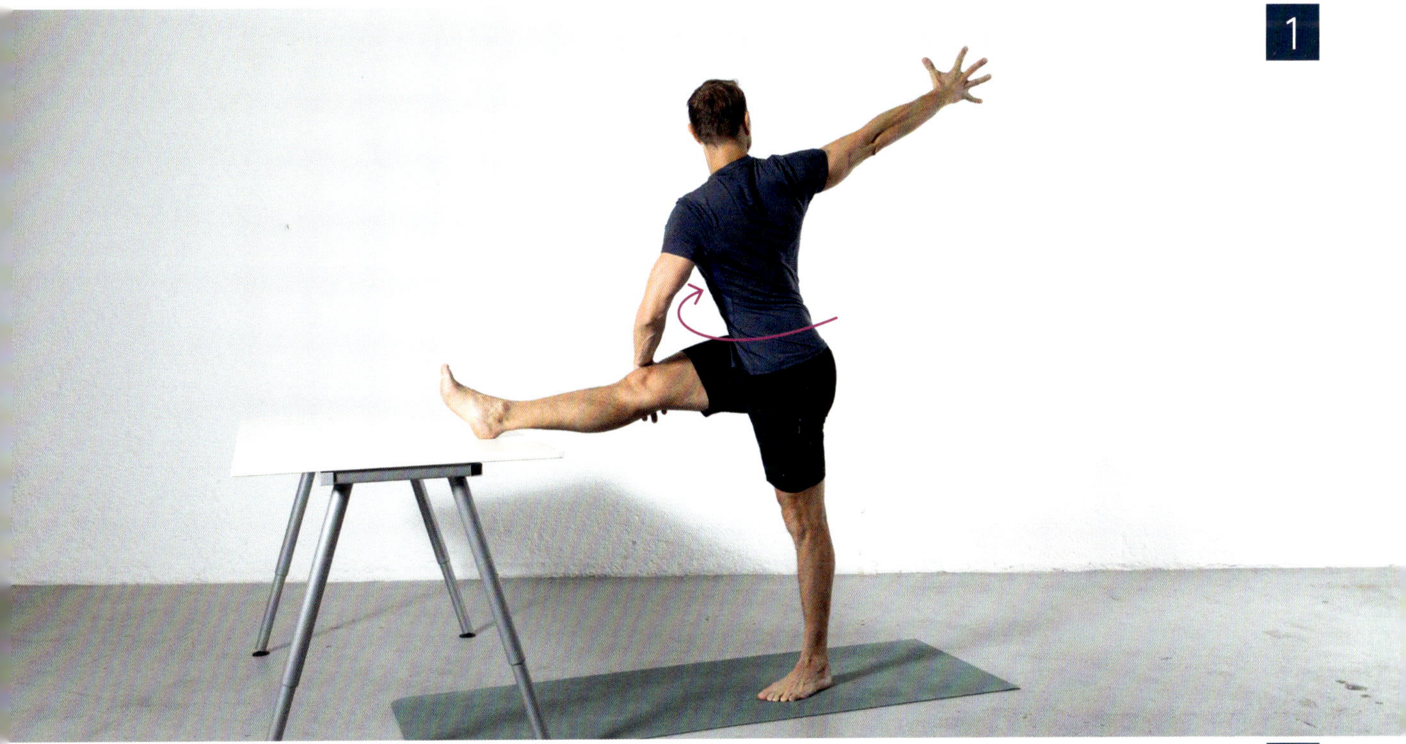
1

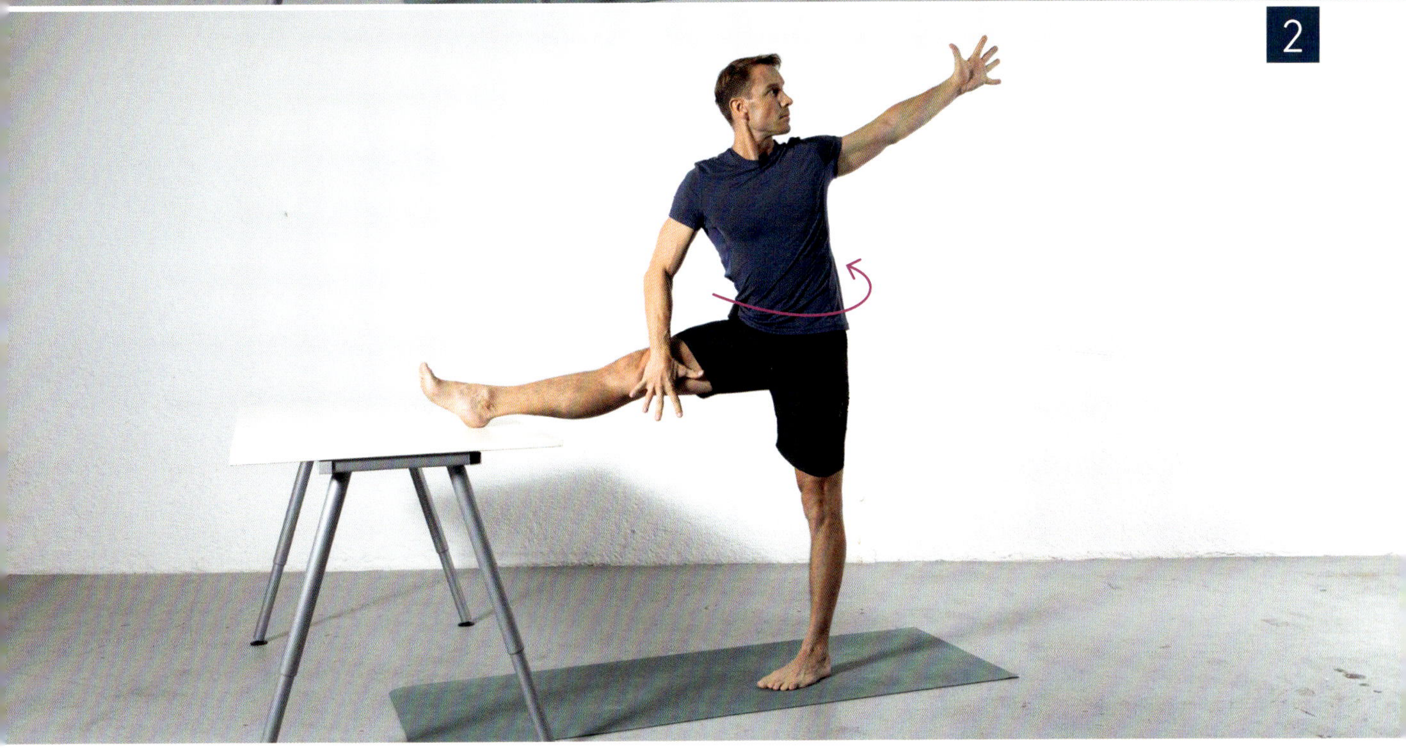
2

DER GEBEUGTE **BAUMSTAMM**

BENEFIT:

Verbesserung der Körperhaltung im gesamten Oberkörperbereich sowie die Prävention von Fehlhaltungen (z. B. Rundrücken oder vorgezogene Schultern)

WIRKUNGSBEREICHE:

großer Rückenmuskel und Brustmuskulatur sowie seitliche Linie und Spirallinie

STUFE 1: STARTPOSITION

Mit dieser Übung öffnen Sie Ihren Brustkorb und mobilisieren das Schultergelenk. Auch wenn es sich anfühlt, als würde die Schultermuskulatur gedehnt werden, liegt der Fokus hier auf der Dehnung der Rücken- und Brustmuskulatur.

1. Nehmen Sie einen stabilen Stand ein und stellen Sie sich ca. eine Schrittlänge vor einen etwa brust- oder schulterhohen Gegenstand (z. B. hoher Tisch, Regal, Fensterbrett), auf den Sie Ihre Hände mit gestreckten Armen über schulterbreit aufstützen können. Je schmaler Sie greifen, umso mehr wird der große Rückenmuskel gedehnt; je breiter Sie greifen, desto stärker steht die Brustmuskulatur im Fokus. **(1)**
2. Beugen Sie nun den Oberkörper mit gestreckter Wirbelsäule nach vorne und öffnen Sie den Schulterwinkel, so weit es Ihre Beweglichkeit zulässt. Am Ende dieser Bewegungsreichweite sollten Sie ein leichtes Ziehen im Schulter- und Brustbereich verspüren. **(2)**

»

TIPP
Bei dieser Dehnposition wird das Öffnen des Schultergelenks häufig durch ein Hohlkreuz verfälscht. Spannen Sie deshalb Ihren Bauch an, um in der Lendenwirbelsäule stabil zu bleiben.

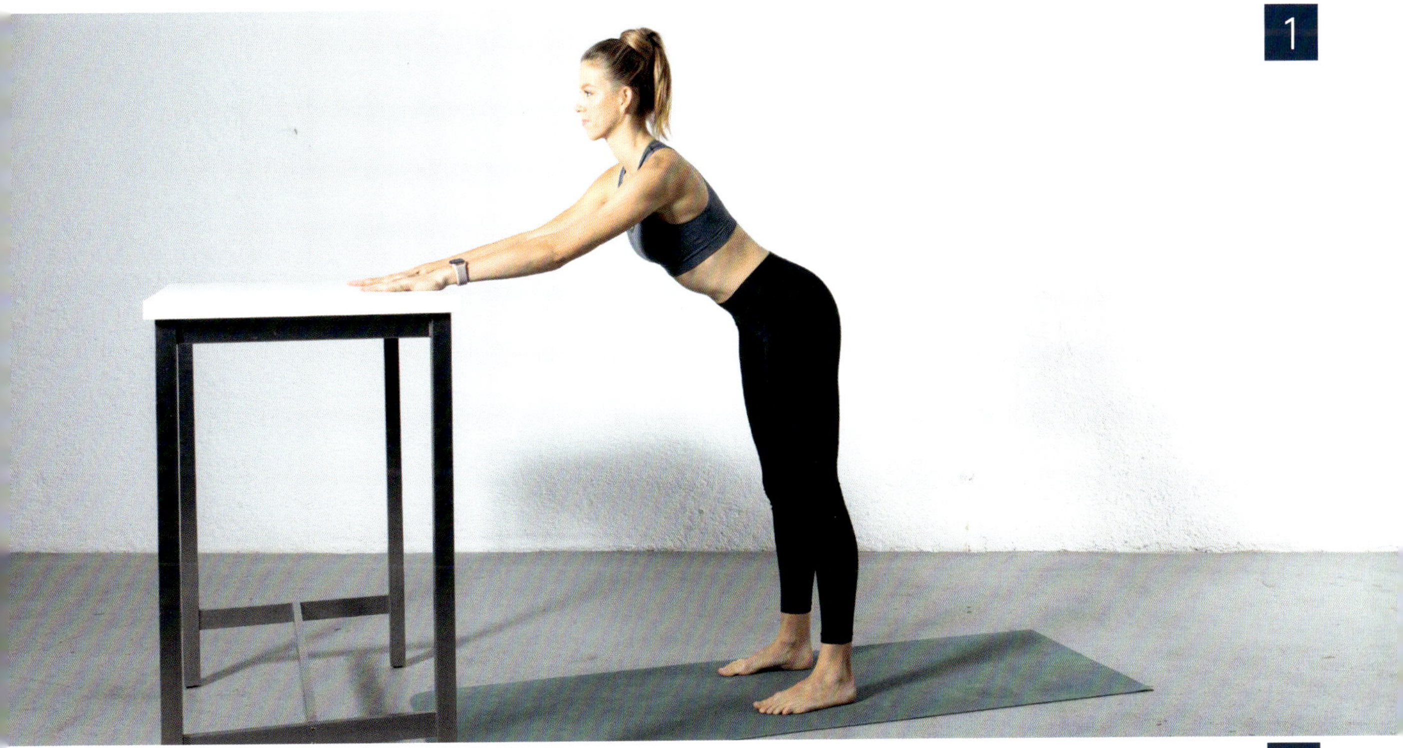
1

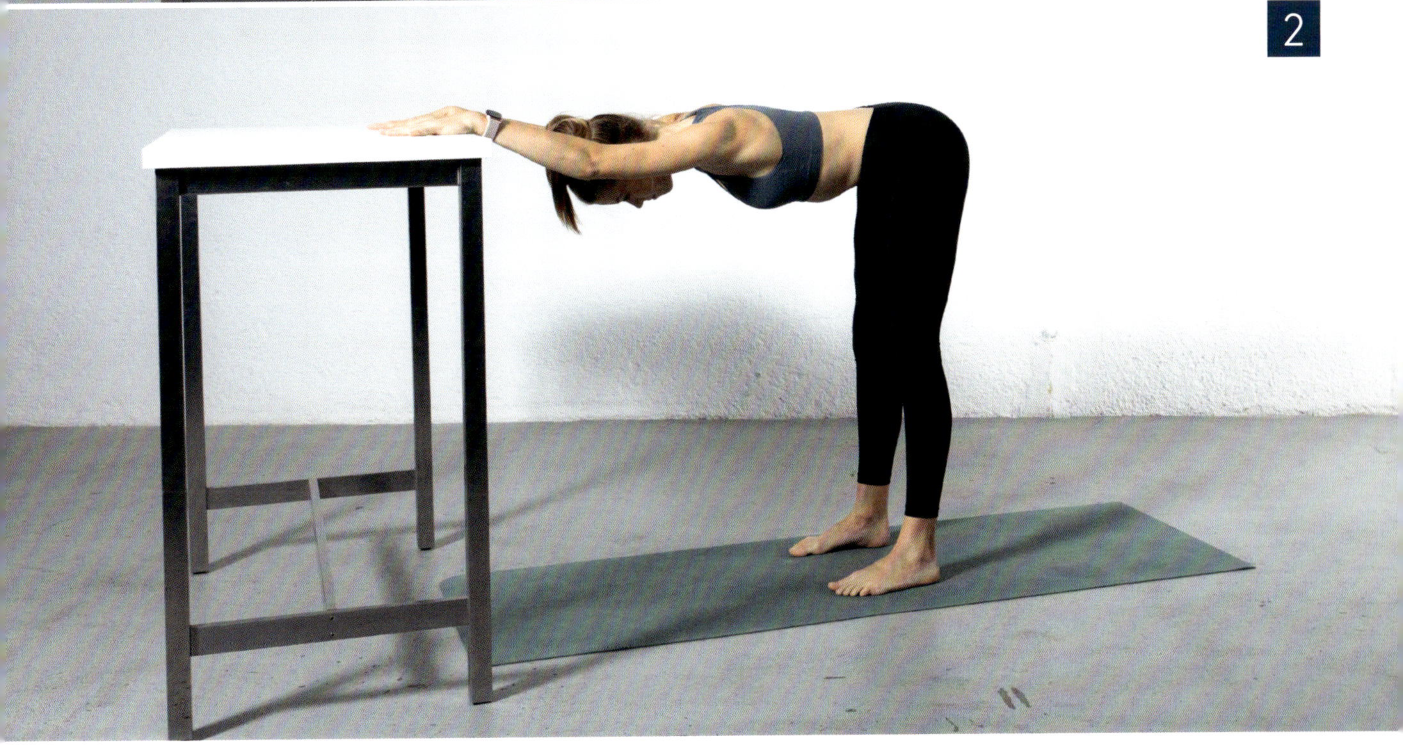
2

STUFE 2: CR (CONTRACT RELAX & STRETCH)

In diesem Schritt wird die Dehnübung intensiviert und die Sehnenrezeptoren, die in den Faszien sitzen, aktiviert, sodass die Dehnung erweitert werden kann.

1. **Dehnposition einnehmen:**
   Nehmen Sie die Startposition ein und drücken Sie den Oberkörper nach unten, sodass Sie eine deutliche, aber nicht zu intensive Dehnung wahrnehmen.
2. **Zielmuskelgruppe anspannen:**
   Spannen Sie nun die gesamte seitliche Rücken- und vordere Brustkette an, indem Sie die gestreckten Arme fest nach unten gegen die Auflagefläche drücken. Halten Sie diese Anspannung für etwa 8–10 Sekunden. Weichen Sie dabei mit dem Oberkörper nicht nach oben aus, sondern drücken Sie mit dem gesamten Rumpf aktiv dagegen. **(1)**
3. **Locker lassen:**
   Lösen Sie die Anspannung innerhalb von 2–3 Sekunden langsam auf.
4. **Statisch nachdehnen:**
   Nehmen Sie unmittelbar danach für ca. 20 Sekunden eine deutlich tiefere Dehnposition ein. Lassen Sie dabei Ihre gesamte Schulter- und Rückenmuskulatur locker. **(2)**
5. **Dynamisch nachdehnen:**
   Nun wird diese Position durch ein langsames passiv-dynamisches „Pumping-Stretch" verstärkt: Führen Sie 5–10 langsame und intensive pumpende Dehnungen durch, indem Sie den Oberkörper sanft auf- und abwärts bewegen. Diese Dehnung darf in der Endstellung zunehmend Ihr individuelles Maximum erreichen. Steigern Sie sich hier wieder von Wiederholung zu Wiederholung.

»

TIPP
Sie können die Übung 2–3-mal nacheinander durchführen oder direkt mit dem nächsten Schritt fortfahren, um die Komplexität zu erhöhen und eine aktive Komponente in die Übungsabfolge zu integrieren.

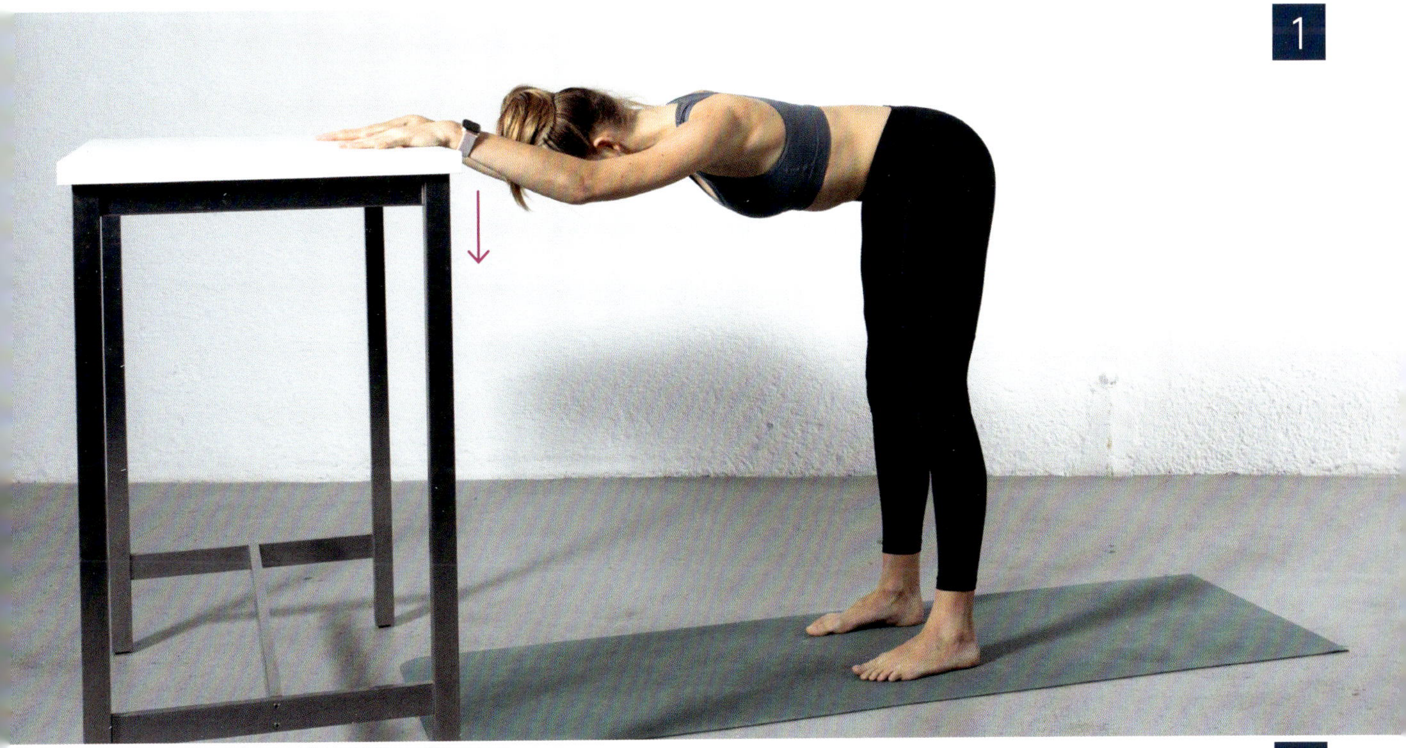
1

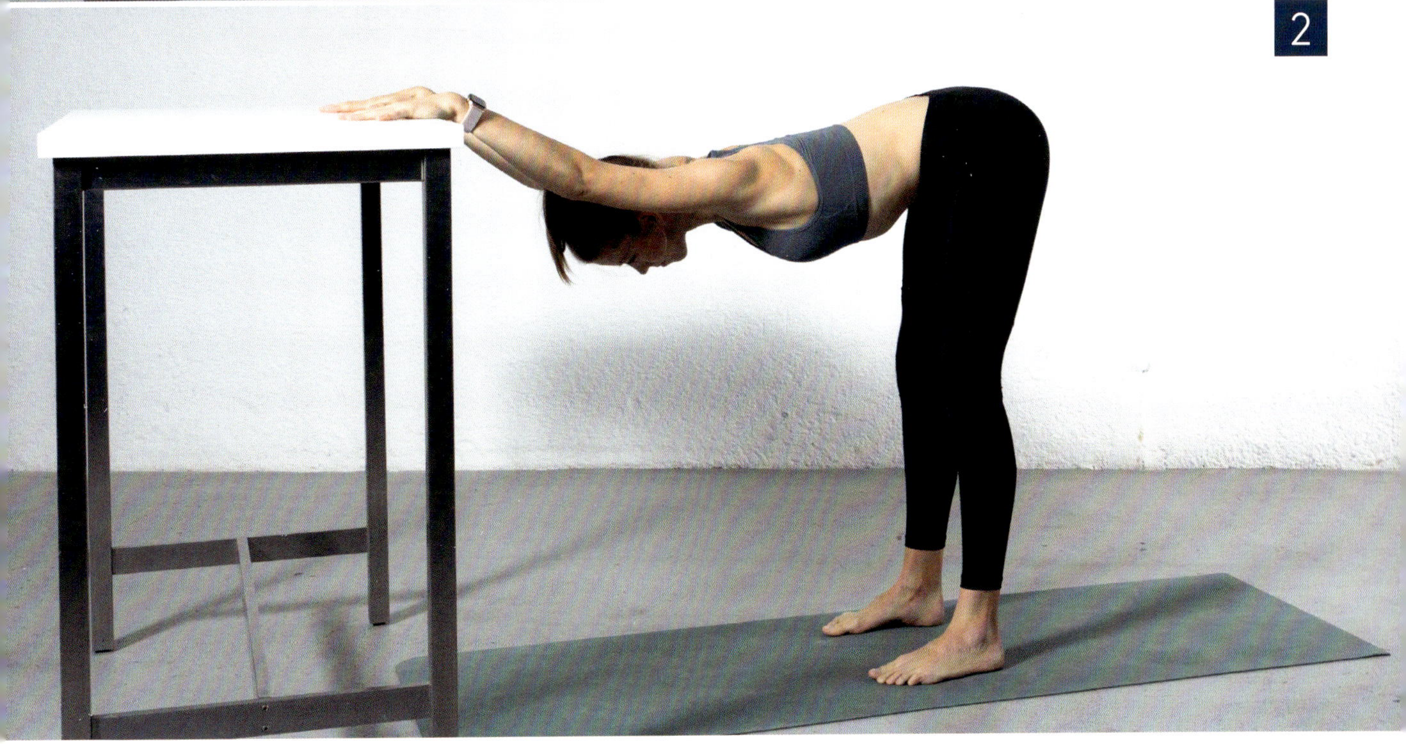
2

STUFE 3: AC (ANTAGONIST CONTRACT & STRETCH)

In diesem Schritt werden die Gegenspieler der zu dehnenden Muskeln aktiviert, sodass die jeweilige Muskelspannung herabgesetzt werden kann.

1. **Gegenspieler anspannen:**
   Spannen Sie Ihre oberen Rückenmuskeln aktiv an, indem Sie die gestreckten Arme etwa 8–10 Sekunden wenige Zentimeter von der Auflagefläche anheben. Die Position des Oberkörpers sollte dabei nach Möglichkeit nicht verändert werden. Weichen Sie also mit dem Oberkörper nicht nach oben aus, sondern halten Sie ihn unten. Das Anheben der Arme soll ausschließlich durch die Kraft der Gegenspieler realisiert werden. Gleichzeitig sollten Sie sich mit den Fußsohlen fest in den Boden drücken und Ihr Becken leicht nach hinten schieben. Eventuell spüren Sie in dieser Position ein Ziehen vom Wadenbereich über die Beinrückseite bis nach oben in den Rücken hinein. **(1)**
2. **Locker lassen:**
   Wie im vorherigen Schritt (CR) erfolgt nun ein Lockerlassen für 2–3 Sekunden, indem die Hände wieder auf der Stützfläche aufgelegt werden.
3. **Statisch nachdehnen:**
   Nehmen Sie erneut eine tiefere Dehnposition für etwa 20 Sekunden ein. Sie sollten nun in der Lage sein, die Bewegungsamplitude etwas zu erhöhen. Halten Sie diese für etwa 20 Sekunden passiv-statisch. **(2)**
4. **Dynamisch nachdehnen:**
   Anschließend erfolgt ein langsames passiv-dynamisches „Pumping-Stretch“: Führen Sie 5–10 langsame und intensive pumpende Dehnungen bis zu einer Schmerzgrenze von etwa 95 % durch. Steigern Sie sich hierbei langsam von Wiederholung zu Wiederholung.

»

TIPP
Einfacher wird diese Übung, wenn Sie die Arme auf eine Auflagefläche in Kopf- oder Schulterhöhe stützen und dadurch den Winkel im Rumpf verkleinern. Durch diese erhöhte Position wird das Anspannen und Dehnen erleichtert, da die Hüftbeugebewegung reduziert wird.

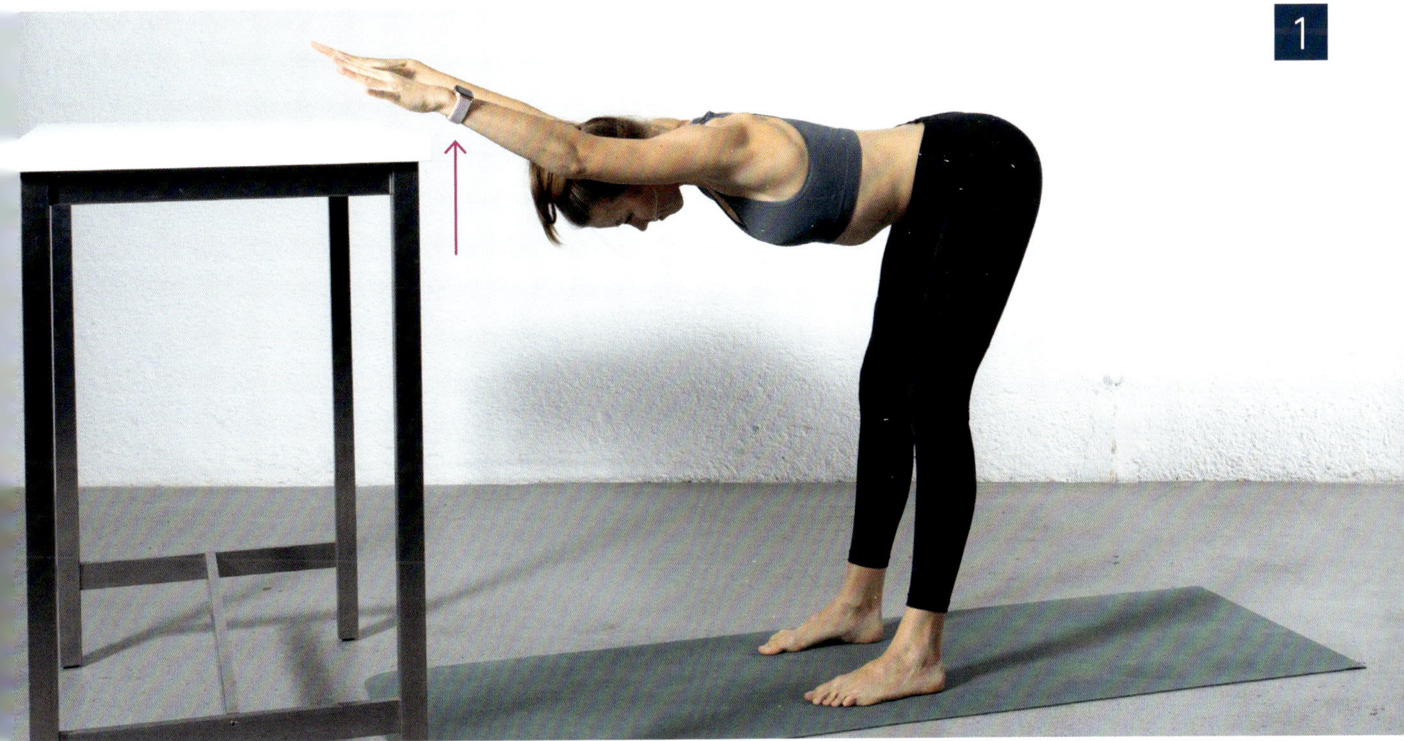
1

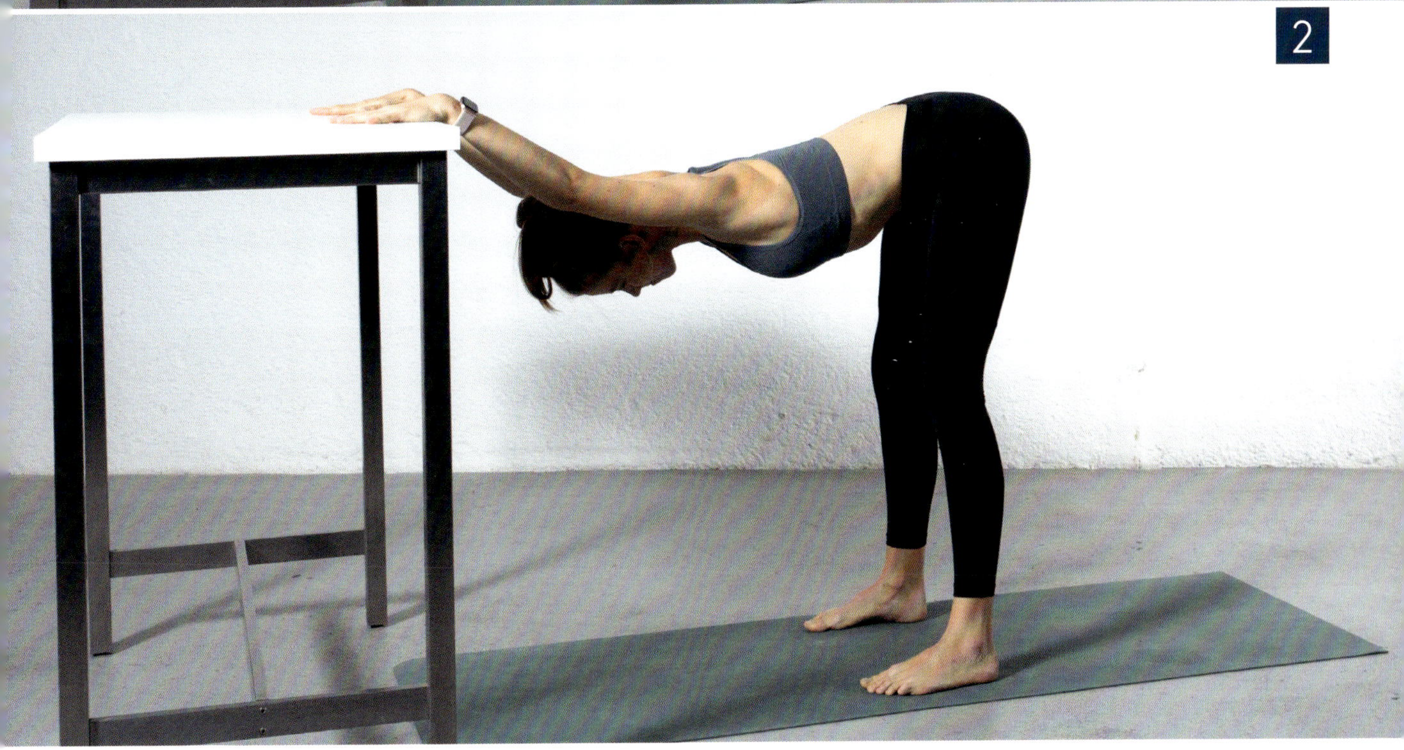
2

STUFE 4: ROTATION

Nachdem Sie die bisherigen Schritte unmittelbar nacheinander durchgeführt haben, wird nun durch eine Oberkörper-Außenrotation die Komplexität gesteigert und auch weitere myofasziale Zuglinien kommen hinzu.

1. **Einarmig aufstützen:**
   Lösen Sie einen Arm und strecken Sie diesen nach unten. Fokussieren Sie sich auf den anderen Arm und versuchen Sie, den Schulterwinkel noch ein wenig weiter zu öffnen.
2. **Nach innen rotieren:**
   Der nach unten gerichtete Arm wird nun zunächst nach innen rotiert, sodass die gegenüberliegende Schulter mit den Fingern kurzzeitig berührt wird. Dabei darf der Oberkörper in der Längsachse mitdrehen. Achten Sie dabei aber darauf, dass der Arm-Rumpf-Winkel des aufliegenden Armes weit geöffnet bleibt. **(1)**
3. **Nach außen-oben rotieren:**
   Das Innenrotieren im vorangegangenen Schritt ist eine Art „Schwungholen". Nun erfolgt ein zügiges, aber nicht zu schnelles Rotieren nach außen, indem Sie Ihren nach innen gerichteten Arm dynamisch nach seitwärts-außen anheben und dabei den Oberkörper auswärts mitrotieren lassen. Der Arm befindet sich dabei etwa im 90-Grad-Winkel zum Rumpf und darf nicht zu weit nach hinten geführt werden. Stellen Sie sich vor, Sie wollten einen Gegenstand greifen, der sich seitlich neben Ihnen über dem Kopf befindet. Drehen Sie sich so weit wie möglich nach oben auf, ohne dass der Schulterwinkel im anderen Arm geschlossen wird. Während Sie die Außenrotation durchführen, können Sie sich mit dem anderen Arm fest gegen die Stützfläche drücken. Nach der Rotation können Sie wieder locker lassen und versuchen, den Schulterwinkel noch weiter zu öffnen. **(2)**

»

TIPP
Führen Sie die Innen- und Außenrotation mit fließenden Übergängen ca. 5-mal nacheinander durch. Versuchen Sie den Bewegungsradius sowohl im unteren Arm-Rumpf-Winkel als auch im oberen Arm-Brust-Winkel von Wiederholung zu Wiederholung zu vergrößern. Am Ende der Außenrotation kann nach Belieben mehrmals in einem kleinen Bewegungsradius sanft nachgewippt werden.

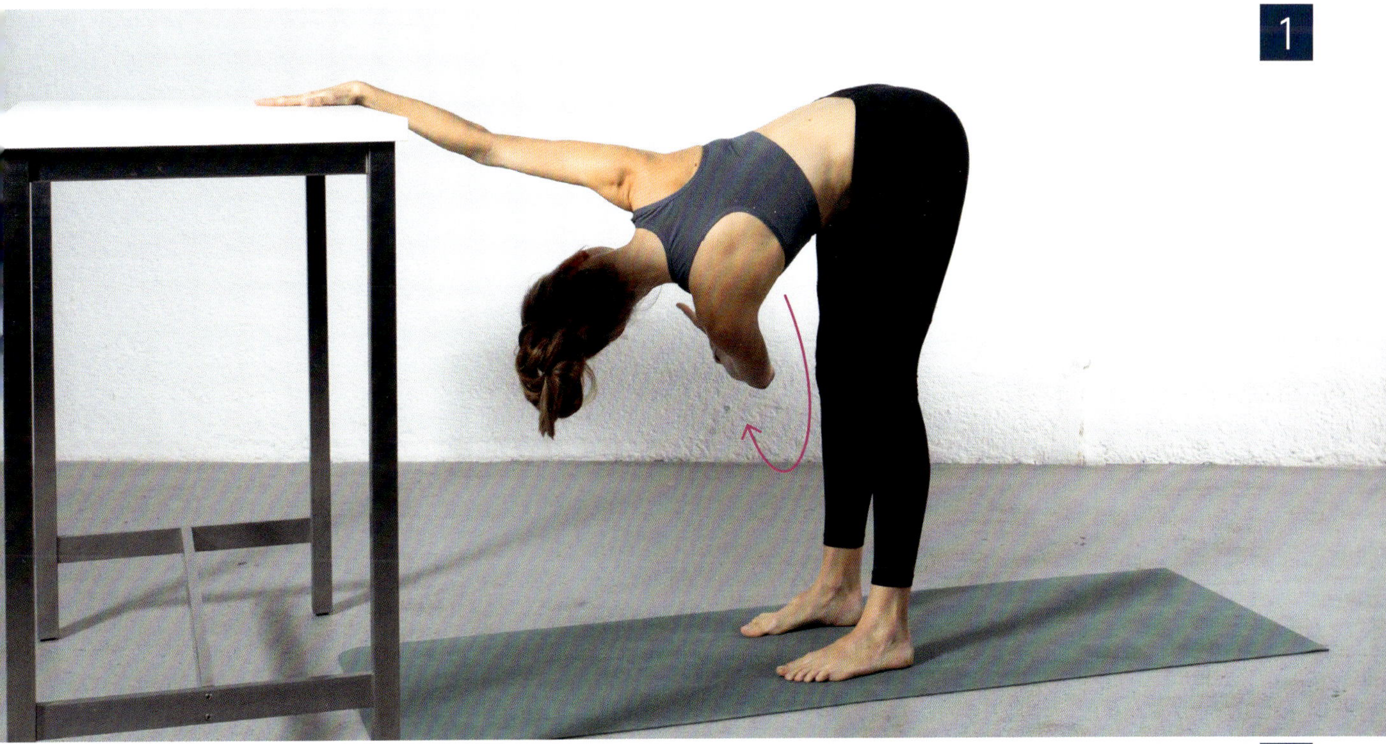
1

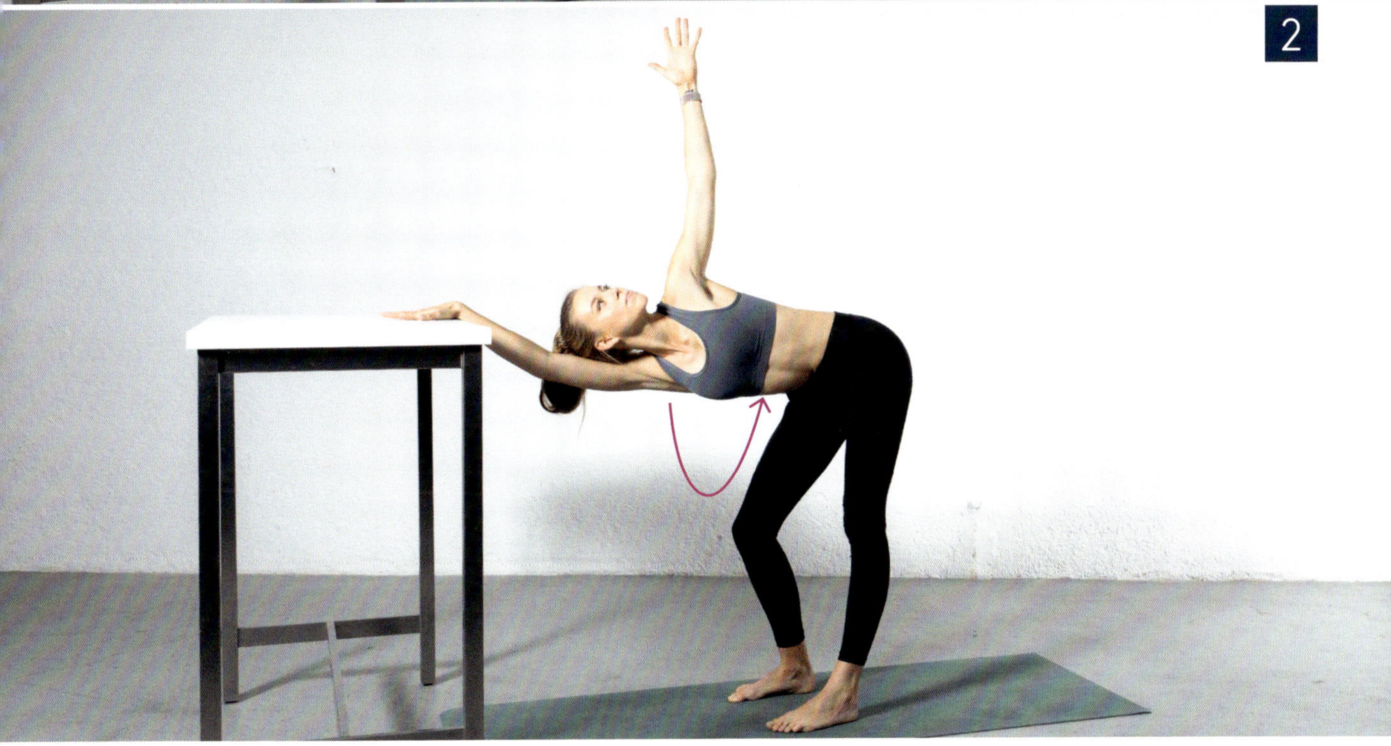
2

DER GEGRÄTSCHTE **STORCH**

BENEFIT:

Stabilisierung des Hüftgelenks und der Lendenwirbelsäule sowie Prävention von verschiedenen Bein-Fehlstellungen (z. B. X-Stellung)

WIRKUNGSBEREICHE:

Adduktoren sowie vordere, hintere und seitliche Rumpf-Oberkörper-Kette, Beweglichkeit in Hüftgelenk, Wirbelsäule und Rumpfstabilität

STUFE 1: STARTPOSITION

Mit dieser Übung dehnen Sie die Oberschenkelinnenseite über die gesamte Beinlänge und verbinden mehrere Gelenke miteinander.

1. Nehmen Sie eine mittlere Grätschposition im Stand ein, bei der Sie eine leichte Dehnung in den Adduktoren spüren. Halten Sie Ihre Arme ausgestreckt vor dem Körper. **(1)**
2. Stützen Sie sich für das Einnehmen des Grätschstandes zunächst mit den Händen auf dem Boden ab, um die Grätschposition leichter einnehmen und finden zu können. Die Fußspitzen sollten dabei etwas nach außen zeigen, sodass sich diese mit der Kniespitze in einer Linie befinden. Achten Sie darauf dabei keine O-Beine zu machen. Die Dehnung bzw. der Grätschwinkel sollte deshalb zu Beginn moderat und nicht zu intensiv gewählt werden. **(2)**
3. Grätschen Sie nun die Bein etwas weiter auseinander, bis sich die Dehnung zwischen den Beinen ein klein wenig verstärkt.

»

TIPP

Achten Sie darauf, dass die Lendenwirbelsäule in einer natürlichen Wölbung gehalten und nicht zu einem Rundrücken abgefälscht wird. Falls Ihnen das schwerfällt, können Sie den Oberkörper etwas aufrichten.

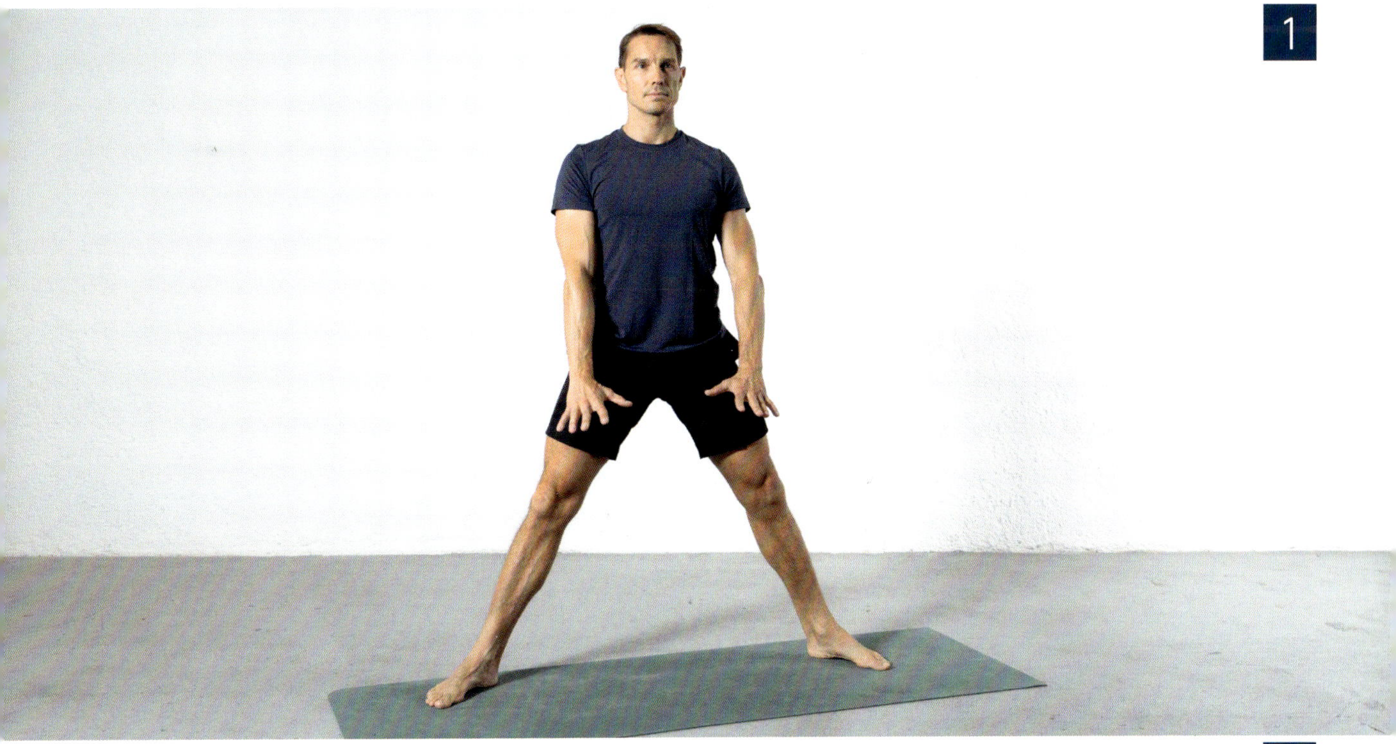
1

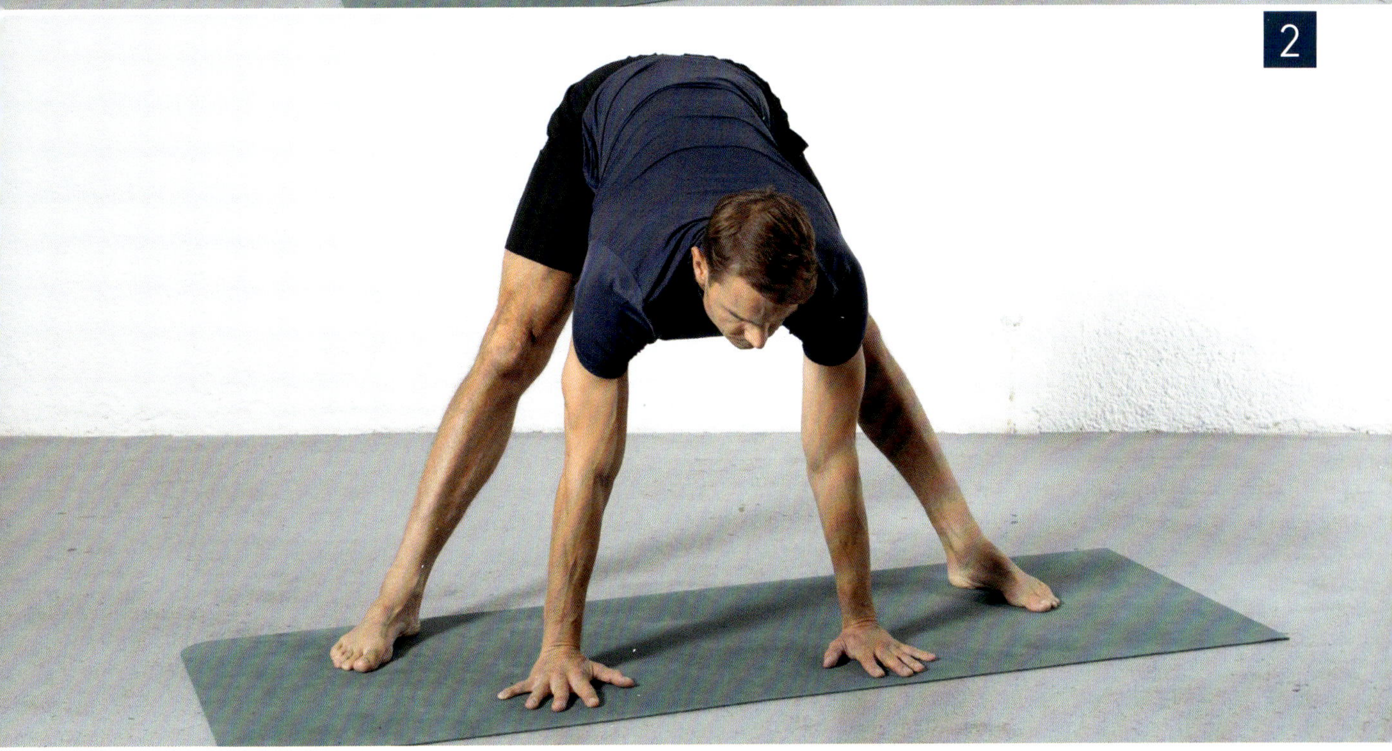
2

STUFE 2: CR (CONTRACT RELAX & STRETCH)

In diesem Schritt wird in den Adduktoren durch ein Anspannen der Sehnenreflex provoziert, um im Anschluss eine Entspannung und leichtere Dehnbarkeit zu erfahren.

1. **Dehnposition einnehmen:**
   Halten Sie die vorangegangene Stellung etwa 10–15 Sekunden. Da Sie sich bei dieser Übung in einer Grätsche befinden und den Oberkörper aus eigener Kraft vorgebeugt halten müssen, werden die Adduktoren bereits jetzt schon angespannt. **(1)**
2. **Zielmuskelgruppe fest anspannen:**
   Spannen Sie nun die gesamte Adduktorenkette fest an, indem Sie die Beine versuchen nach innen zu drücken. Stellen Sie sich vor, Sie möchten die Bodenoberfläche zusammenschieben. Halten Sie diese Anspannung für etwa 8–10 Sekunden. Weichen Sie dabei mit dem Oberkörper nicht nach oben oder unten aus.
3. **Locker lassen:**
   Lösen Sie die Anspannung innerhalb von 2–3 Sekunden langsam auf, beugen Sie den Oberkörper ganz nach unten und stützen sich mit den Händen auf den Boden. Sollten Sie nicht mit den Händen auf den Boden kommen, stützen Sie sich auf eine Erhöhung (z.B. Stuhl, Bank, Yogablock etc.)
4. **Statisch nachdehnen:**
   Durch das Abstützen der Hände auf dem Boden können Sie nun den Grätschwinkel erweitern, bis Sie ein intensives Dehnen in den Beinen spüren. Halten Sie diese tiefe Dehnposition etwa 20 Sekunden. Fallen Sie mit den Knien dabei nicht nach innen. **(2)**
5. **Dynamisch nachdehnen:**
   Nun wird diese Position durch ein langsames passiv-dynamisches „Pumping-Stretch" verstärkt: Führen Sie 5–10 langsame und intensive pumpende Dehnungen durch, indem Sie den Oberkörper langsam und rhythmisch ein paar Zentimeter nach vorne und nach hinten bewegen.

TIPP
Sie können die Übung 2–3-mal nacheinander durchführen oder direkt mit dem nächsten Schritt fortfahren, um die Komplexität zu erhöhen und eine aktive Komponente in die Übungsabfolge zu integrieren.

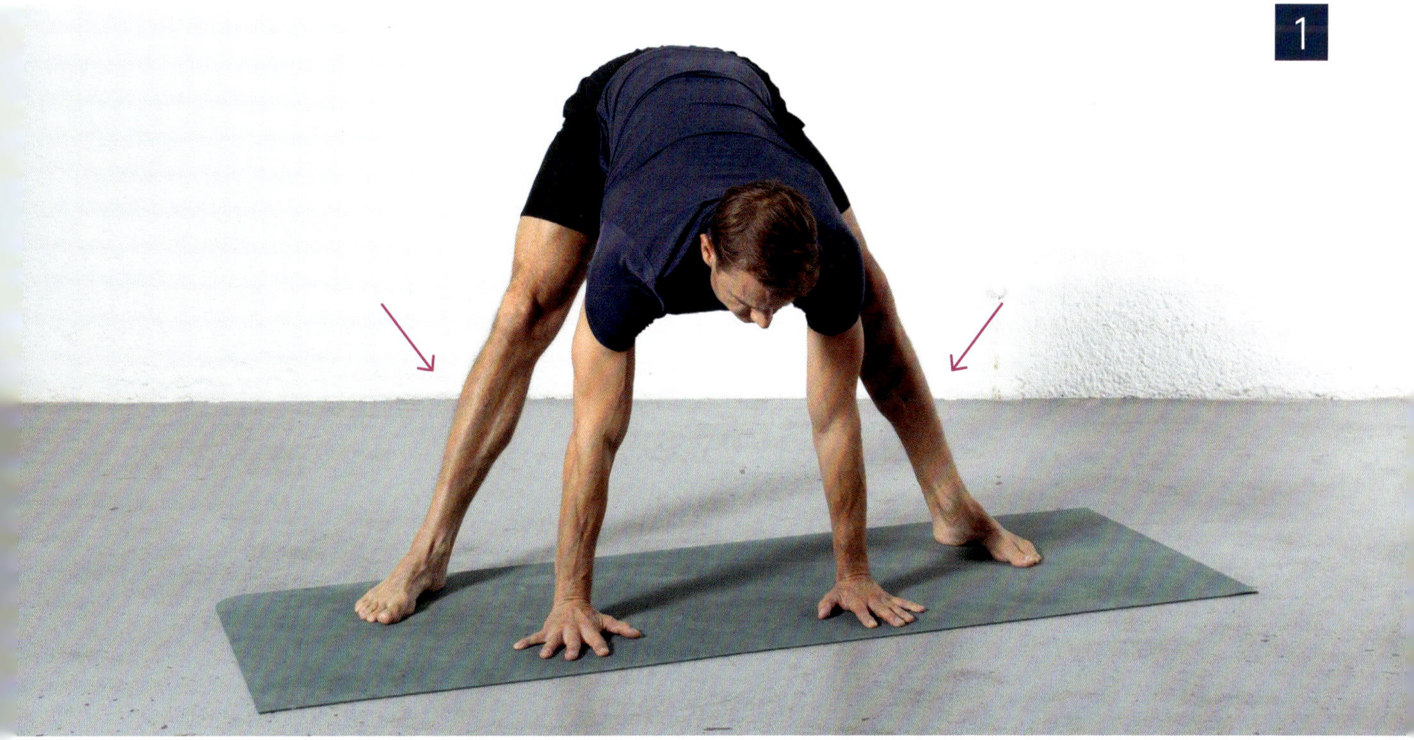
1

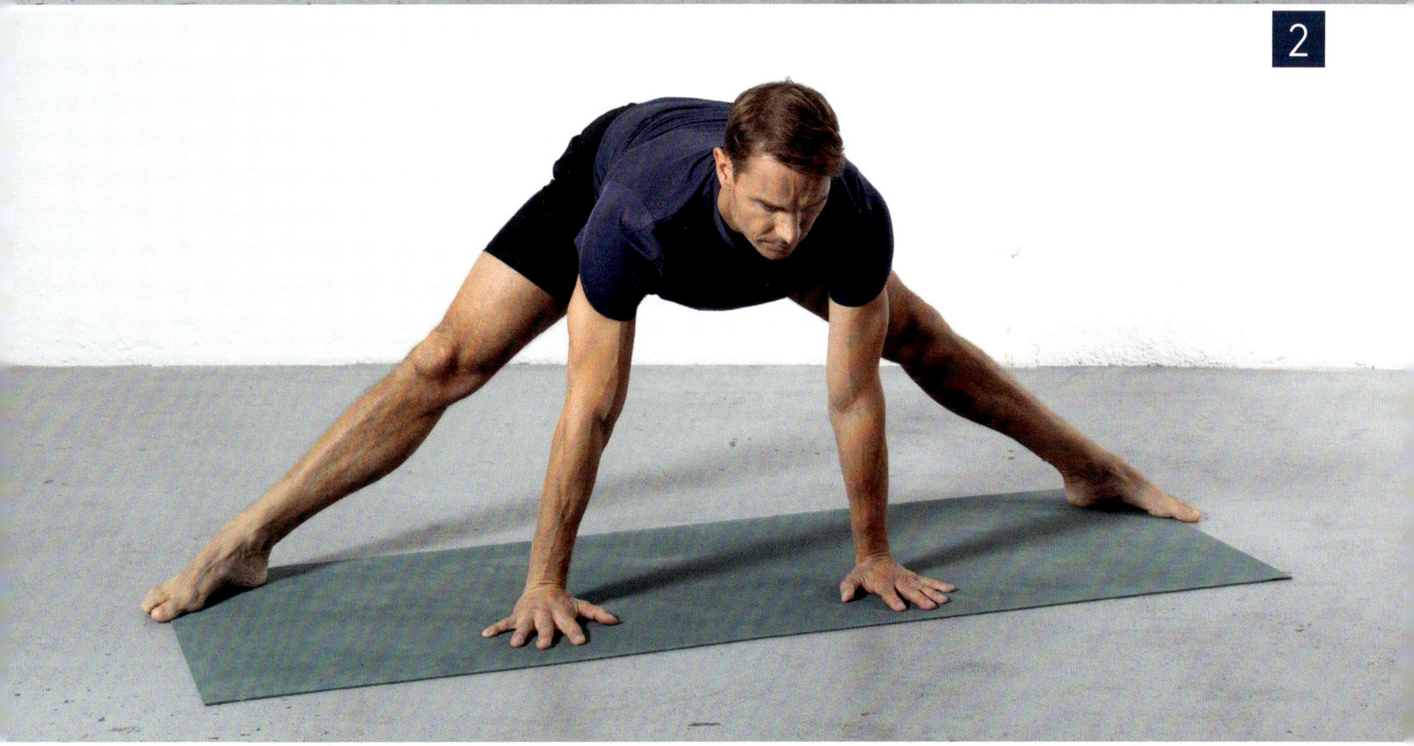
2

STUFE 3: AC (ANTAGONIST CONTRACT & STRETCH)

In diesem Schritt werden die Abduktoren, die Gegenspieler der Adduktoren, aktiv angespannt. Dadurch verbessern Sie wieder einerseits die aktive Beweglichkeit und fördern andererseits eine erneute Entspannung im Zielmuskel.

1. **Gegenspieler anspannen:**
   Richten Sie den Oberkörper wieder in die Startposition auf und halten Sie sich an einer stabilen Auflagefläche fest. Verlagern Sie das Körpergewicht auf das rechte Bein, das bei Bedarf etwas gebeugt werden kann. Heben Sie nun das linke Bein gestreckt seitlich so weit nach oben an, wie es Ihre aktive Beweglichkeit zulässt. Gleichzeitig drücken Sie mit den Armen fest nach unten gegen die Fläche, an der Sie sich festhalten. Achten Sie darauf, dass beim Anheben des Beins die Schultern waagerecht in der Achse gehalten werden. Halten Sie das angehobene Bein für ca. 8–10 Sekunden an der von Ihnen individuell erreichbaren höchsten Stelle. Setzen Sie es danach ab und wechseln Sie sofort auf das andere Bein. **(1)**
2. **Locker lassen:**
   Nach dem Anspannen der Abduktoren erfolgt nun ein Lockerlassen für 2–3 Sekunden, indem Sie die Hände wieder nach unten auf den Boden abstützen.
3. **Statisch nachdehnen:**
   Nehmen Sie erneut eine tiefere Grätschposition für etwa 20 Sekunden ein. Sie sollten nun in der Lage sein, den Grätschwinkel ein wenig zu erhöhen. Halten Sie diese Position passiv-statisch für etwa 20 Sekunden. **(2)**
4. **Dynamisch nachdehnen:**
   Nun erfolgt eine Intensivierung durch ein passiv-dynamisches „Pumping-Stretch“. Dabei führen Sie 5–10 langsame und intensive rhythmische Bewegungen durch, indem Sie Ihren Oberkörper im Wechsel ein paar Zentimeter nach vorne und nach hinten verlagern. Sie dürfen nun eine Dehnung bis zu einer Schmerzgrenze von etwa 95 % einnehmen. Auch hier sollten Sie sich wieder langsam von Wiederholung zu Wiederholung steigern.

»

TIPP
Um die Wirkungskette zu erhöhen, können Sie diese Übung auch im Stehen durchführen. Halten Sie sich an einem Gegenstand fest und öffnen Sie dabei aus eigener Kraft den Grätschwinkel, indem Sie das aktive Bein seitwärts so weit wie möglich nach oben führen. Mit zunehmendem Trainingserfolg können Sie diese Übung weiter steigern, indem Sie zusätzlich ein elastisches Gummiband verwenden.

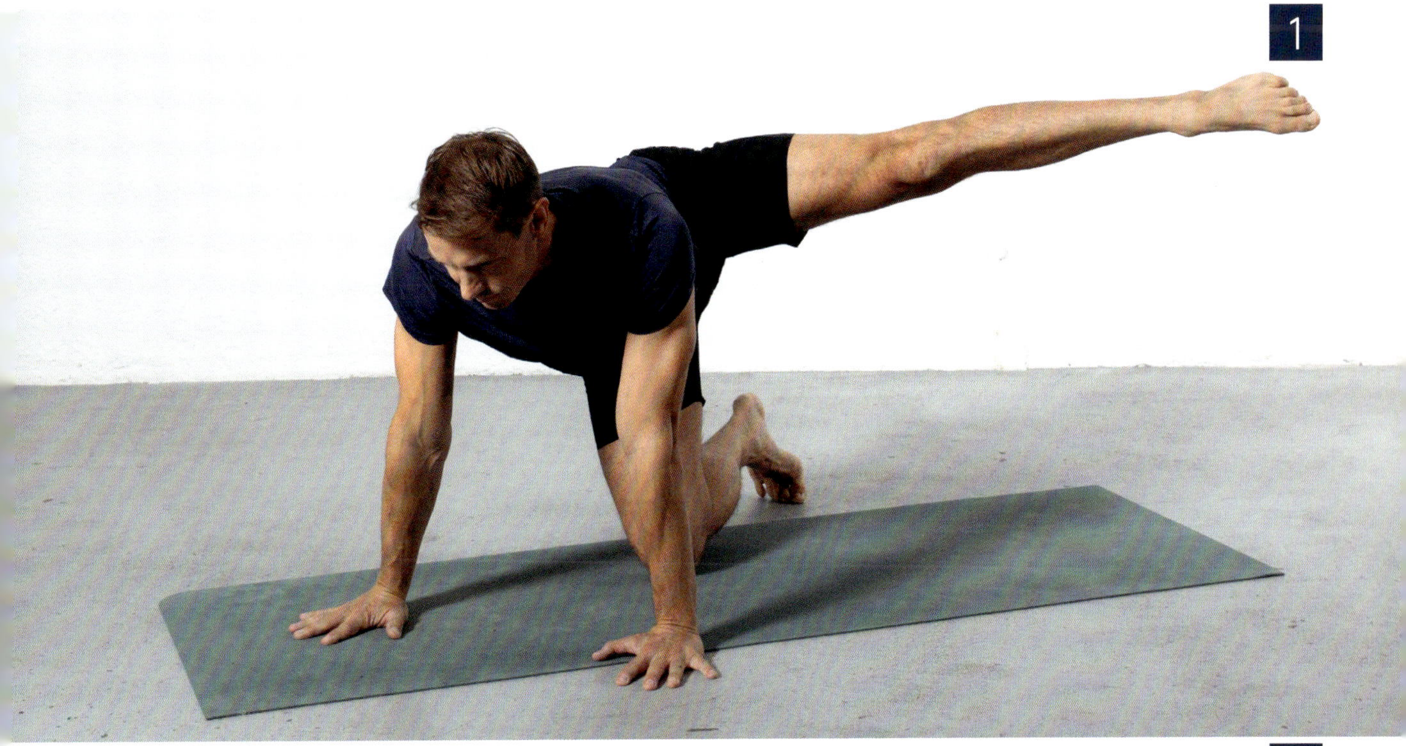
1

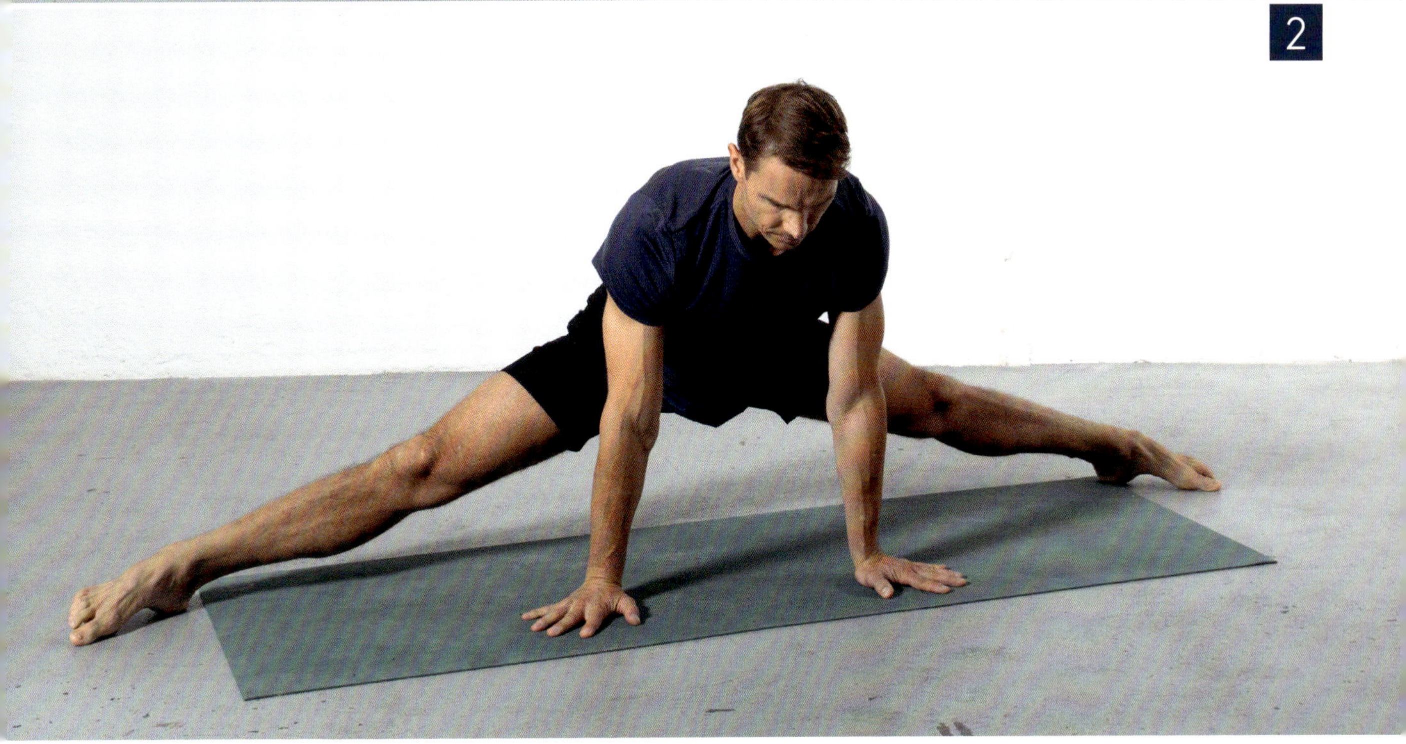
2

STUFE 4: ROTATION

Durch das Hinzufügen von Oberkörperrotationen wird der Bewegungsablauf zum Schluss komplexer gestaltet und mit weiteren myofaszialen Zuglinien sowie Muskelketten aktiv ergänzt.

1. **Vorgebeugtes Eindrehen in der Längsachse des Oberkörpers:**
   Nehmen Sie erneut die Startposition ein und drehen Sie dabei Ihren Oberkörper in der Längsachse nach rechts so weit wie möglich ein. Die Rotation wird von Ihrem rechten Arm eingeleitet, der ebenfalls so weit wie möglich aus dem Brustkorb und dem Schultergelenk aktiv geöffnet wird. Der linke Arm zieht während der Rotation in Richtung der rechten Fußspitze und unterstützt dadurch die Drehung. Halten Sie die Endposition für etwa 3–5 Sekunden, ehe Sie geschmeidig und langsam in den nachfolgenden Schritt wechseln. **(1)**
2. **Aufrichten des Oberkörpers bei eingedrehter Haltung**
   Richten Sie Ihren Oberkörper aus der vorgebeugten Haltung nach oben in eine aufrechte Standposition auf. Bleiben Sie dabei so weit wie möglich eingedreht und versuchen Sie, die Rotation während des Aufrichtens sogar etwas zu verstärken. Halten Sie diese Stellung für etwa 3–5 Sekunden.
3. **Aus der Grätsche in den Ausfallschritt rotieren**
   Rotieren Sie nun aus der eingedrehten Grätschstellung in einen Ausfallschritt nach rechts. Das rechte Bein wird dabei etwas gebeugt. Das linke Bein bleibt so gestreckt wie möglich, jedoch wird die Ferse des linken Fußes angehoben und der Fuß über den Fußballen in die Drehrichtung mitgedreht. Sie können nun Ihren Oberkörper noch weiter eindrehen. Halten Sie die Endposition für etwa 3–5 Sekunden statisch. **(2)** Lösen Sie die Position geschmeidig auf und begeben Sie sich in die Startposition. Führen Sie nun alle Schritte auf die gleiche Art und Weise auf der anderen Seite durch.

»

TIPP
Achten Sie beim Wechsel der Positionen auf fließende und kontrollierte Übergänge. Sie können am Ende jeder Eindrehbewegung in einem kleinen Radius 3–5-mal leicht dynamisch nachfedern. Führen Sie mehrere Wiederholungen der gesamten Rotationsreihe durch und versuchen Sie, sowohl den Radius des Eindrehens sowie der Grätsch- und Ausfallschrittposition allmählich zu vergrößern.

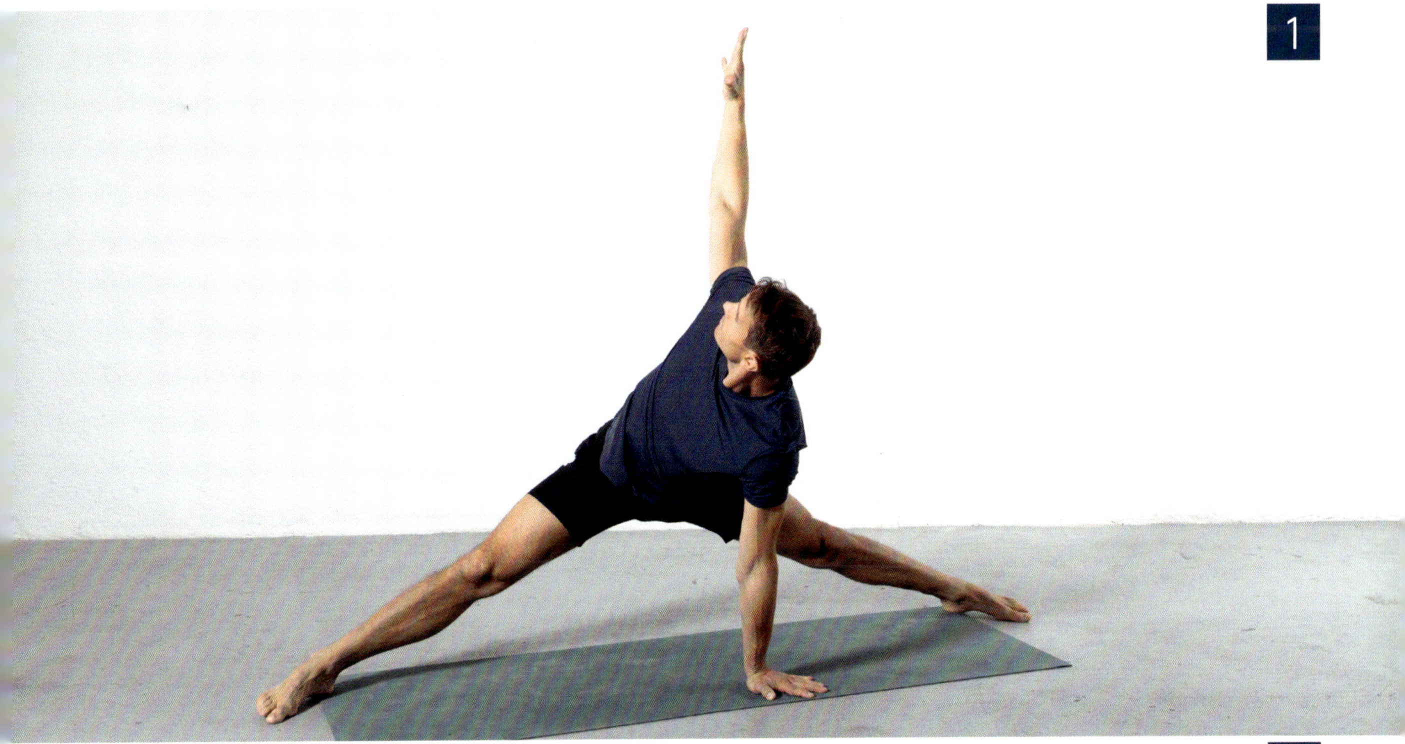
1

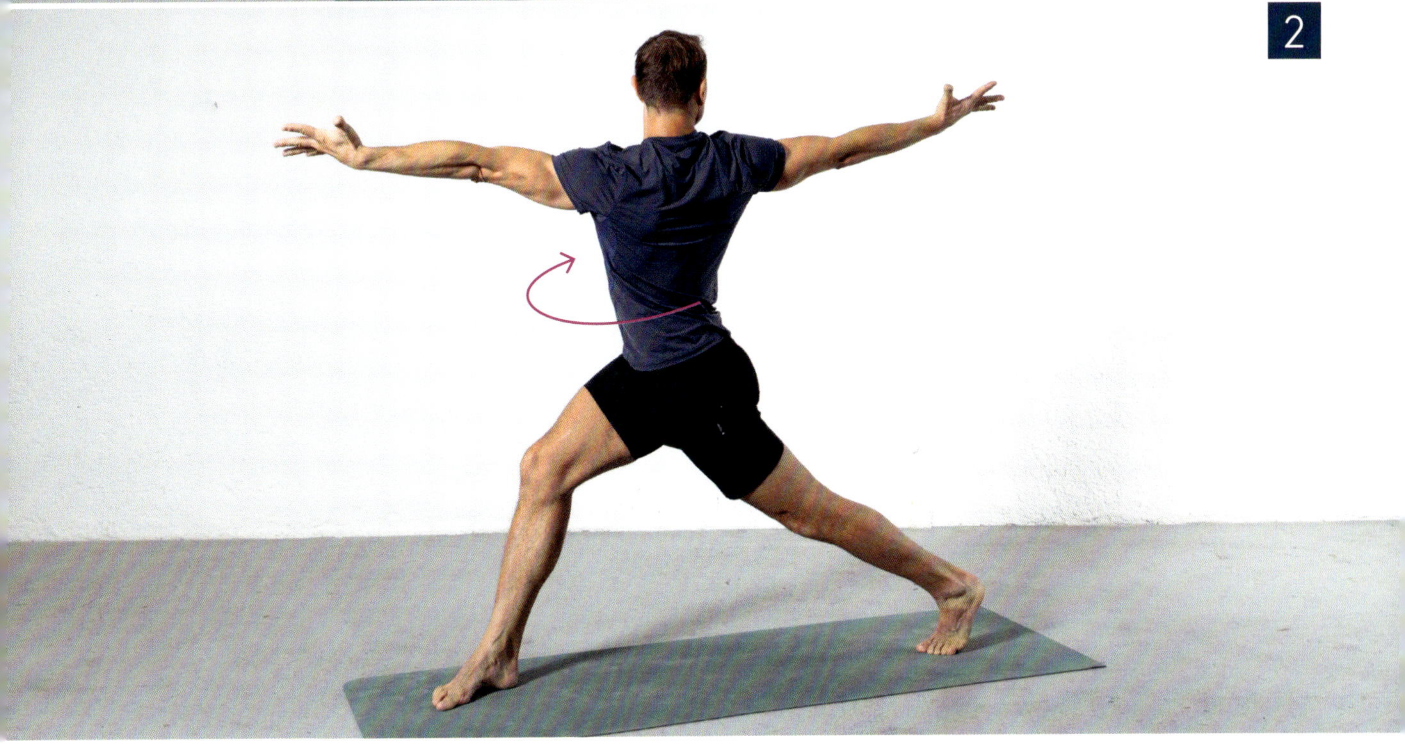
2

DER KNIENDE **MÖNCH**

BENEFIT:

Reduktion von Schmerzen im unteren Rückenbereich, Prävention von Fehlhaltungen (z. B. Hohlkreuz) und mehr Beweglichkeit im unteren Rückenbereich

WIRKUNGSBEREICHE:

Hüftbeuger-Beinstrecker-Kette, seitliche Linie und Spirallinie

STUFE 1: STARTPOSITION

Mit dieser Übung fokussieren Sie die Dehnung der Hüftbeuger und Beinstrecker, indem das zu dehnende Bein angewinkelt an einer Wand fixiert wird. Dadurch wird eine hohe Vorspannung erzeugt und die Dehnung intensiviert.

1. Knien Sie sich nahe an einer Wand in einen Ausfallschritt auf den Boden. Stellen Sie das rechte Bein nach vorne auf, sodass Sie etwa einen 90-Grad-Winkel in Ihrem Kniegelenk erreichen und stabil knien. Das hintere linke Bein wird gebeugt ganz nah an eine Wand gestellt. Das Knie und der Unterschenkel haben dabei Kontakt zur Wand. **(1)**
2. Richten Sie nun Ihren Oberkörper so weit auf, bis Sie eine deutliche Dehnung in der Beinstrecker-Hüftbeuger-Kette spüren. **(2)**

»

TIPP
Platzieren Sie eine weiche Unterlage unter dem hinteren Knie. Da dieses Bein angewinkelt ist, sollte es nicht auf einem harten Untergrund aufgestützt werden. Verwenden Sie z.B. ein Kissen, ein Schaumstoffpad oder eine zusammengerollte Gymnastikmatte. Achten Sie auch darauf, dass sich das hintere Knie ganz an der Wand befindet und keine Lücke entsteht.

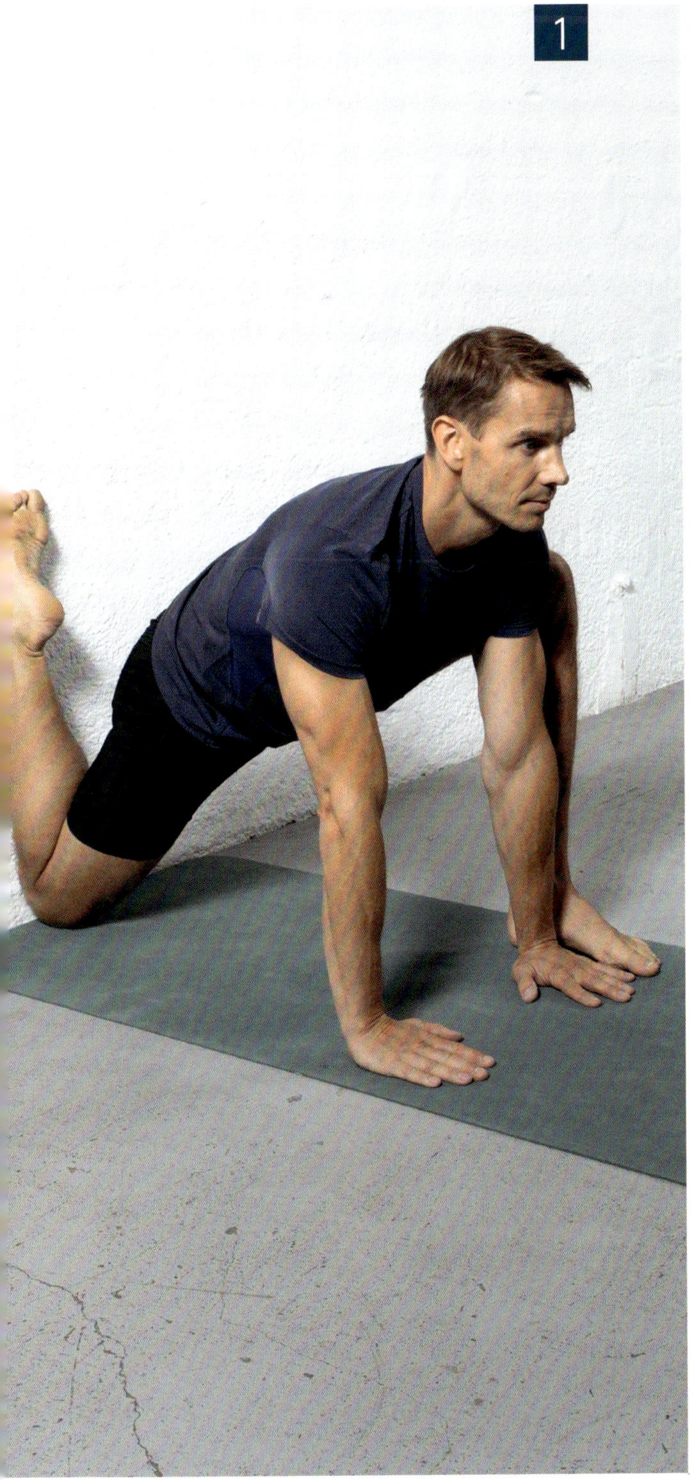
1

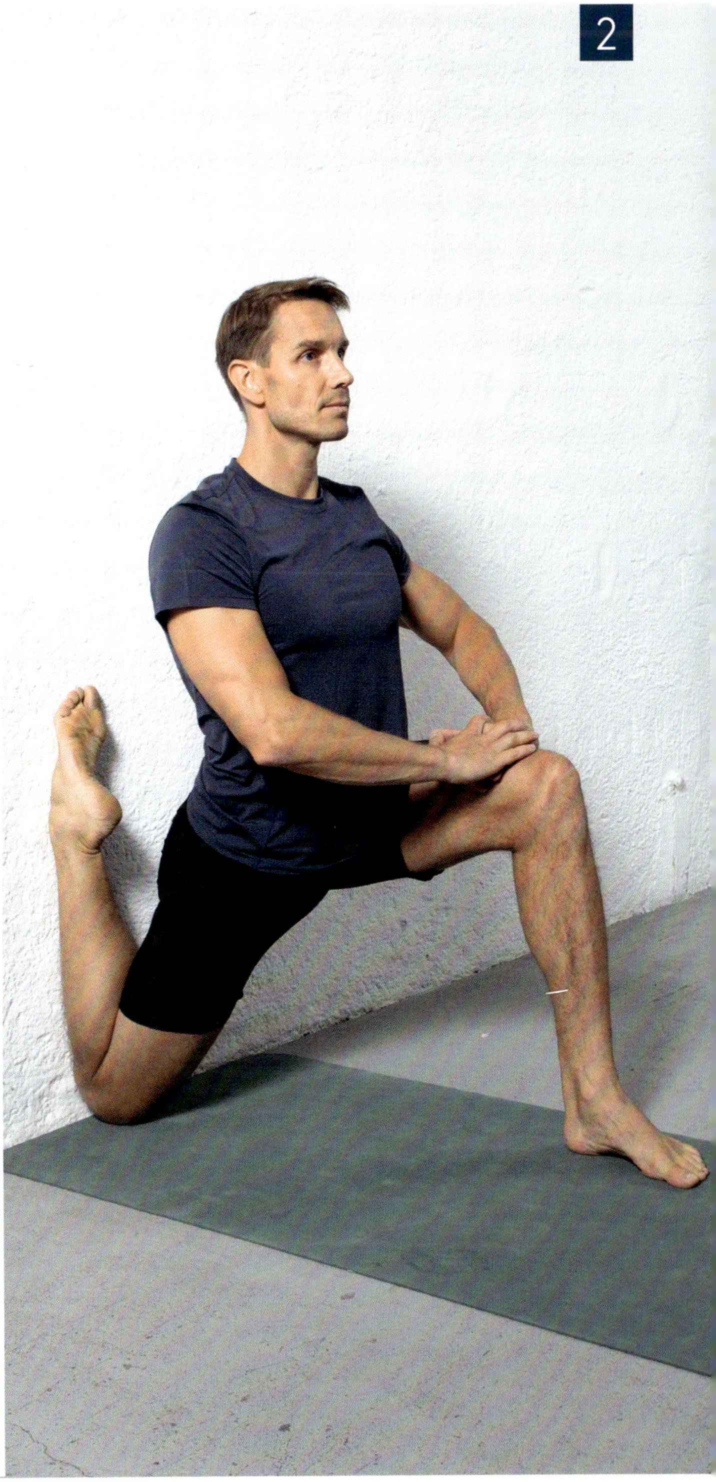
2

STUFE 2: CR (CONTRACT RELAX & STRETCH)

In diesem Schritt wird die zu dehnende Muskulatur der Beinstrecker- und Hüftbeugerkette aktiv angespannt. Da sich in dieser Position hohe Spannungen ergeben, ist es empfehlenswert, zunächst vorsichtig zu beginnen und sich dann langsam zu steigern.

1. **Dehnposition einnehmen:**
   Nehmen Sie wieder die Startposition ein. Falls es Ihnen nicht möglich ist, in einer aufrechten Position zu knien, können Sie sich mit den Händen auf dem Boden abstützen oder eine Stützhilfe auf mittlerer Höhe wählen.
2. **Zielmuskelkette anspannen:**
   Drücken Sie nun für etwa 8–10 Sekunden mit dem hinteren Bein fest gegen die Wand. Stellen Sie sich vor, Sie würden die Wand mit Ihrem hinteren Bein wegdrücken. Dabei kontrollieren Sie den Druck, indem Sie die Intensität während dieses Drückens erst sanft steigern und dann in den letzten Sekunden der Kontraktion ihr Maximum erreichen. **(1)**
3. **Locker lassen:**
   Lassen Sie im Anschluss locker und entspannen Sie sich für 2–3 Sekunden.
4. **Statisch nachdehnen:**
   Vergrößern Sie nun Ihre Dehnung, indem Sie Ihren Oberkörper etwas weiter aufrichten und das Becken nach vorne drücken. Halten Sie diese Position für etwa 20 Sekunden. **(2)**
5. **Dynamisch nachdehnen:**
   Führen Sie anschließend einige dynamische Dehnungen durch, indem Sie das Becken langsam und kontrolliert in rhythmischen Bewegungen 10-mal vor- und zurückbewegen.

TIPP
Falls Sie beim Anspannen der Zielmuskulatur einen zu intensiven Dehnschmerz verspüren, dann lösen Sie die Dehnstellung etwas auf, indem Sie sich mit den Händen auf den Boden stützen und den Oberkörper auf diese Weise ein wenig nach vorne verlagern.

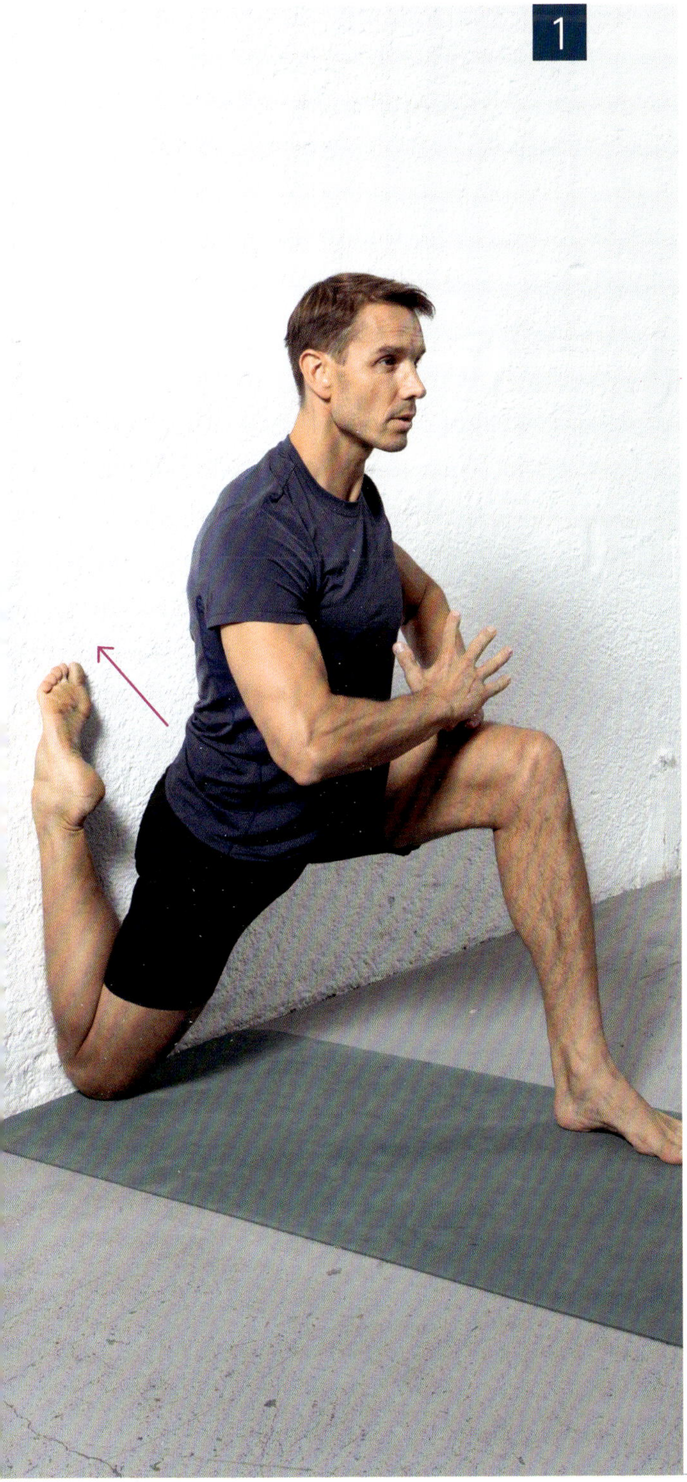
1

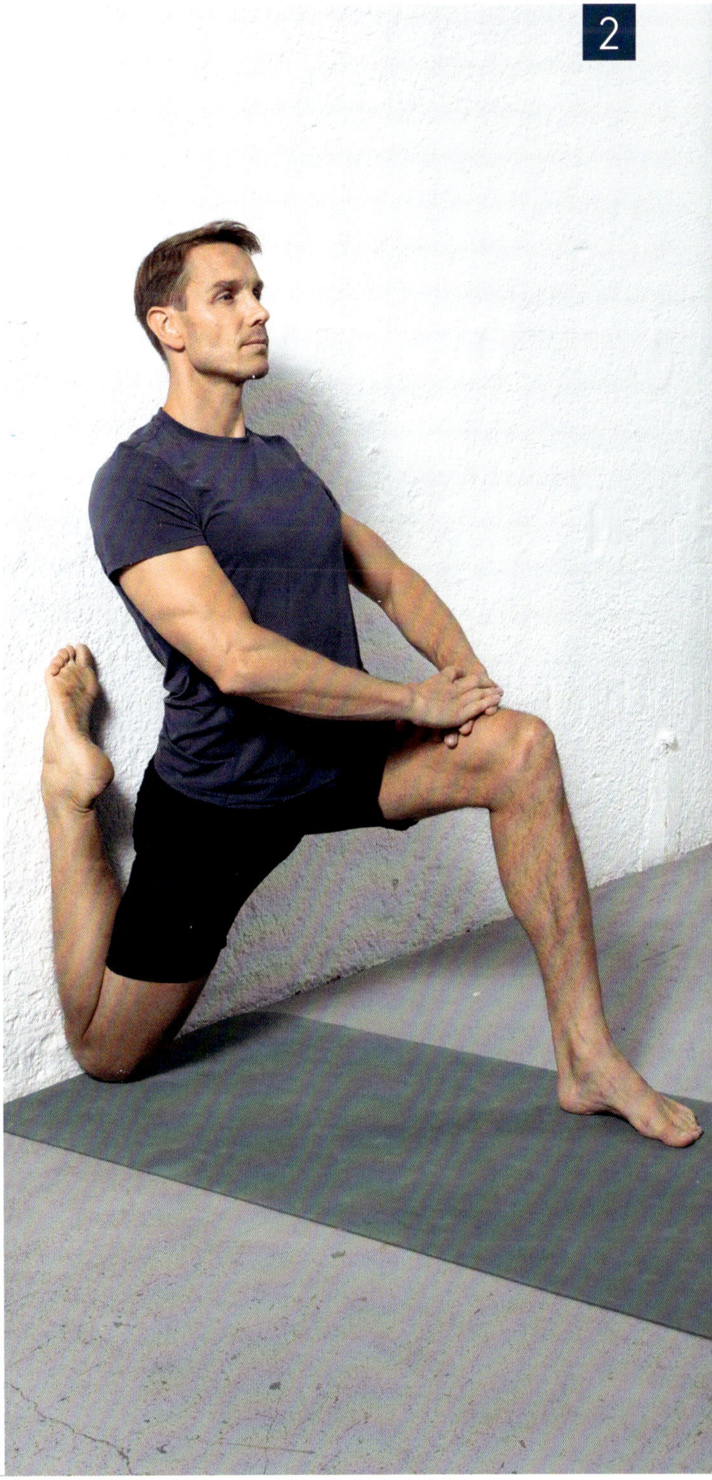
2

STUFE 3: AC (ANTAGONIST CONTRACT & STRETCH)

In diesem Schritt wird die Gegenspielermuskulatur der Beinbeuger- und Hüftstrecker-Kette aktiv angespannt. Da sich das in dieser isolierten Position teilweise etwas schwierig gestalten könnte, versuchen Sie sich vorzustellen, Sie wollten das hintere Bein von der Wand lösen.

1. Gegenspieler anspannen:
Spannen Sie nun den Beinbeuger (rückseitige Oberschenkelmuskulatur) und die Gesäßmuskulatur an. Versuchen Sie dabei die Ferse des hinteren Beins aus eigener Kraft zum Gesäß zu führen und gleichzeitig das hintere Knie etwas vom Boden anzuheben. Auch wenn Ihnen beide Bewegungen nicht wirklich möglich sind und das Knie unmöglich vom Boden abgehoben werden kann, spannen Sie die Gegenspielermuskulatur allein durch den Versuch an. Halten Sie diese Anspannung für etwa 8–10 Sekunden. **(1)** Während Sie den Gegenspieler anspannen, können Sie den Oberkörper etwas nach vorne beugen und sich dabei auf dem Boden abstützen. Auf diese Weise fällt Ihnen diese Dehnung ein wenig leichter.

2. Locker lassen:
Entspannen Sie sich für 2–3 Sekunden und richten Sie Ihren Oberkörper wieder auf.

3. Statisch nachdehnen:
Erweitern Sie nun die Dehnposition mit einer deutlich erhöhten Intensität und halten Sie diese für etwa 20 Sekunden.

4. Dynamisch nachdehnen:
Dehnen Sie anschließend dynamisch mit kontrollierten rhythmischen Bewegungen etwa 10-mal nach. Erweitern Sie dabei vorsichtig die Bewegungsamplitude und nähern Sie sich der Schmerzgrenze an. **(2)**

»

TIPP
Um Ihnen das Anspannen des Gegenspielers zu erleichtern, können Sie auch mit der Hand gegen die Ferse drücken, sodass der Beinbeuger angespannt wird und gegengehalten werden muss.

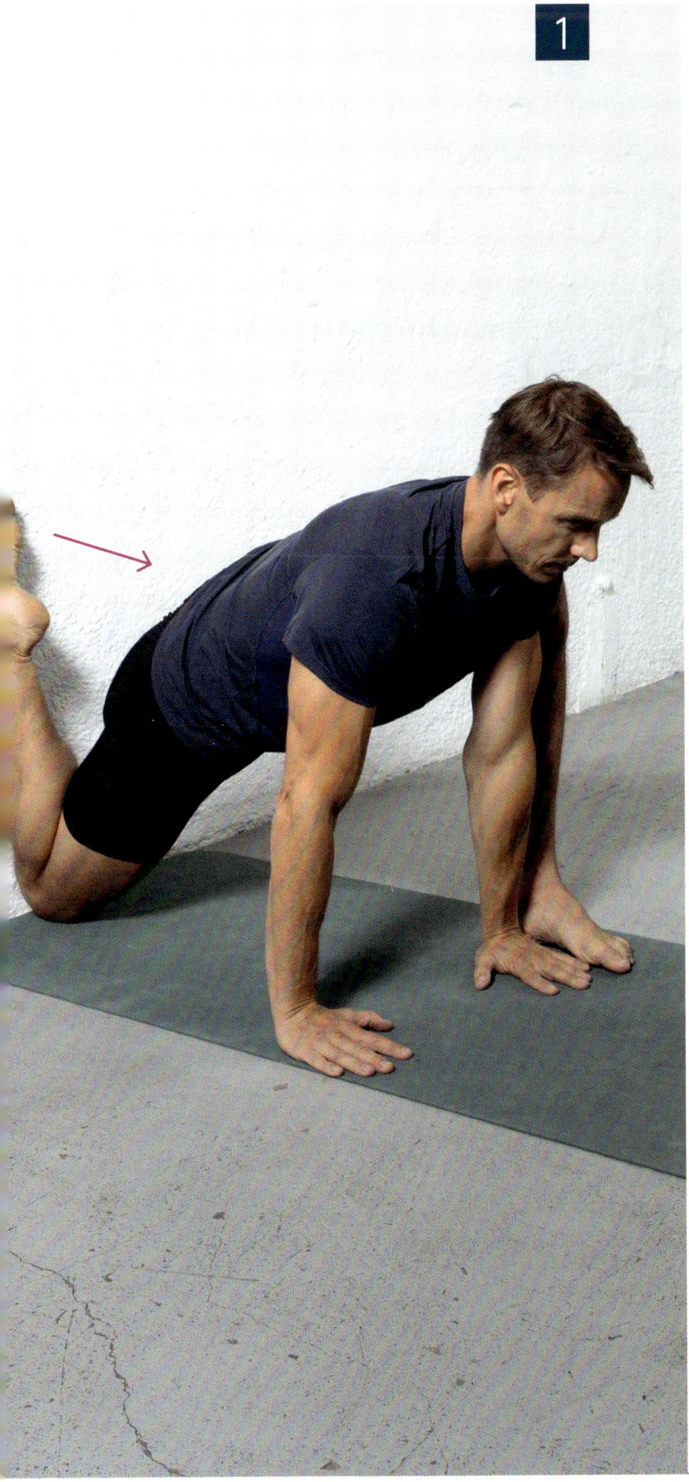
1

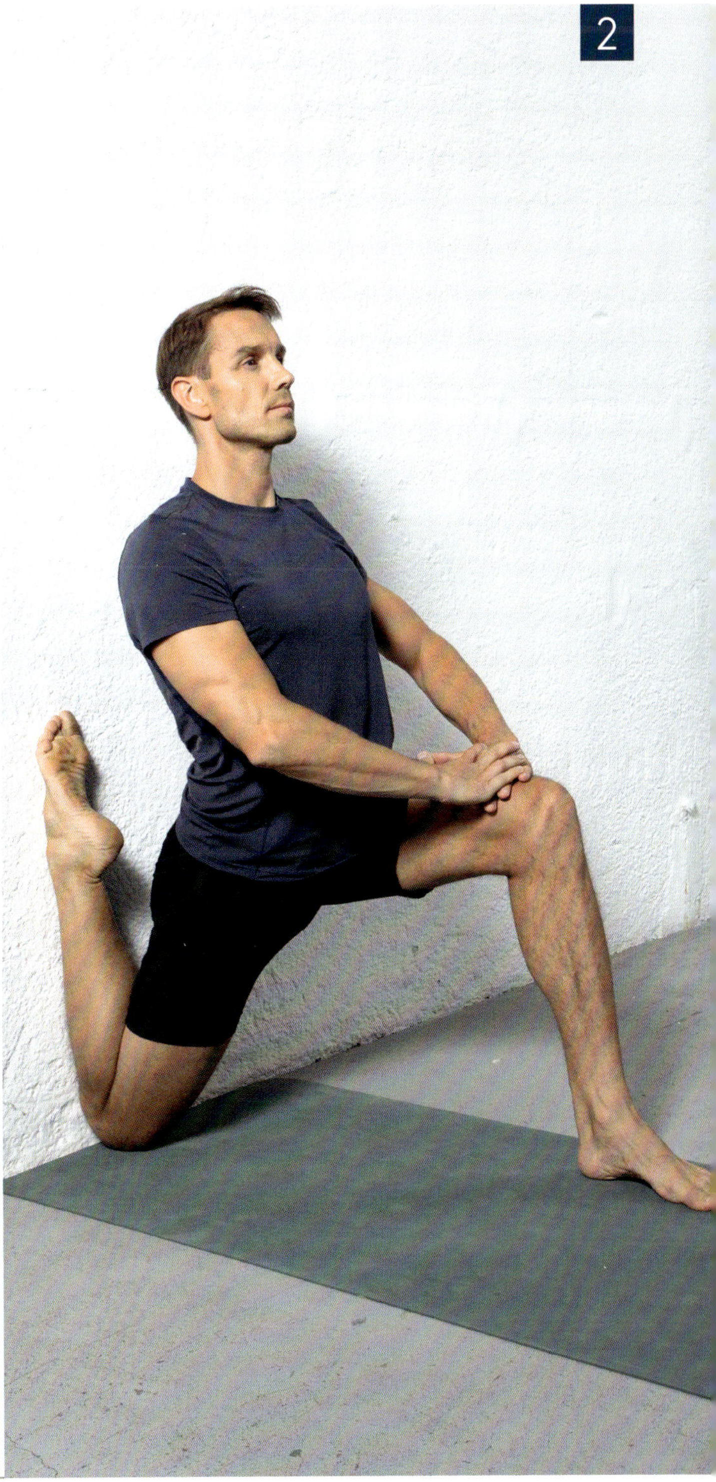
2

STUFE 4: ROTATION

Die Übung wird nun durch das Hinzufügen von Rotationen im Oberkörper zum Schluss noch komplexer gestaltet und die vordere und diagonal verlaufende Zuglinie bis zum Brustkorb und Schultergelenk hinzugefügt.

1. **Nach innen eindrehen:**
   Drehen Sie den Oberkörper nach innen in Richtung des vorderen Beins und führen Sie den Arm auf der gleichen Seite so weit wie möglich nach hinten oben. Drücken Sie mit der passiven Hand diagonal nach außen auf das vordere Bein und unterstützen Sie die Rotation, indem Sie fest gegen dieses Bein drücken. Halten Sie diese Position für etwa 5 Sekunden. **(1)**
2. **Mit dem Oberkörper nach außen drehen:**
   Drehen Sie anschließend den Oberkörper langsam so weit wie möglich nach außen und halten die Position wieder für etwa 5 Sekunden. Unterstützen Sie die Außenrotation durch ein Drücken der passiven Hand gegen die Außenseite des vorderen Oberschenkels. **(2)**
3. **Nachdehnen:**
   Dehnen Sie in der Ausgangsposition einmal für 10–20 Sekunden statisch nach.

»

TIPP
Wenn Sie bei dieser Übung Schmerzen in den Knien verspüren, dann lösen Sie das hintere Bein von der Wand und legen Sie es nach hinten auf dem Boden ab. Sie befinden sich dann in einem Ausfallschritt, aus welchem es leichter fällt, die Rotationen durchzuführen.

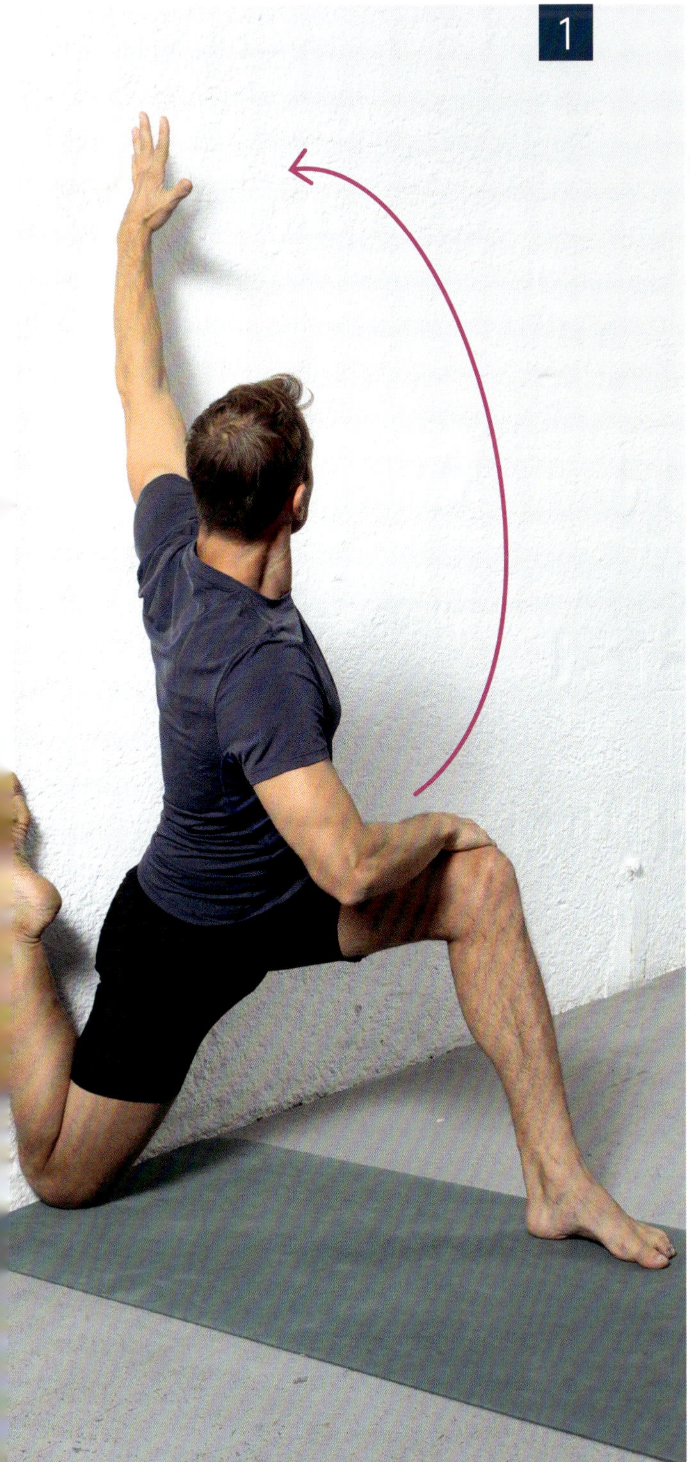
1

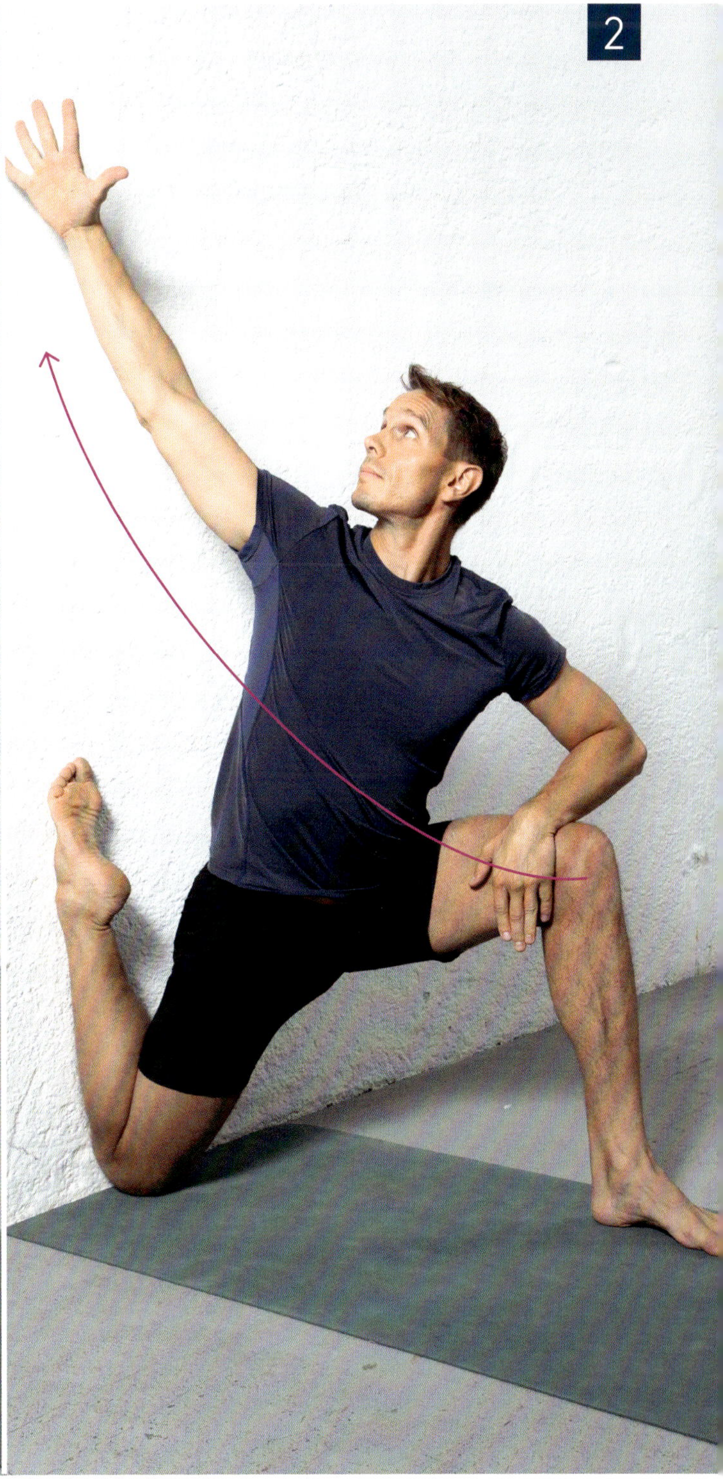
2

DIE
WEINREBE

BENEFIT:

Verbesserung der Beweglichkeit im vorderen Oberkörperbereich sowie Lösung von Verspannungen in diesem Bereich und Stabilisierung der Wirbelsäule

WIRKUNGSBEREICHE:

Arm-Brust-Schulter-Kette sowie Spiral- und Diagonallinie

STUFE 1: STARTPOSITION

Diese Übung stellt eine gewöhnliche Basisdehnung für die Brustmuskulatur dar. Durch die Erweiterung mit PNF-Aufgaben und Rotationen werden jedoch weitere Muskelgruppen involviert. Die Übung wird dadurch in ihrer Wirkung und Komplexität erhöht.

1. Stellen Sie sich seitlich an eine Wand bzw. an einen stabilen vertikalen Widerstand (z.B. Stange, Sprossenwand, Schrank etc.). Nehmen Sie einen Ausfallschritt mit einer weiten Schrittlänge ein. Das vordere Bein des Ausfallschritts befindet sich an der Wand, das hintere Bein auf der Außenseite. **(1)**
2. Nehmen Sie den Arm auf der Seite des vorderen Beins gestreckt nach oben und stützen Sie diesen an der Wand ab. Der Winkel des Arms zum Oberkörper sollte etwas weiter als 90 Grad geöffnet sein. Drehen Sie nun den Oberkörper nach außen von der Wand weg, sodass Sie im Brust-Schulter-Bereich eine leichte bis mittlere Dehnung spüren. **(2)**

»

TIPP

Platzieren Sie Ihren Arm etwas über Schulterhöhe, da andernfalls die Schulter bei sehr beweglichen Menschen leicht nach vorne rotiert und dadurch nahezu ausschließlich die vordere Schultermuskulatur gedehnt wird. Fixieren Sie also das Schultergelenk, indem Sie den Ellenbogen etwas nach unten drehen und mit dem Arm eine leichte Außenrotation durchführen.

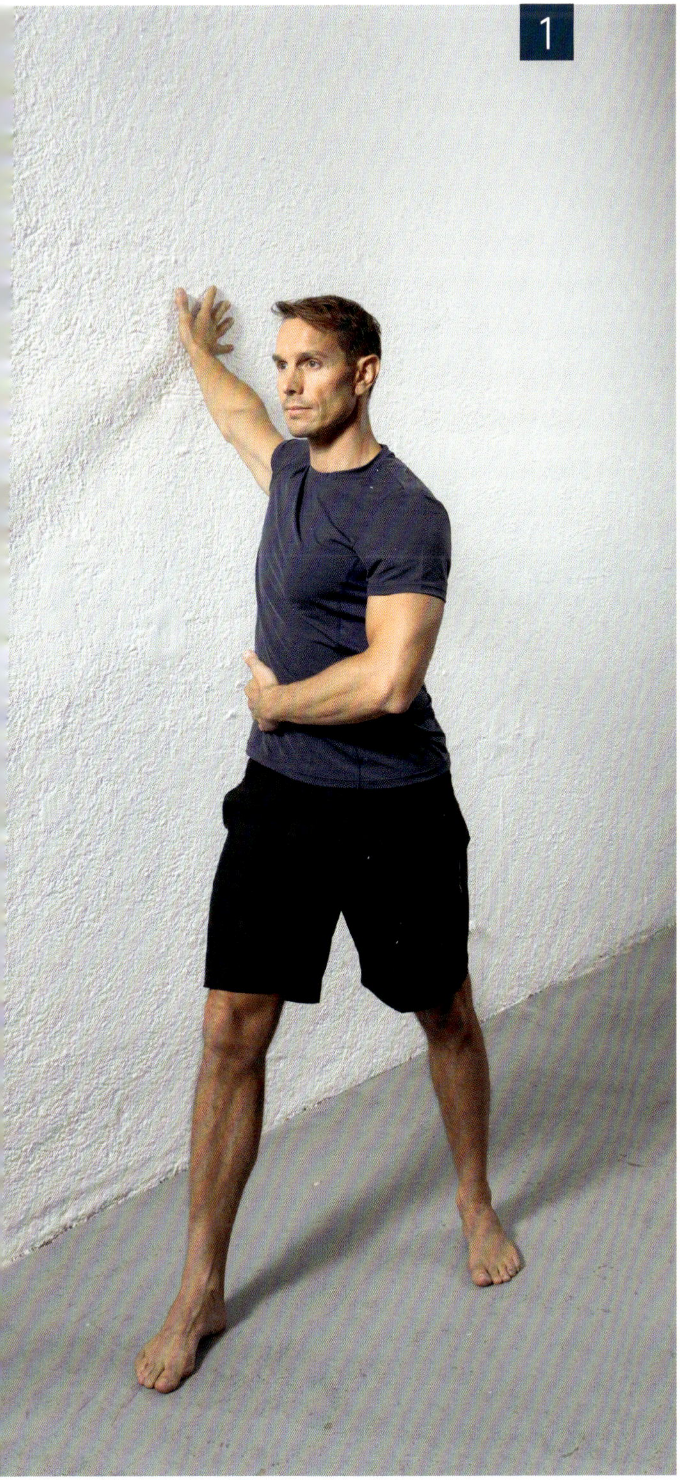
1

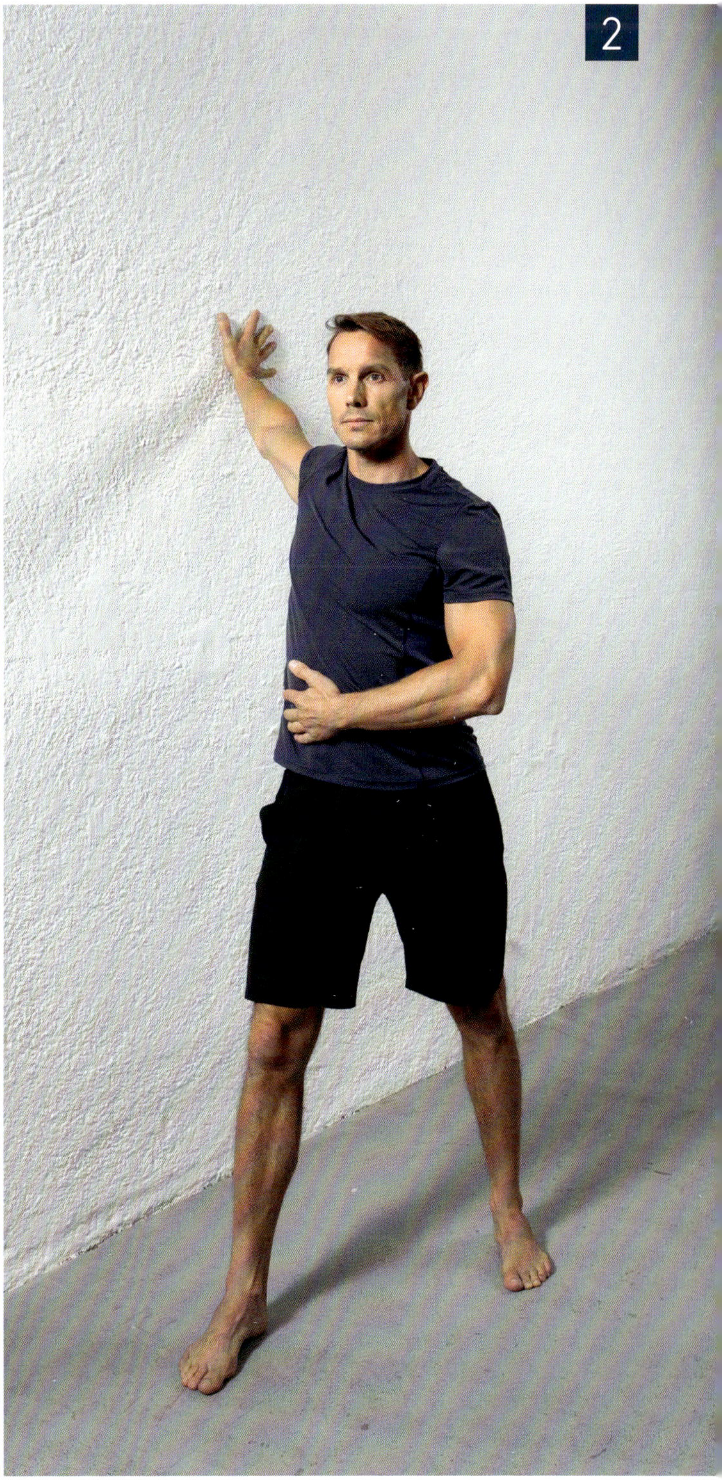
2

STUFE 2: CR (CONTRACT RELAX & STRETCH)

In diesem Schritt wird durch das Anspannen der Zielmuskulatur die Dehnposition noch vertieft. Gleichzeitig werden aufgrund der auswärts rotierenden Körperposition sowohl diagonale als auch spirale Zuglinien beteiligt.

1. **Dehnposition einnehmen:**
   Drehen Sie Ihren Oberkörper aus der Startposition etwas nach außen, sodass Sie eine moderate, aber keine maximale Dehnung im Brust-Schulter-Bereich wahrnehmen und halten Sie diese etwa 10–15 Sekunden.
2. **Zielmuskelkette anspannen:**
   Drücken Sie mit dem aufgestützten Arm 8–10 Sekunden gegen die Wand. Stellen Sie sich vor, Sie wollten die Wand von sich wegdrücken. Halten Sie mit Ihrem gesamten Oberkörper dagegen, die Beine stabil und drücken Sie die Fußsohlen fest in den Boden. Durch diese stabile Position und das Gegenhalten spannt sich nicht nur die Zielmuskelkette an, sondern auch die diagonalen und spiralen Zuglinien. **(1)**
3. **Locker lassen:**
   Lassen Sie nach dem Anspannen für 2–3 Sekunden locker und erweitern Sie danach die Dehnposition.
4. **Intensiv nachdehnen.**
   Dehnen Sie zunächst statisch in eine tiefere Stellung nach und vertiefen Sie diese anschließend durch leichte und kontrollierte dynamische Dehnungen, indem Sie den Oberkörper stets etwas weiter nach außen rotieren und dazwischen locker lassen. **(2)**

»

TIPP
Um das Ellenbogengelenk beim Drücken gegen die Wand zu schonen, sollten Sie bei der Bewegungsausführung den Bizeps fest anspannen und den Ellenbogen nicht ganz auf Anschlag durchdrücken.

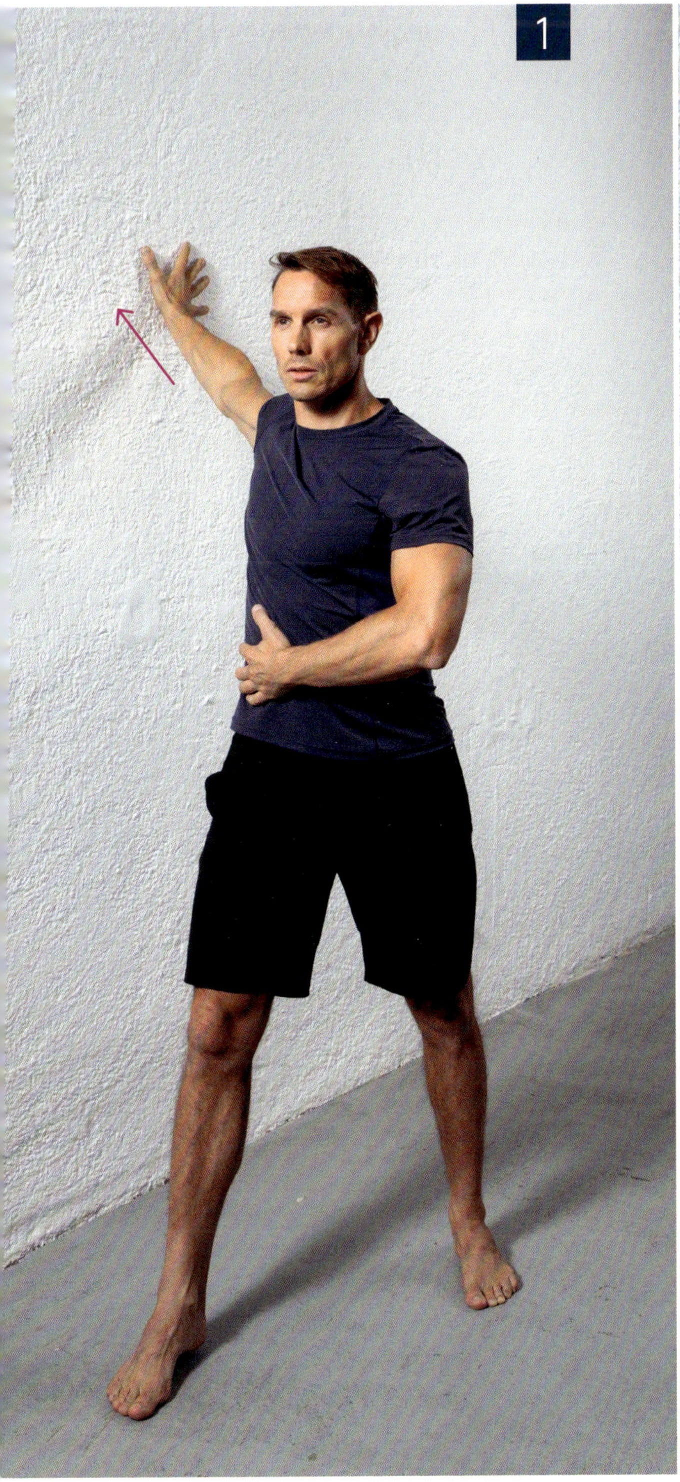
1

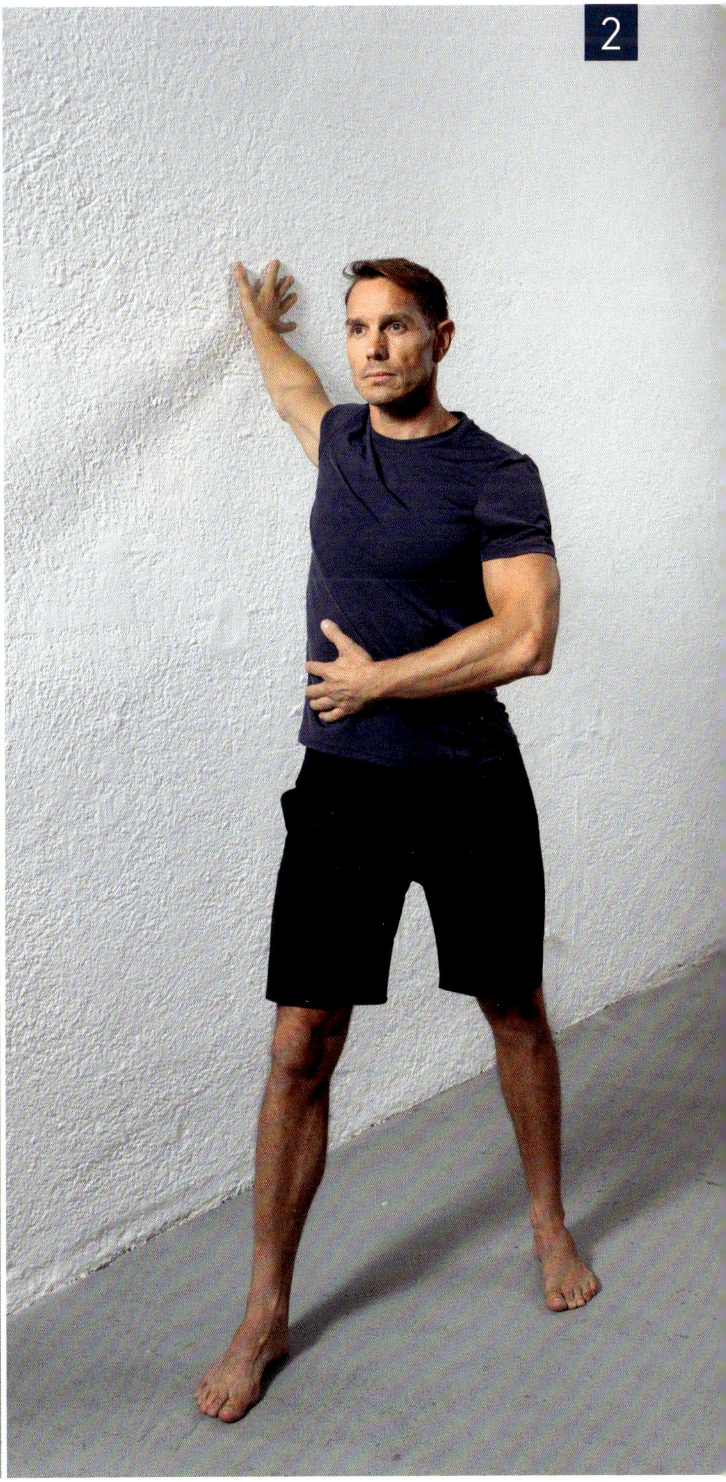
2

STUFE 3: AC (ANTAGONIST CONTRACT & STRETCH)

In diesem Schritt wird der Gegenspieler der Brustmuskulatur angespannt, indem Sie den Arm von der Wand abheben, ohne dabei den Körper zu bewegen. Dadurch wird die obere Rückenmuskulatur kontrahiert und die reziproke Hemmung in der Brust-Schulter-Kette ausgelöst.

1. **Gegenspieler anspannen:**
   Spannen Sie den Gegenspieler für 8–10 Sekunden aktiv an, indem Sie den aufgestützten Arm von der Wand wenige Zentimeter von der Wand abheben, ohne dass sich die Lage und Position des restlichen Körpers verändert. Das Abheben soll ausschließlich durch die Kraft des oberen Rückens und der hinteren Schultermuskulatur erfolgen. **(1)**
2. **Locker lassen:**
   Lassen Sie nach dem Anspannen für 2–3 Sekunden locker und stützen Sie dann den Arm erneut an der Wand auf.
3. **Intensiv nachdehnen:**
   Erweitern Sie die Dehnposition, sofern es Ihre Beweglichkeit zulässt, noch einmal. Halten Sie die Position zunächst wieder statisch und vertiefen Sie diese anschließend durch ein dynamisches Nachdehnen. **(2)**

»

TIPP
Gerade für Personen mit Mobilitätseinschränkungen im Brust-Schulter-Bereich kann das Abheben des Arms von der Wand sehr anstrengend werden. Daher können Sie auch 3–5 dynamische Wiederholungen absolvieren, indem Sie den Arm nur für 1–2 Sekunden von der Wand abheben, danach wieder auflegen und nach weiteren 1–2 Sekunden den Bewegungsablauf wiederholen.

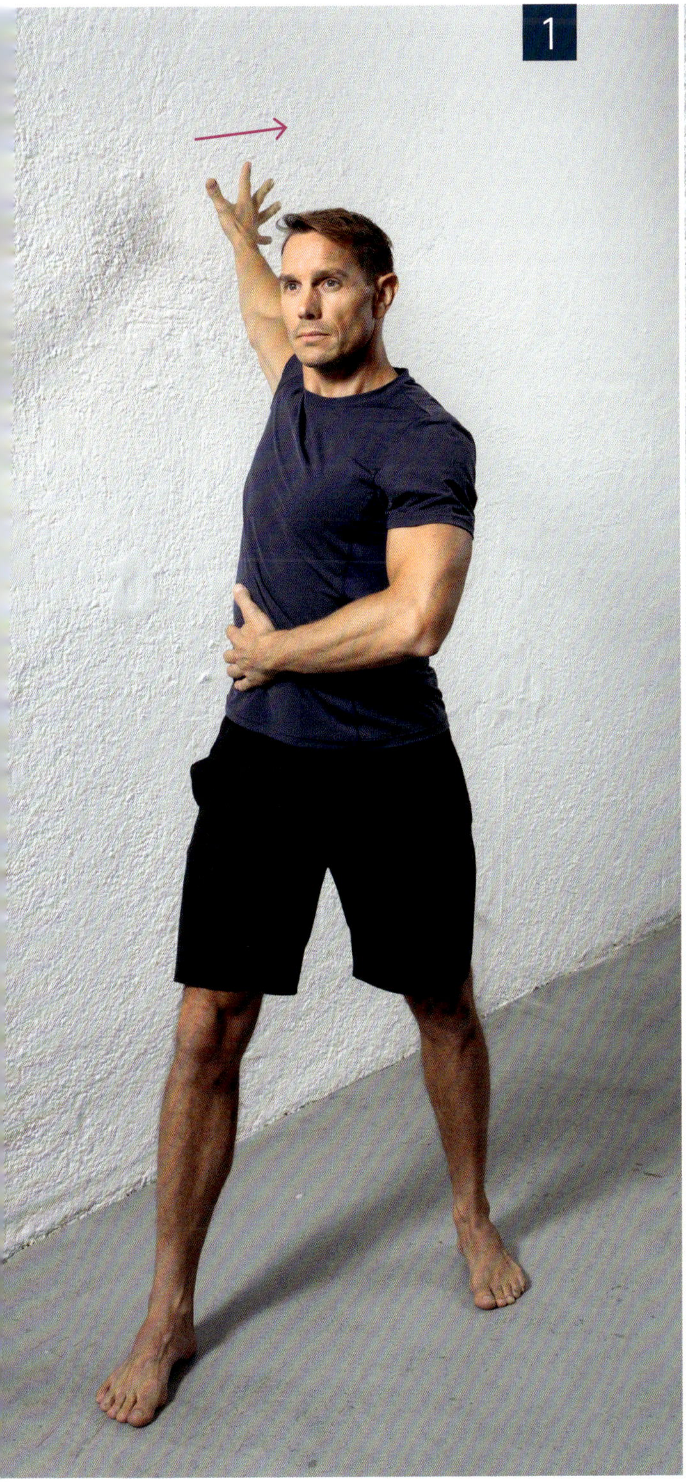
1

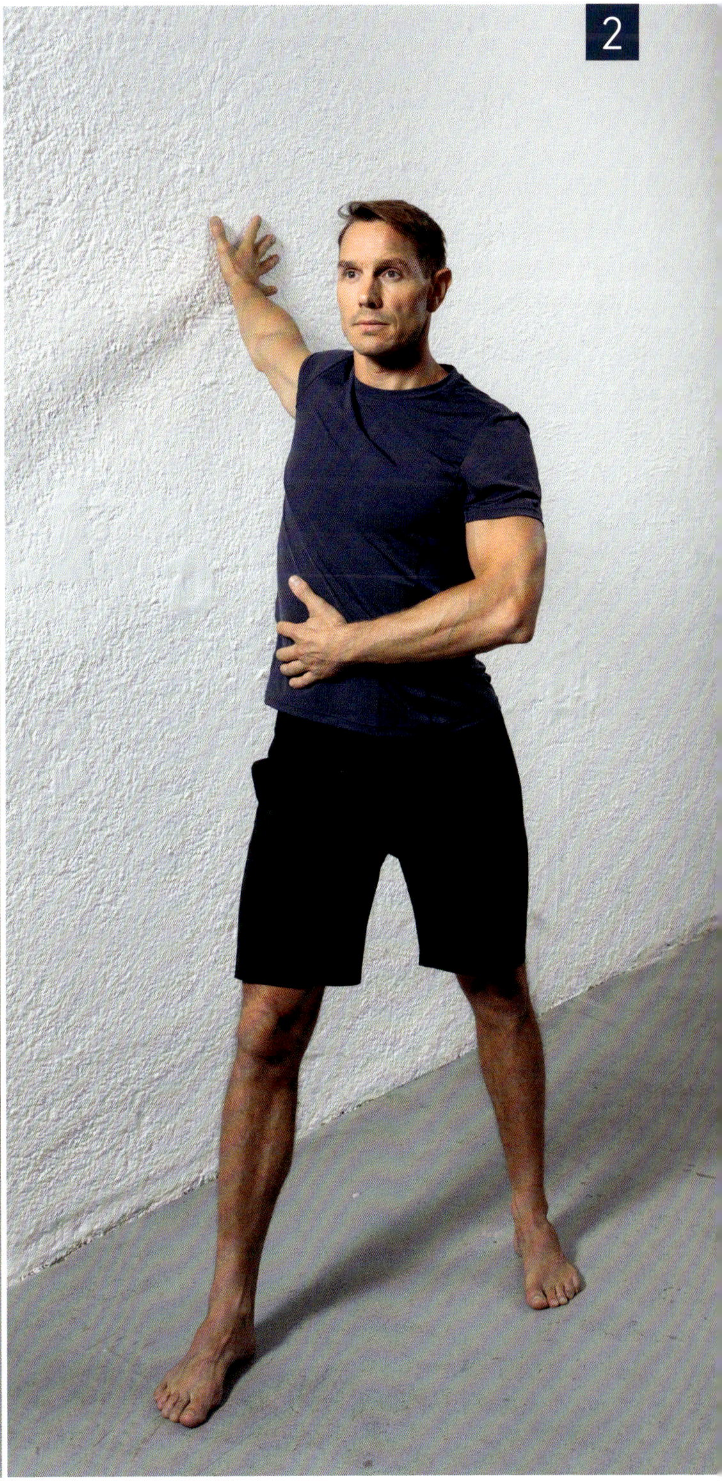
2

STUFE 4: ROTATION

Durch die Rotation im gesamten Körper erfährt dieser in den jeweiligen Zielmuskelketten und Zuglinien zum Schluss noch einmal eine bewusste Ansteuerung. Zudem werden weitere Gelenke hinzugefügt, wodurch die Übung noch ein wenig komplexer und langkettiger wird.

1. **Beide Arme seitwärts ausstrecken und nach innen rotieren:**
   Strecken Sie Ihre Arme seitlich neben dem Körper aus und drehen Sie sich dabei nach innen in Richtung Wand ein, ohne diese mit den Armen zu berühren. Das Eindrehen sollte dabei aus dem gesamten Körper von den Füßen über die Beine hin zur Wirbelsäule und den Brustkorb erfolgen. Je näher Sie an der Wand stehen, umso schwieriger wird diese Rotation, da Ihnen nicht mehr so viel Raum zum Ausweichen zur Verfügung steht. **(1)** Halten Sie die Position in der Endstellung etwa 5 Sekunden, ehe Sie diese auflösen und dann wieder erneut einnehmen. Wiederholen Sie dieses Eindrehen etwa 5-mal hintereinander.
2. **Äußeren Arm nach oben strecken:**
   Strecken Sie in einem fließenden Übergang den äußeren Arm mit dem Schultergelenk während des Eindrehens so weit wie möglich nach oben, sodass sich Ihre Hand senkrecht über dem Kopf befindet. Halten Sie die Endposition etwa 5 Sekunden. Führen Sie auch hierbei etwa 5 Wiederholungen durch. Sie können am Ende des Eindrehens und Streckens etwas federn und wippen, um den Bewegungsradius zu erweitern. **(2)**

»

TIPP
Anstatt in einer Position zu verharren, können Sie auch beide Rotationen als eine sogenannte „Achter-Drehungen" an der Wand durchführen: Stellen Sie sich dafür vor, Sie wollten mit ausgestreckten Armen eine Acht an der Wand formen. Beginnen Sie zunächst mit einer größeren Entfernung und nähern sich immer näher an. Führen Sie Kreise in hohen Radien durch, ohne mit den Armen die Wand zu berühren.

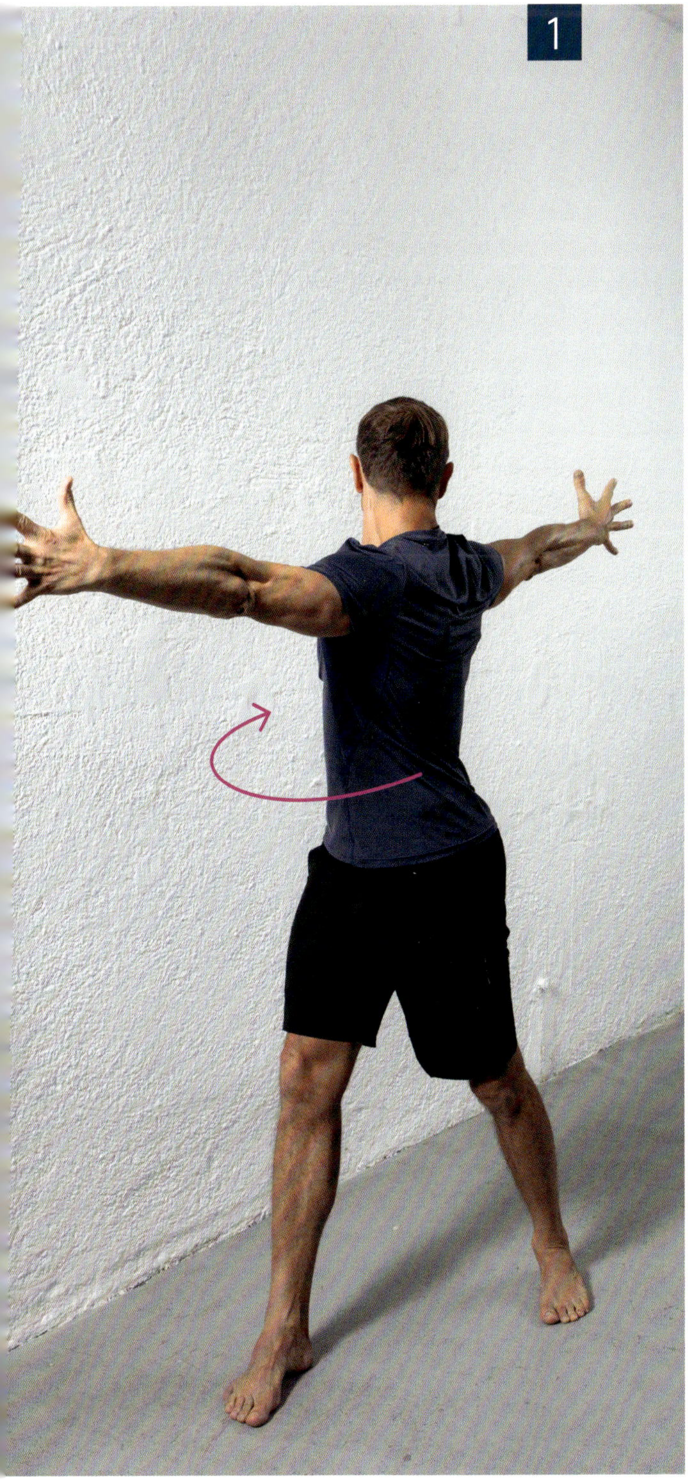
1

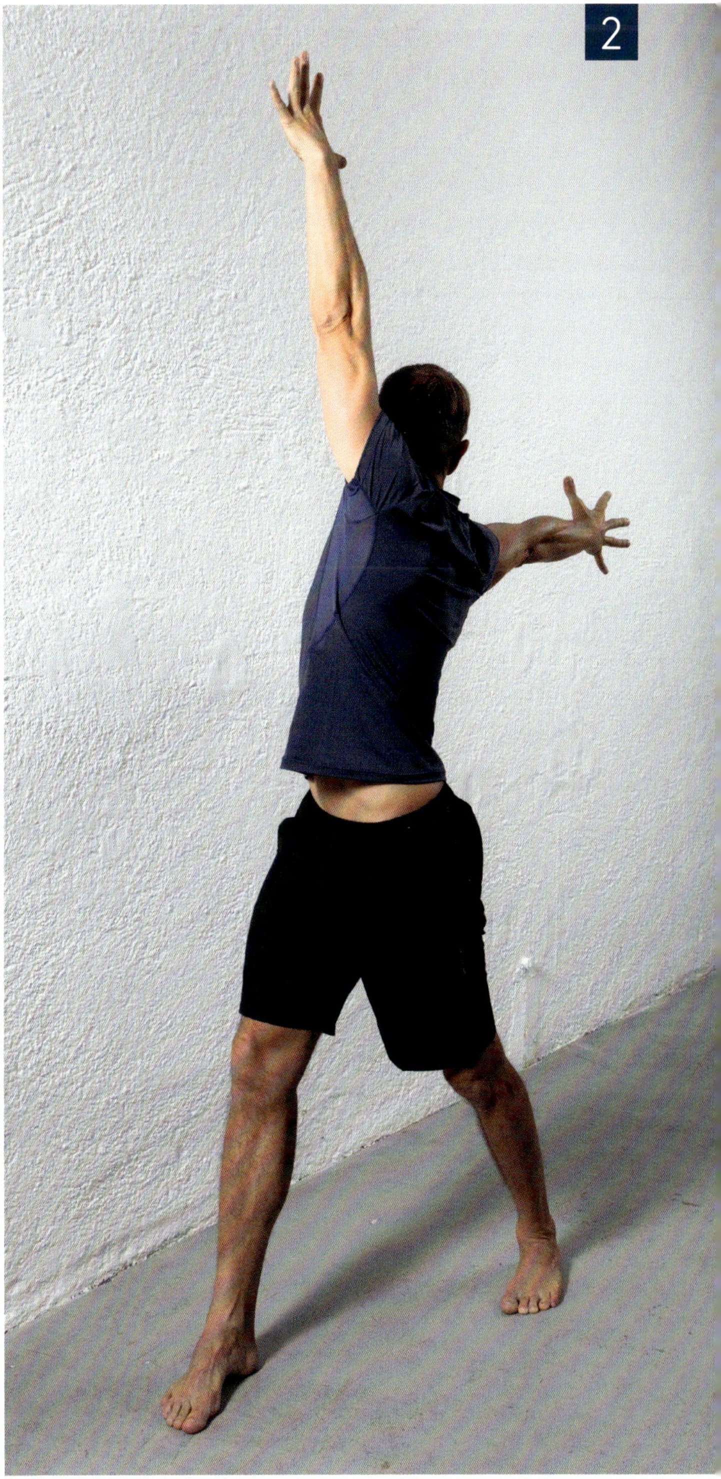
2

DER BAMBUS **IM WIND**

BENEFIT:

Stabilisierung und Verbesserung der Beweglichkeit im seitlichen Rumpfbereich und in der Wirbelsäule sowie Verbesserung des Gleichgewichts

WIRKUNGSBEREICHE:

seitliche Rumpf-Rückenmuskelkette, Rücken-Schulter-Kette, Hüftbeugerkette sowie seitliche Linie und Spirallinie

STUFE 1: STARTPOSITION

Bei dieser Übung dient der Stock einer besseren Ansteuerungs- und Dehnfähigkeit der Muskulatur. Sie können ihn auseinanderziehen oder zusammendrücken und erreichen dadurch die beanspruchte Zielmuskelkette auf eine effektive Art und Weise.

1. Für diese Übung benötigen Sie einen stabilen, nicht allzu langen Stock (z. B. Gymnastikstab, Besenstiel etc.). Greifen Sie den Stock etwas über schulterbreit. **(1)**
2. Das linke Bein wird im Stehen hinter dem rechten Bein gekreuzt. Drücken Sie sich weit aus den Schultern heraus und neigen Sie nun den Oberkörper nach rechts, während Sie gleichzeitig mit dem rechten Arm den Stock etwas nach rechts ziehen, um diese Seitneigung zu verstärken. Dabei sollten Sie eine Dehnung in Ihrer seitlichen Rückenmuskulatur und im Rippenbogen spüren. **(2)**

»

TIPP

Der äußere Arm zieht den inneren Arm über den Stock nach außen. Beugen Sie dabei nicht die Ellenbogen, sondern versuchen Sie die Arme so gestreckt wie möglich zu halten und diese stets weit aus den Schultern herauszudrücken.

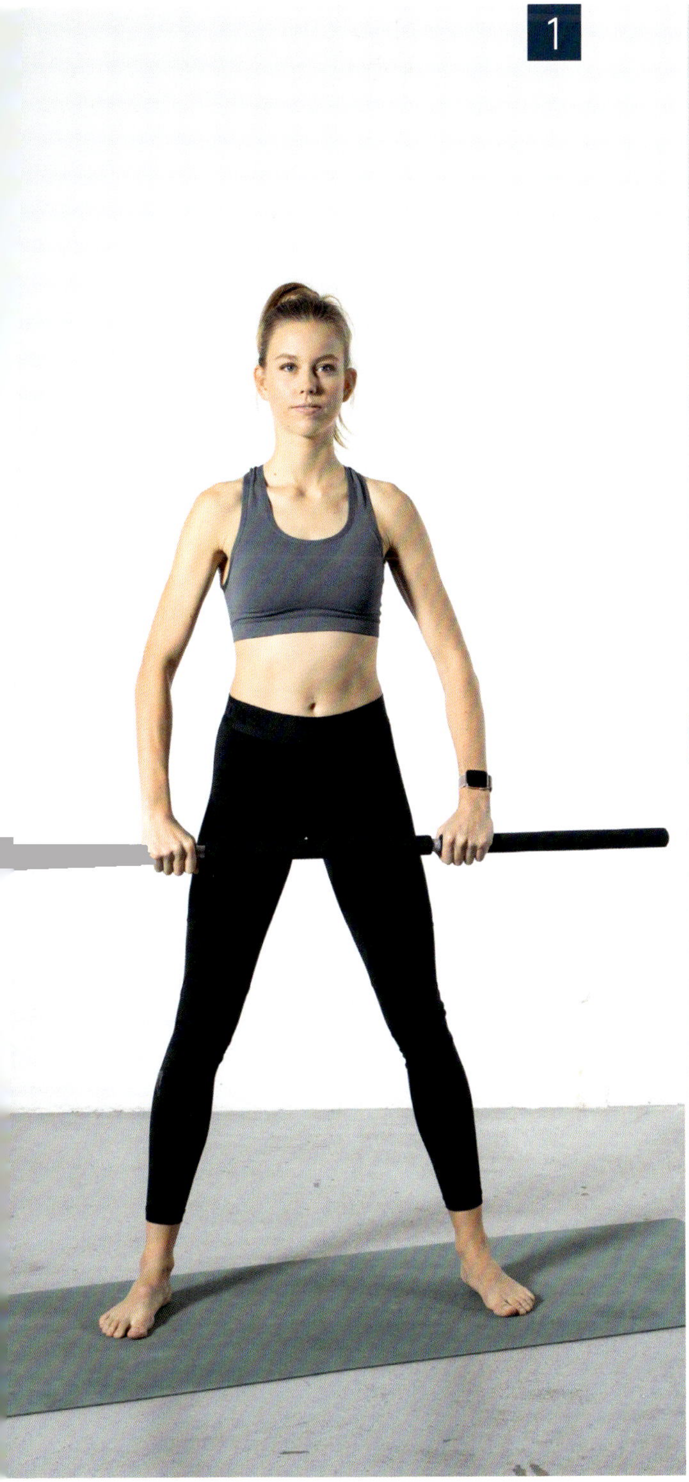
1
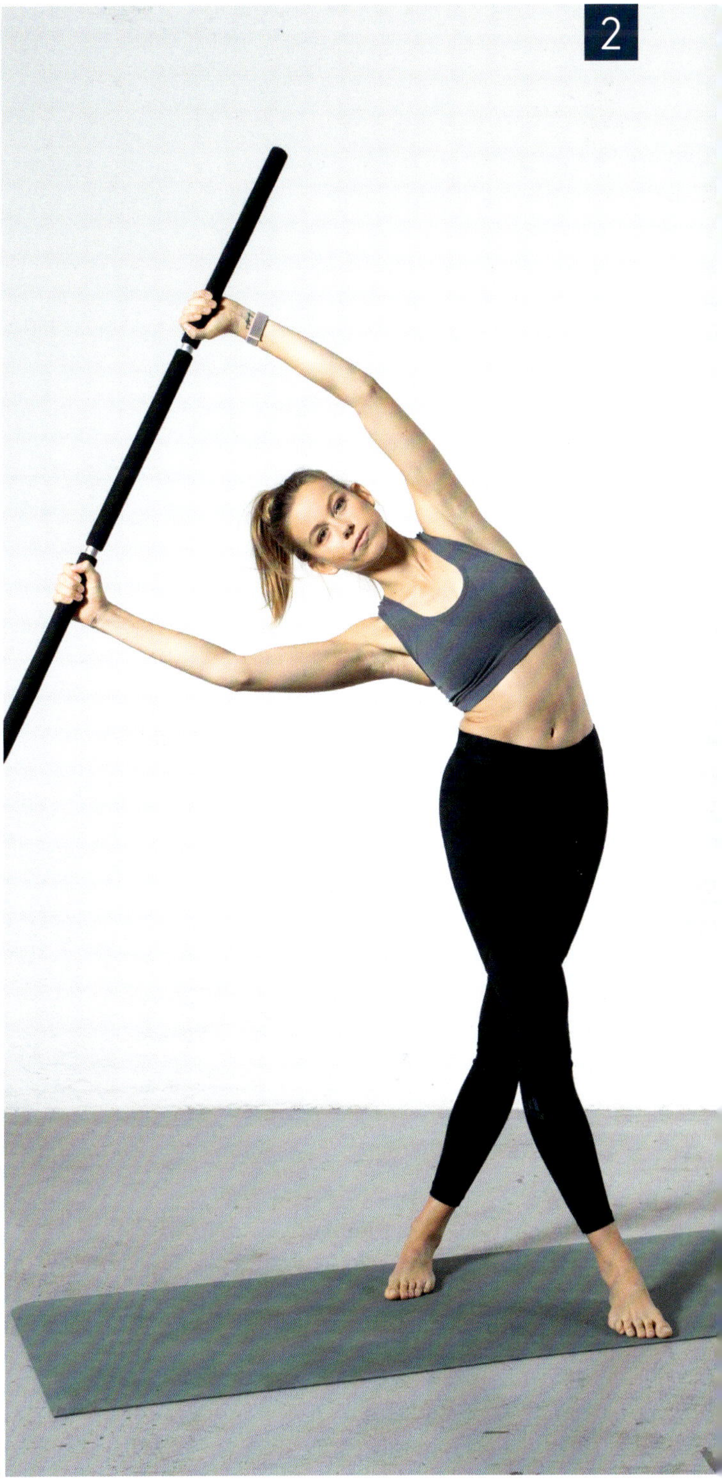
2

STUFE 2: CR (CONTRACT RELAX & STRETCH)

In diesem Schritt wird die gesamte Flanke gedehnt. Durch die gekreuzte Beinstellung wird die Wirkungskette von der Flanke über die Leiste bis zur Hüftbeuger-Beinbeuger-Kette erweitert, weshalb Sie auch diesen Bereich anspannen sollten.

1. **Dehnposition einnehmen:**
   Nehmen Sie die Dehnposition ein wie im vorangegangenen Schritt beschrieben. Bleiben Sie dabei mit den Füßen auf dem Boden. Strecken Sie den oberen Arm so gut es geht durch und ziehen Sie gleichzeitig mit dem unteren Arm am Stock nach unten außen. Der Stock wirkt als Dehnungshelfer und führt Sie kontrolliert in die Dehnposition. Halten Sie diese Stellung etwa 10–15 Sekunden.
2. **Zielmuskulatur anspannen:**
   Spannen Sie für 8–10 Sekunden die gesamte seitliche Muskelkette an, indem Sie mit dem oberen Arm entgegengesetzt der Dehnung nach außen ziehen. Der andere Arm hält währenddessen dagegen und fixiert den Stock. Während des Ziehens drücken beide Füße fest in den Boden, sodass auch die Beine etwas angespannt werden müssen, um dem Ziehen entgegenzuwirken. **(1)**
3. **Locker lassen:**
   Lassen Sie für 2–3 Sekunden locker und erweitern Sie danach die Dehnposition.
4. **Intensiv nachdehnen:**
   Neigen Sie sich etwas weiter zur Seite und vertiefen Sie auf diese Weise die Dehnstellung zunächst statisch. Im Anschluss wippen Sie etwa 5–10-mal locker kontrolliert nach und erweitern den Dehnungsradius dynamisch. **(2)**

»

TIPP
Wenn es Ihre Beweglichkeit zulässt, können Sie kurz vor dem Anspannen der Zielmuskulatur den oberen Arm noch etwas weiter in die Dehnung ziehen. Gleichzeitig können Sie den Neigungswinkel in der Seitlage etwas reduzieren, damit die Übung für die seitliche Rumpfmuskulatur nicht zu anstrengend wird, der Fokus aber trotzdem auf der Zielmuskulatur bleibt.

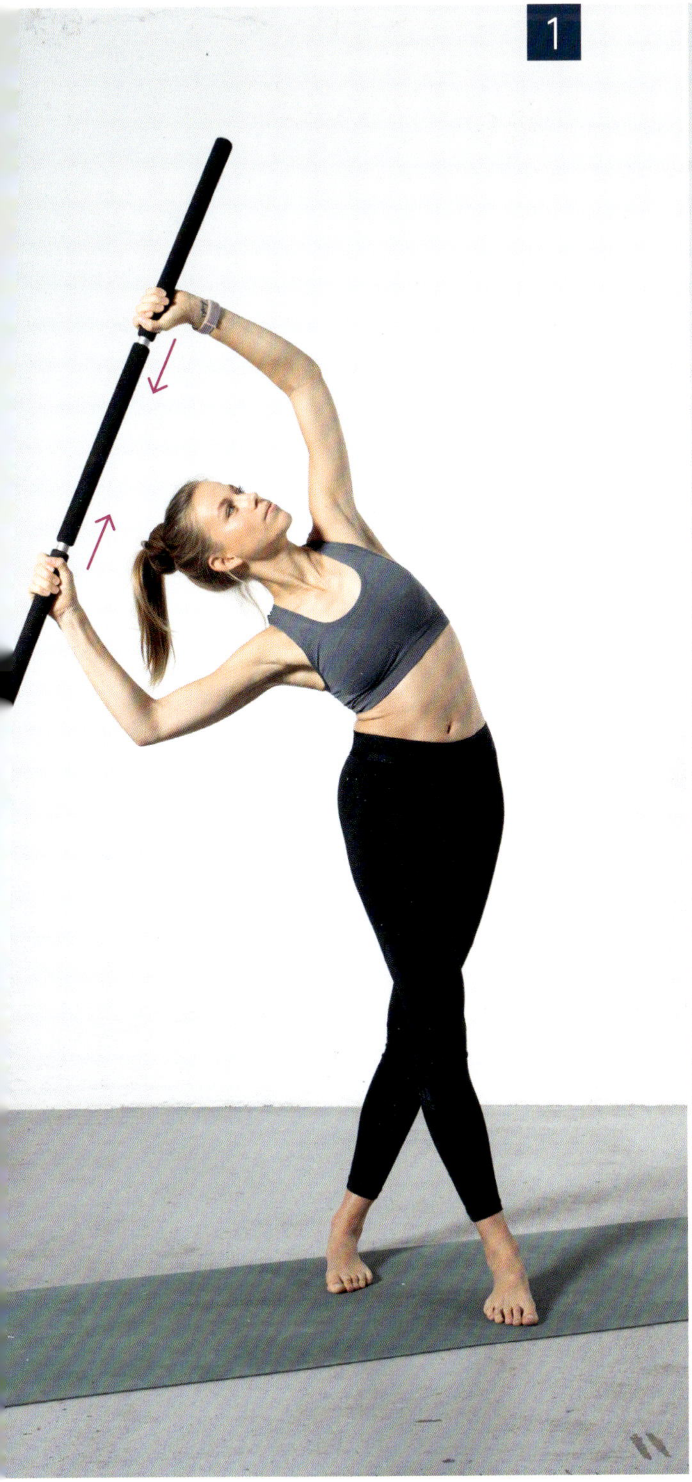
1

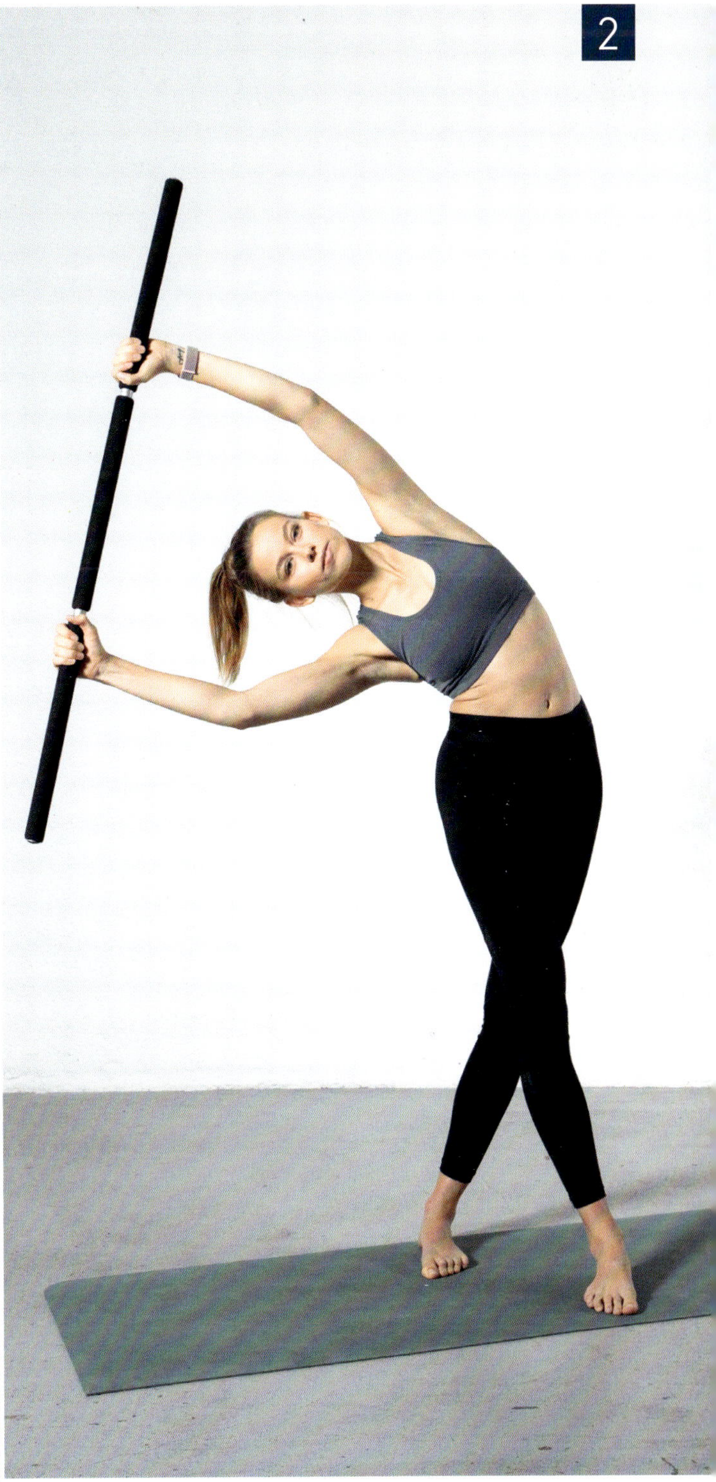
2

STUFE 3: AC (ANTAGONIST CONTRACT & STRETCH)

In diesem Schritt wird die Gegenspielermuskulatur, also Schulter, obere Brustmuskulatur und Nackenbereich bis hin zum oberen Trapezmuskel angespannt.

1. **Gegenspieler anspannen:**
   Drücken Sie in der Seitneigung den Stock für etwa 8–10 Sekunden über dem Kopf so fest wie möglich zusammen. Halten Sie den oberen Arm dabei so gut es geht gestreckt. Gleichzeitig werden die seitlichen Gesäßmuskeln angespannt, indem Sie die Füße gegen den Boden auseinanderziehen. **(1)**
2. **Locker lassen:**
   Entspannen Sie sich für etwa 2–3 Sekunden und erweitern Sie danach die Dehnposition.
3. **Intensiv nachdehnen:**
   Versuchen Sie die Dehnposition zunächst statisch und im Anschluss dynamisch zu erweitern. Sie müssen dabei den Körper nicht zwingend noch weiter in der Wirbelsäule zur Seite neigen. Stattdessen können Sie versuchen, den Arm ganz durchzustrecken und so weit wie möglich aus dem Schultergelenk herauszuschieben. Die dynamische Dehnung kann durch eine leichte Drehung in der Körperlängsachse nach hinten verstärkt werden. **(2)**

»

TIPP
Um die Effektivität bei dieser Übung zu erhöhen, können Sie beim Anspannen mit beiden Füßen fest in den Boden und gleichzeitig nach außen drücken, als ob Sie den Boden auseinanderziehen wollten.

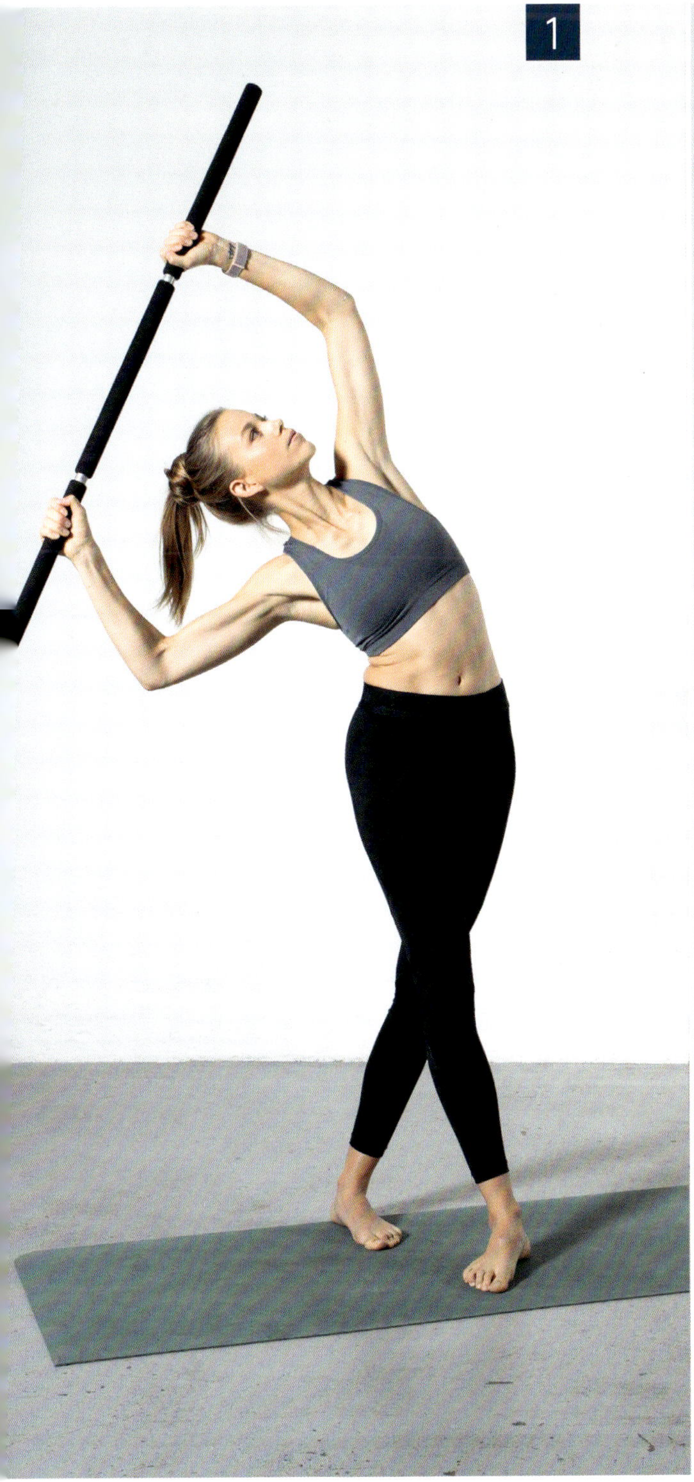
1

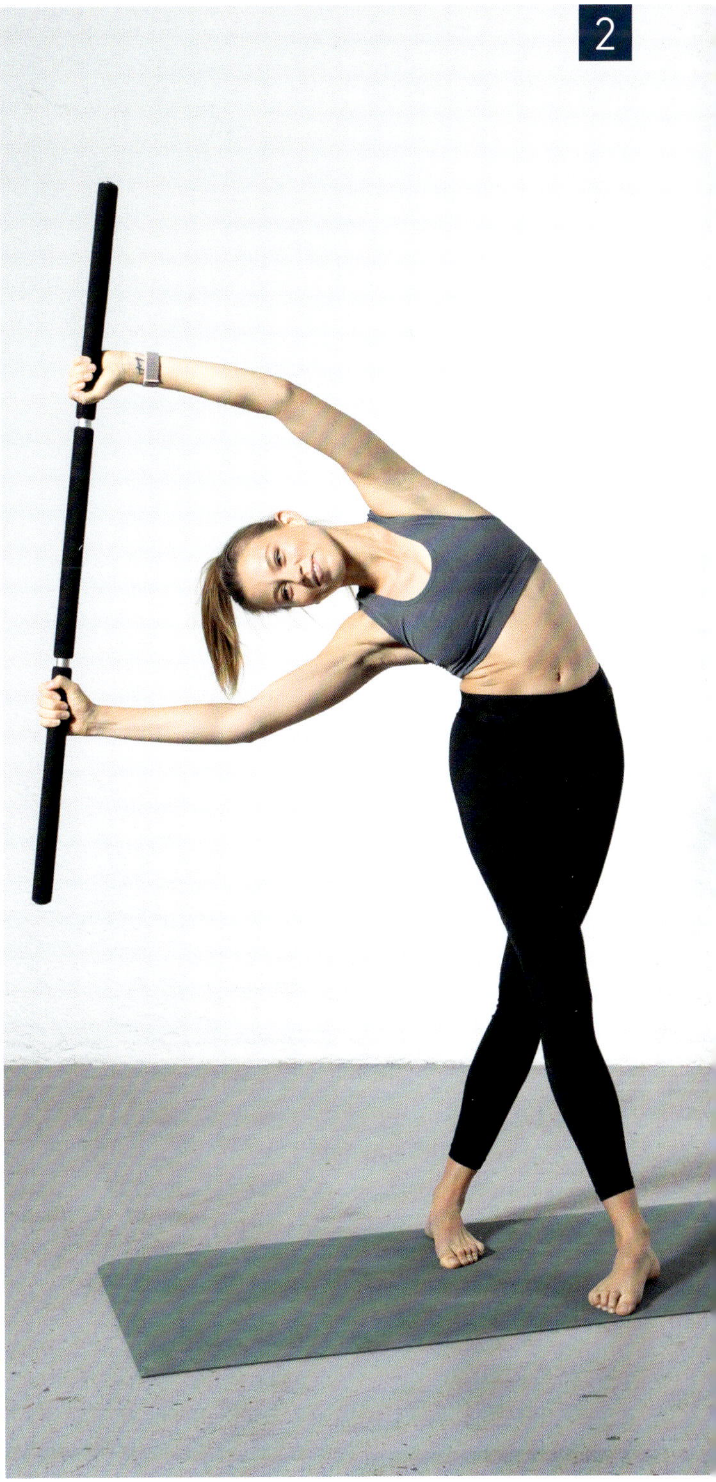
2

STUFE 4: ROTATION

Diese Rotation zum Schluss besteht aus insgesamt drei Teilschritten, die direkt nacheinander und auch als Steigerung durchgeführt werden.

1. **Eindrehen mit den Armen vor dem Körper:**
   Strecken Sie beide Arme vor dem Körper aus. Diese befinden sich etwa im 90 Grad-Winkel zum Rumpf. Drehen Sie sich 2–3-mal nacheinander mit dem gesamten Körper so weit wie möglich ein. Halten Sie die maximale Endposition etwa 5 Sekunden. Sie können am Ende einer Rotation auch 2–3-mal locker nachwippen, sofern Ihnen dies gut tut. Während der Rotation sollten Sie den Stock etwas auseinanderziehen, um auf diese Weise mehr Stabilität zu erlangen. **(1)**
2. **Eindrehen mit den Armen auf Augenhöhe:**
   Führen Sie das Eindrehen auf die gleiche Weise durch wie eben beschrieben. Verlagern Sie die Arme aber auf Augenhöhe nach oben.
3. **Eindrehen mit den Armen gestreckt über dem Kopf:**
   Strecken Sie nun beide Arme weit nach oben und führen Sie die Rotationen ein letztes Mal auf die gleiche Weise durch. Bei diesem Eindrehen sollten Sie darauf achten, dass die Arme stets so weit wie möglich gestreckt über dem Kopf gehalten werden können und nicht nach unten abdriften. **(2)**

»

TIPP
Suchen Sie sich vor Beginn dieser Übung einen Fixpunkt an der Wand, den Sie während der Rotation anvisieren. Dadurch haben Sie mehr Stabilität im Rumpf und ein besseres Gleichgewicht, sodass Sie sich intensiver auf das Eindrehen konzentrieren können.

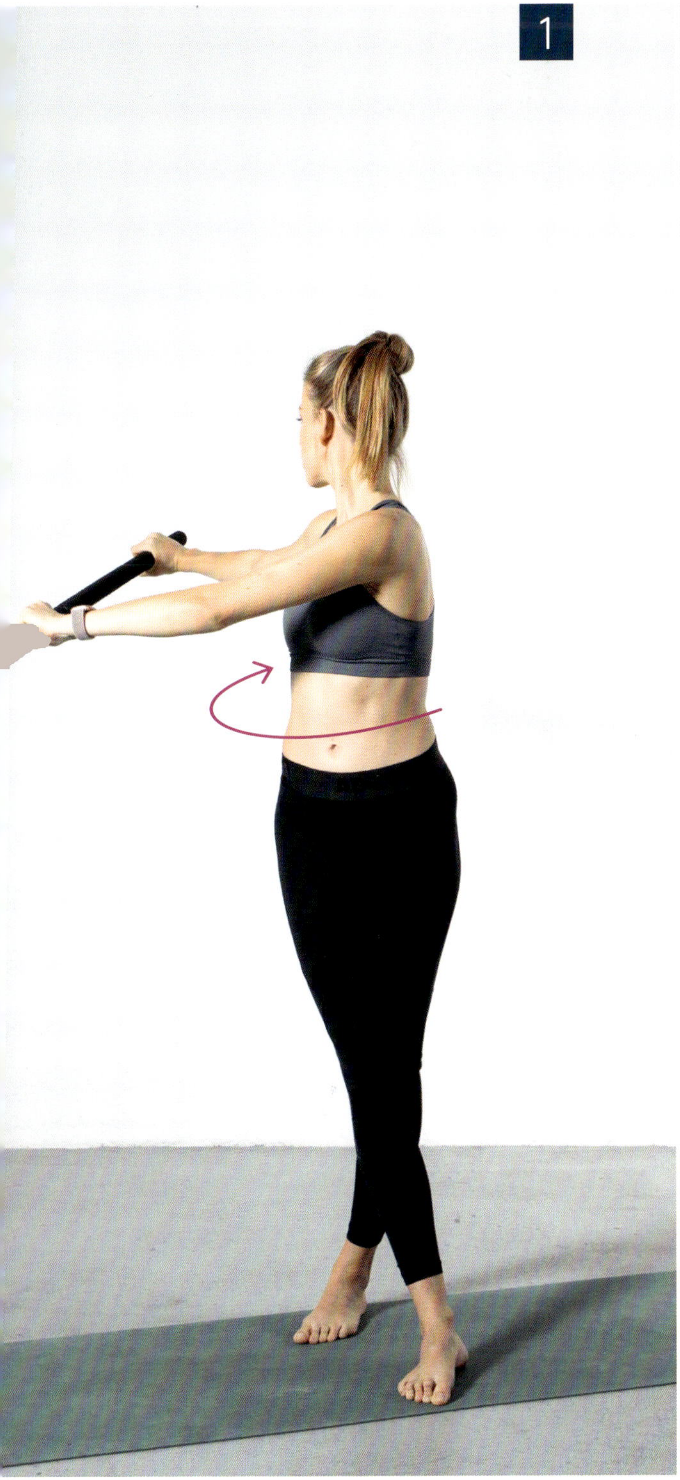
1

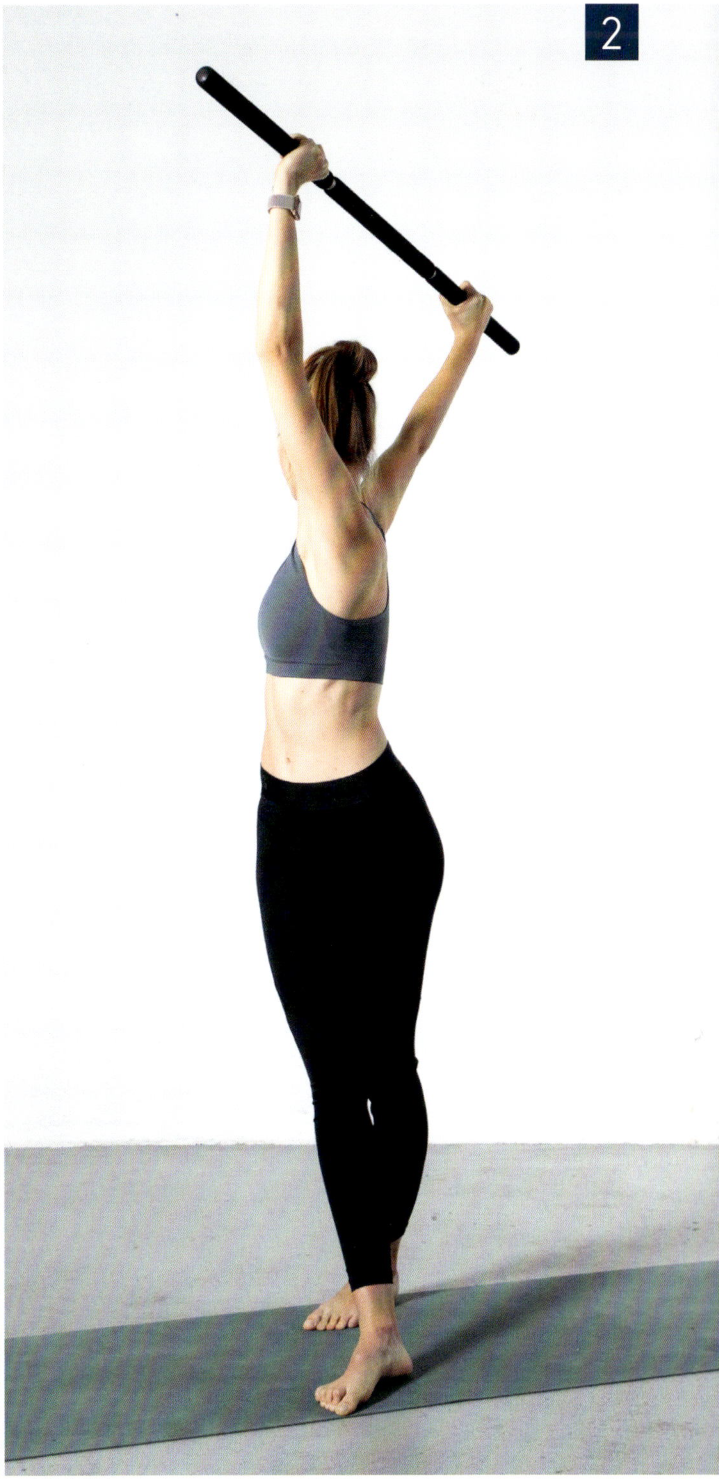
2

DER FROSCH

BENEFIT:

Verbesserung der Beweglichkeit im Hüftgelenk

WIRKUNGSBEREICHE:

Dehnung der Adduktoren, Aktivierung der Abduktoren sowie Mobilisierung der seitlichen Linie und Spirallinie

STUFE 1: STARTPOSITION

Mit dieser Übung können Sie überprüfen, ob Sie eher einen großen oder einen kleineren CCD-Winkel haben. Dieser beschreibt den Winkel zwischen dem Hals und dem Schaft des Oberschenkelknochens und gibt auf diese Weise Aufschluss über die individuelle Gelenkigkeit im Hüftbereich.

1. Knien Sie sich auf den Boden und gehen Sie in den Vierfüßlerstand: die Hände und die Knie stützen auf dem Boden. Spannen Sie den Bauch etwas an, damit Sie nicht in ein Hohlkreuz fallen. Die Oberschenkel und Arme sollten sich dabei in einem rechten Winkel zum Rumpf befinden. **(1)**
2. Grätschen Sie nun die Beine so weit, bis Sie eine leichte bis mittlere Dehnung in den Adduktoren (Oberschenkelinnenseite) verspüren. Hierbei empfiehlt es sich, die Arme zu beugen und einen Unterarmstütz einzunehmen. Die Kniegelenke sollten im 90-Grad-Winkel geöffnet sein und die Fersen sich in einer Linie zu den Knien befinden. **(2)**
3. Schieben Sie nun das Becken kontrolliert nach hinten, sodass die Dehnung noch etwas intensiver wird und möglicherweise in einen „dumpfen" Dehnschmerz übergeht.

»

TIPP

Stellen Sie sich bei der Grätschbewegung vor, dass Sie das Steißbein etwas nach hinten zu den Fersen schieben wollen. Platzieren Sie Ihre Arme ein klein wenig vor dem Kopf und drücken Sie mit den Händen fest in den Boden, während Sie gleichzeitig den Körper etwas nach hinten in die Dehnung schieben.

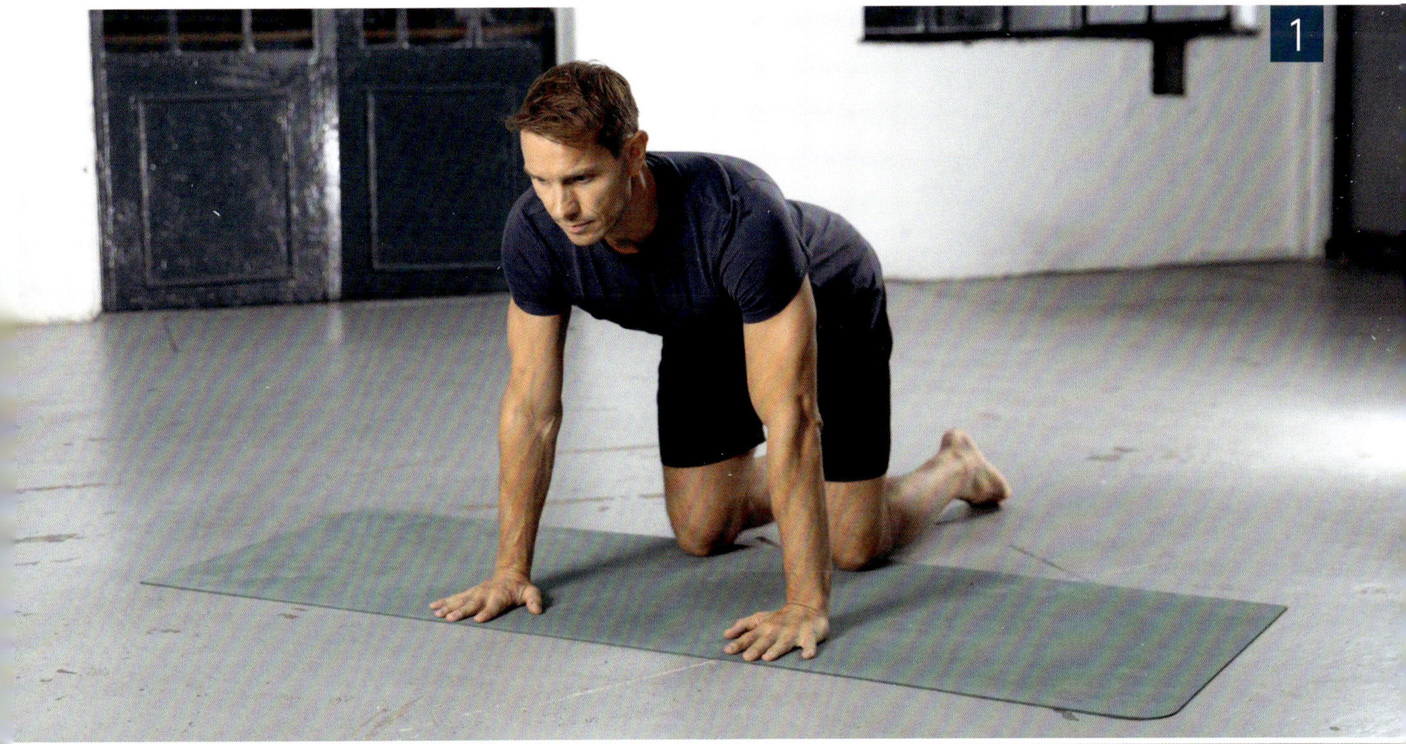
1

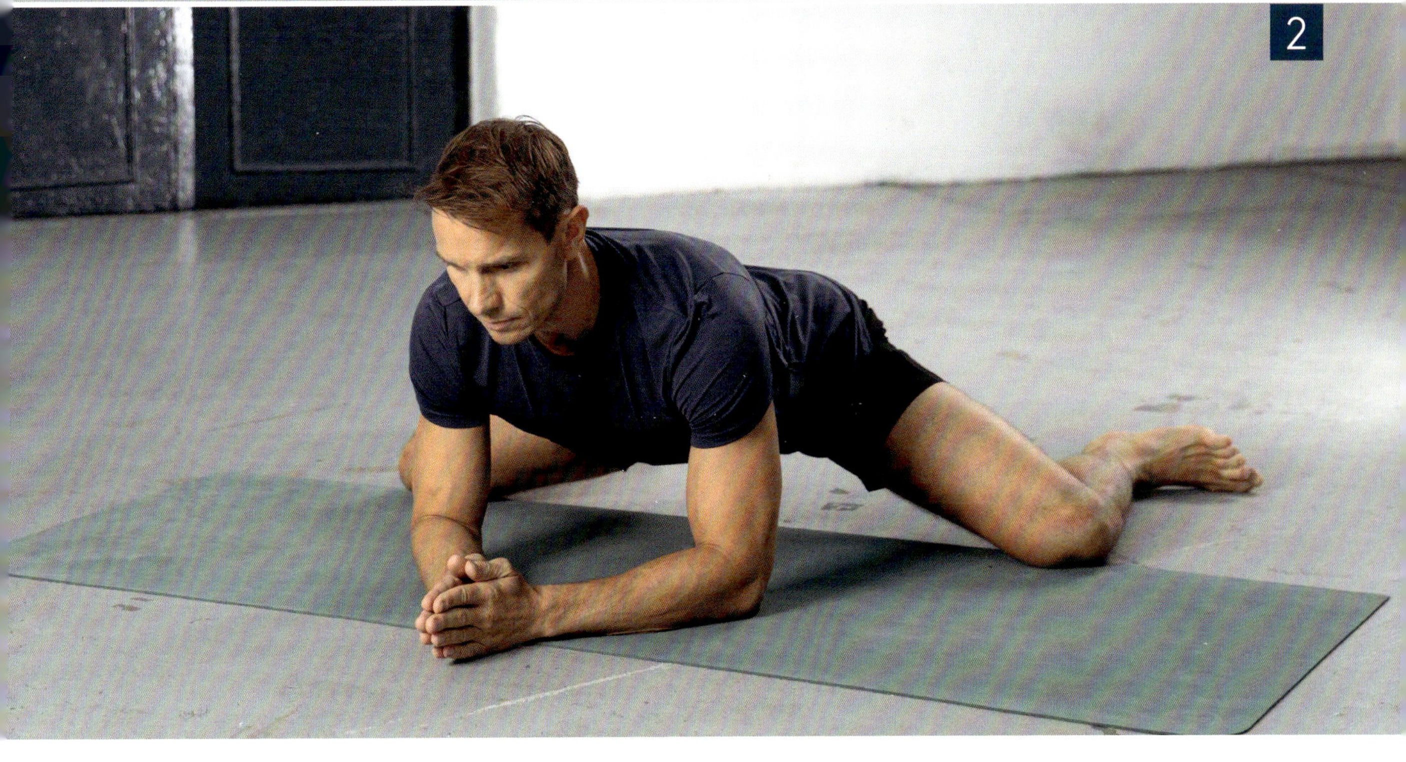
2

STUFE 2: CR (CONTRACT RELAX & STRETCH)

In diesem Schritt wird die gesamte Adduktorenmuskulatur intensiv angespannt. Achten Sie dabei unbedingt auf einen geraden Rücken und spannen Sie während der Kontraktion Ihren gesamten Rumpf fest an.

1. **Dehnposition einnehmen:**
   Nehmen Sie die Dehnposition für etwa 10–15 Sekunden ein. Halten Sie diese 10 Sekunden statisch und bewegen Sie anschließend das Becken ein paar Mal sanft vor und zurück, um das Hüftgelenk zu mobilisieren und die Dehnstellung mit dem „höchsten" Dehnschmerz zu identifizieren. Dieser wird wahrscheinlich beim Nach-hinten-Schieben des Beckens in Richtung Fersen eintreten.
2. **Zielmuskulatur anspannen:**
   Drücken Sie mit beiden Beinen für etwa 8–10 Sekunden nach innen gegen den Boden und spannen Sie dadurch die Adduktoren fest an. **(1)**
3. **Locker lassen:**
   Lassen Sie für 2–3 Sekunden locker und nehmen Sie danach eine tiefere Dehnposition ein.
4. **Intensiv nachdehnen:**
   Versuchen Sie die Beine etwas weiter zu grätschen und halten Sie diese Position für etwa 5–10 Sekunden. Achten Sie auf einen geraden Rücken. Fahren Sie nun mit dynamischen Dehnungen fort, indem Sie das Becken zunächst nach vorne schieben und anschließend nach hinten in die maximale Dehnposition. **(2)**

»

TIPP
Nach dem Lockerlassen können Sie versuchen, den Grätschwinkel zu vergrößern und das Becken noch etwas weiter nach hinten zu schieben. Nehmen Sie sich für das dynamische Nachdehnen genug Zeit. Bewegen Sie sich nicht zu schnell.

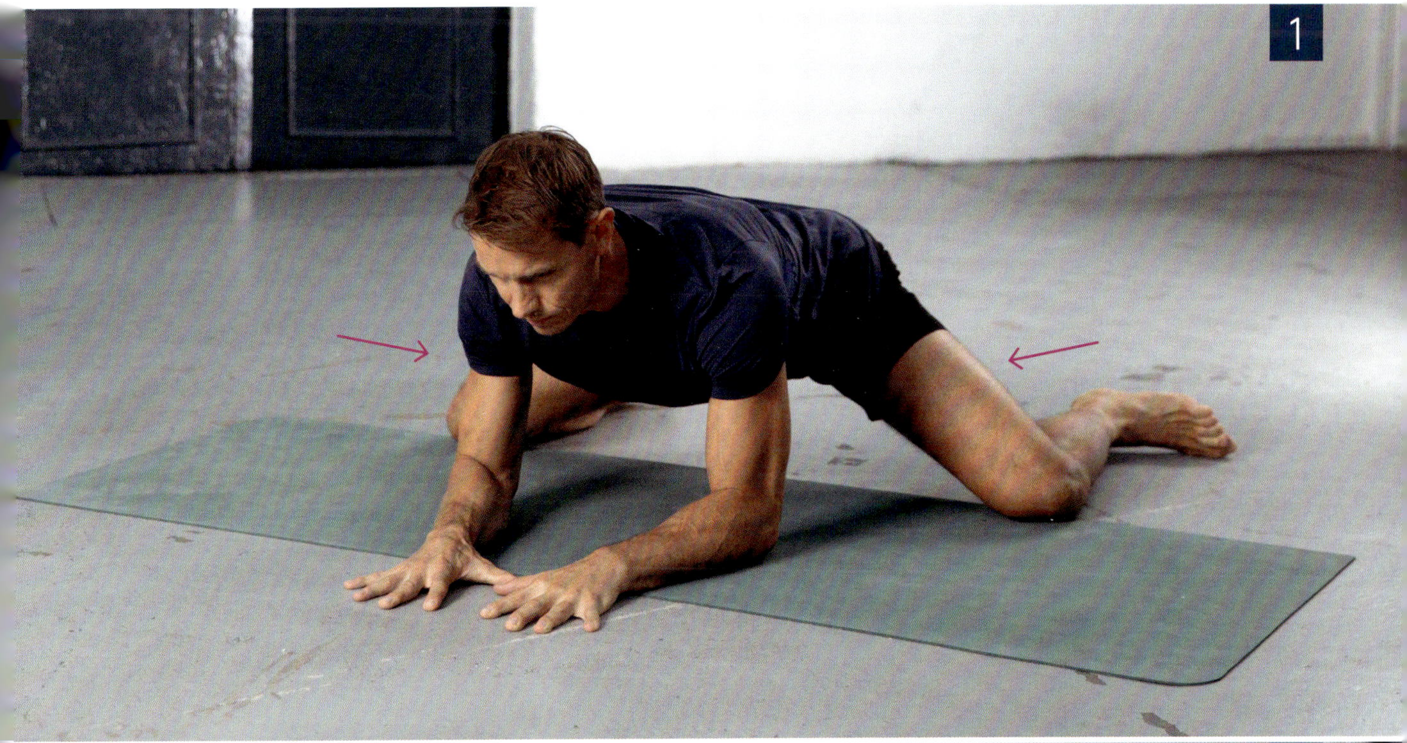
1

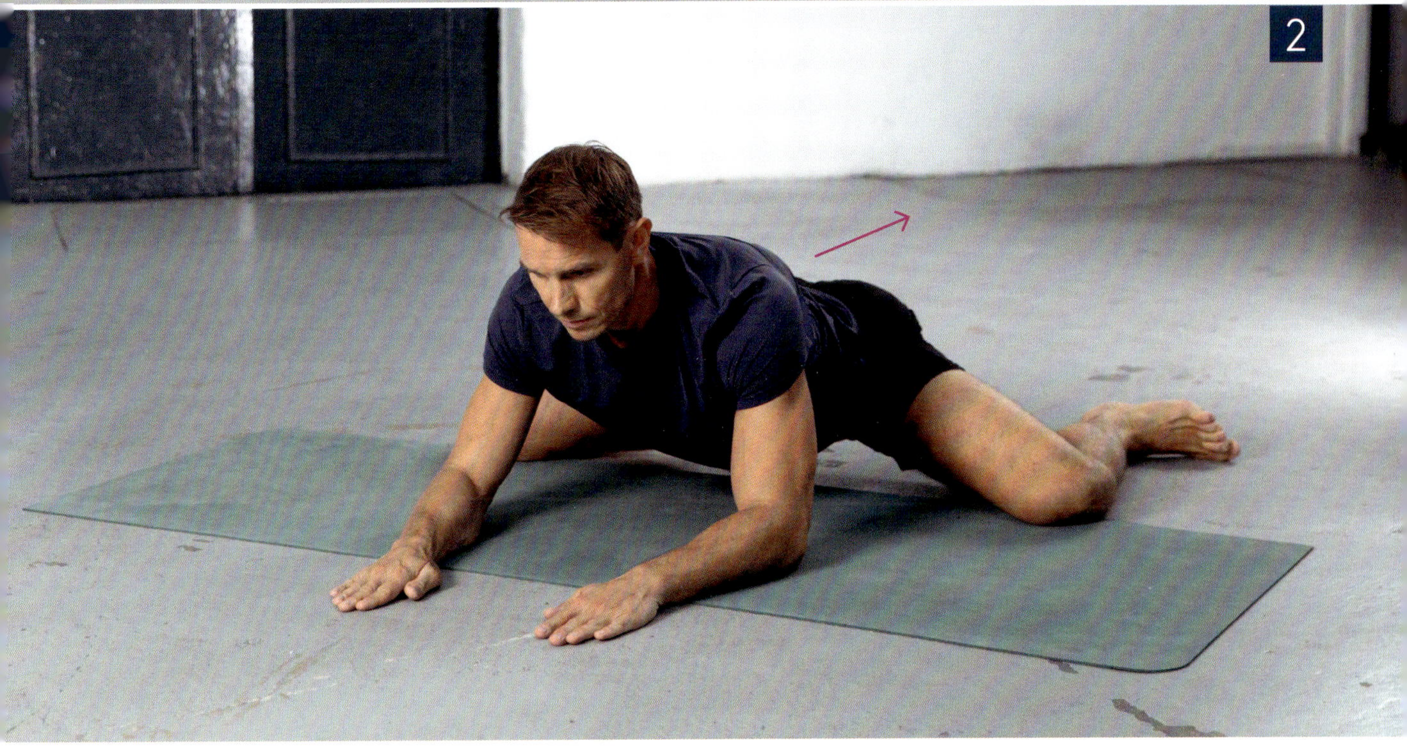
2

STUFE 3: AC (ANTAGONIST CONTRACT & STRETCH)

In diesem Schritt werden die Abduktoren als Gegenspieler der Adduktoren angespannt, indem Sie wieder in die Ausgangsposition zurückkehren.

1. **Ausgangsposition einnehmen:**
   Lösen Sie die Dehnstellung auf und nehmen Sie erneut die Ausgangsposition ein.
2. **Gegenspieler anspannen:**
   Heben Sie ein Bein seitwärts so weit wie möglich nach oben an. Halten Sie die Stellung etwa 8–10 Sekunden, während Sie gleichzeitig das Gesäß fest anspannen. Das Becken darf dabei nach oben mitrotieren, allerdings bleiben die Arme gestreckt und die Handflächen auf dem Boden aufgestützt. Wechseln Sie anschließend auf die andere Seite. **(2)**
3. **Locker lassen und Dehnposition einnehmen:**
   Senken Sie das zuletzt aktive Bein und nehmen Sie danach erneut die Dehnposition ein.
4. **Intensiv nachdehnen:**
   Versuchen Sie nun, den Grätschwinkel ein wenig zu vergrößern und dehnen Sie intensiv statisch für etwa 5–10 Sekunden nach. Fahren Sie anschließend mit einer dynamischen Dehnung, wie im Schritt CR beschrieben, fort. **(2)**

»

TIPP
Achten Sie beim Anheben der Beine unbedingt darauf, dass sich der jeweilige Oberschenkel stets im 90-Grad-Winkel zum Rumpf befindet und nicht nach hinten ausweicht.

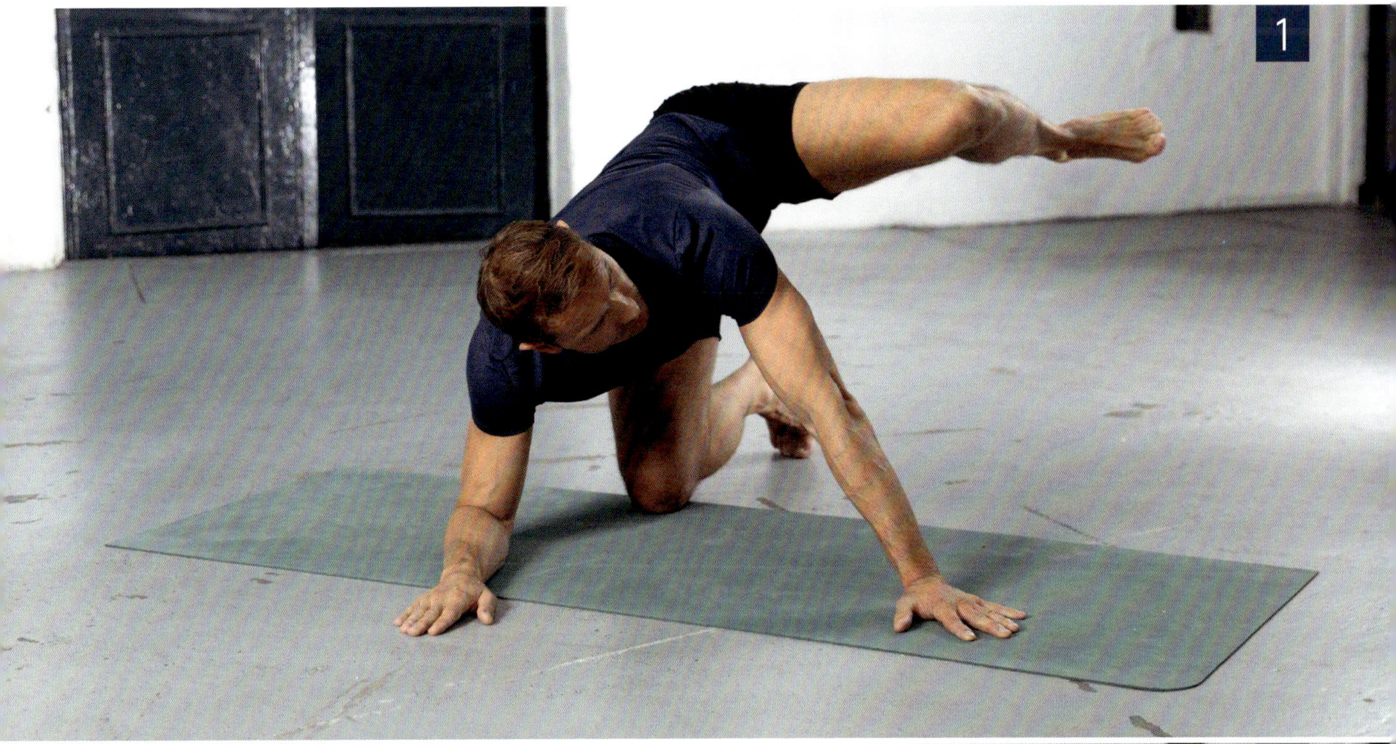
1

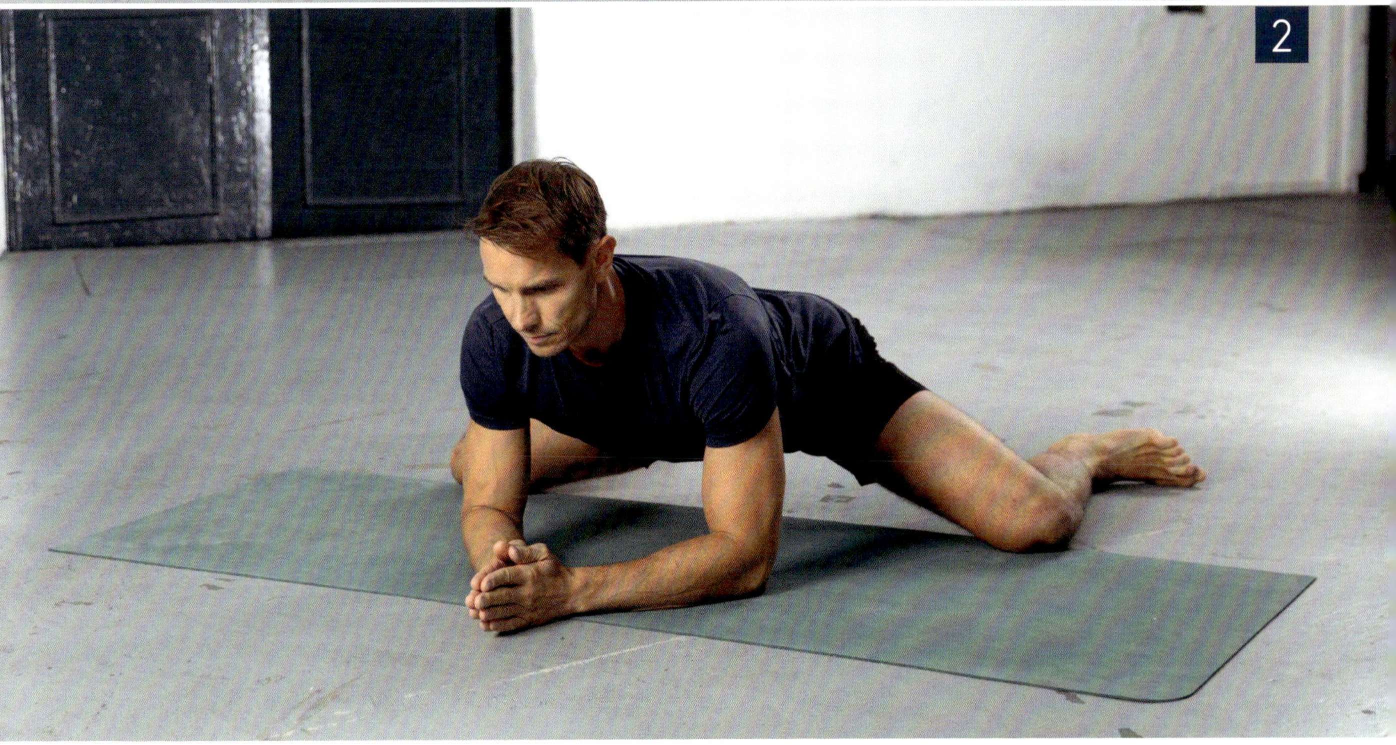
2

STUFE 4: ROTATION

Durch eine Innen- und Außenrotation des Oberkörpers werden die Wirbelsäule und das Schultergelenk inklusive Brustkorb zum Schluss zusätzlich mitgedehnt. Gleichzeitig kommt es vor allem bei der Außenrotation zu einer Intensivierung der Hüftdehnung.

1. **Außenrotation:**
   Lösen Sie einen Arm vom Boden und schieben diesen unter dem anderen Arm so weit wie möglich auf die andere Seite. Der Oberkörper sollte in der Wirbelsäule mitdrehen. Durch dieses Eindrehen spüren Sie eine Intensivierung auf der gegenüberliegenden Hüfte, da diese durch das Gegenhalten stärker gedehnt wird. Halten Sie die Endposition etwa 2–3 Sekunden. **(1)**
2. **Innenrotation:**
   Führen Sie den aktiven Arm aus der eingedrehten Position nun so weit wie möglich nach außen oben, ohne dass der passive Arm vom Boden abhebt. Drehen Sie auch hier den Oberkörper wieder mit und versuchen Sie ganz bewusst, in der Endposition den Brustkorb und den Schultergürtel zu öffnen. Hierbei könnte es sein, dass die andere Seite der Hüfte etwas mehr gedehnt wird, da gegen die Außenrotation gehalten werden muss. Halten Sie die Position am Ende ebenfalls 2–3 Sekunden. **(2)**
3. **Mehrmals pro Seite wiederholen:**
   Wiederholen Sie die gesamte Innen- und Außenrotation etwa 5-mal pro Seite entweder nacheinander oder im stetigen Seitenwechsel.

»

TIPP
Bei dieser Übung müssen Sie nicht zwingend die Beine in der maximalen Dehnposition halten. Viel wichtiger ist das gezielte Ansteuern der Rumpfmuskulatur, sodass eine stabile Rotation möglich wird. Aus diesem Grund können Sie den Grätschwinkel in den Beinen gerne etwas schließen, um den Fokus auf diese Innen- und Außenrotation zu legen.

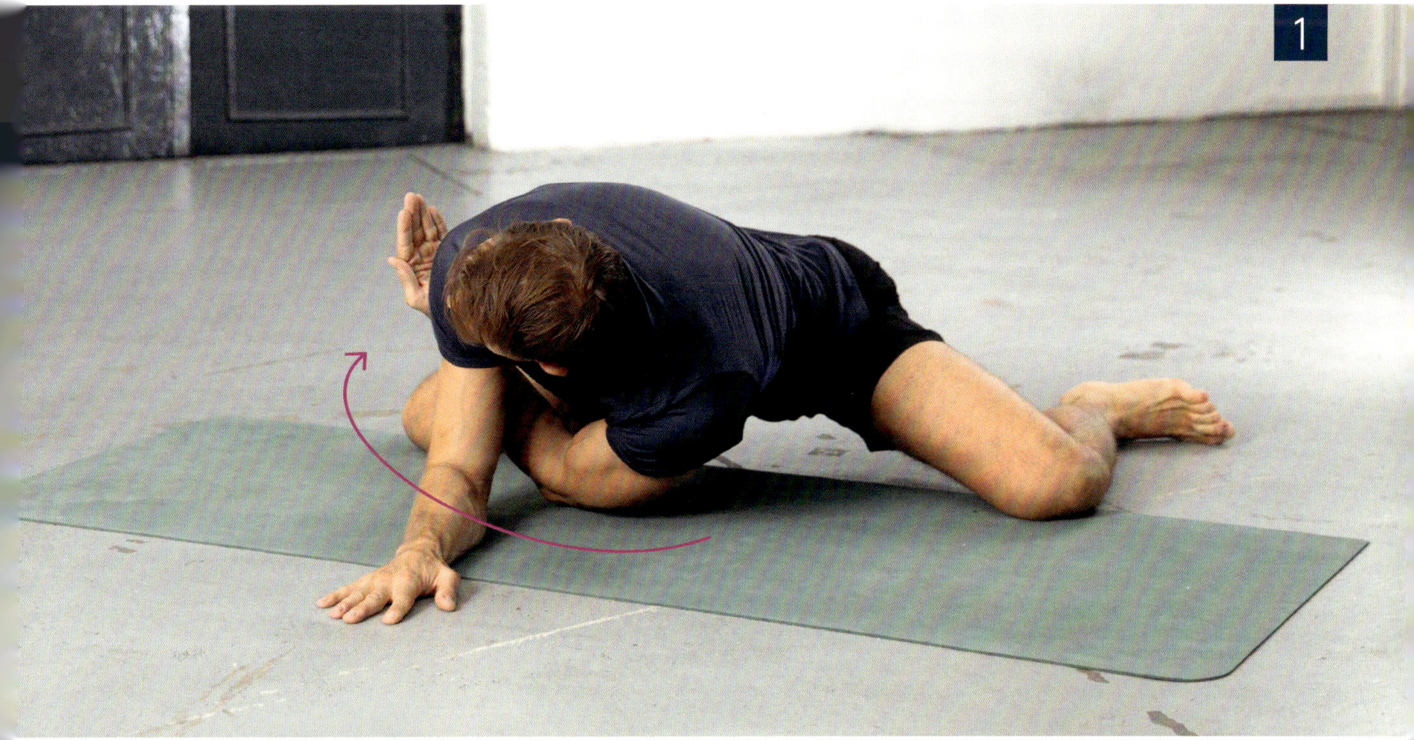
1

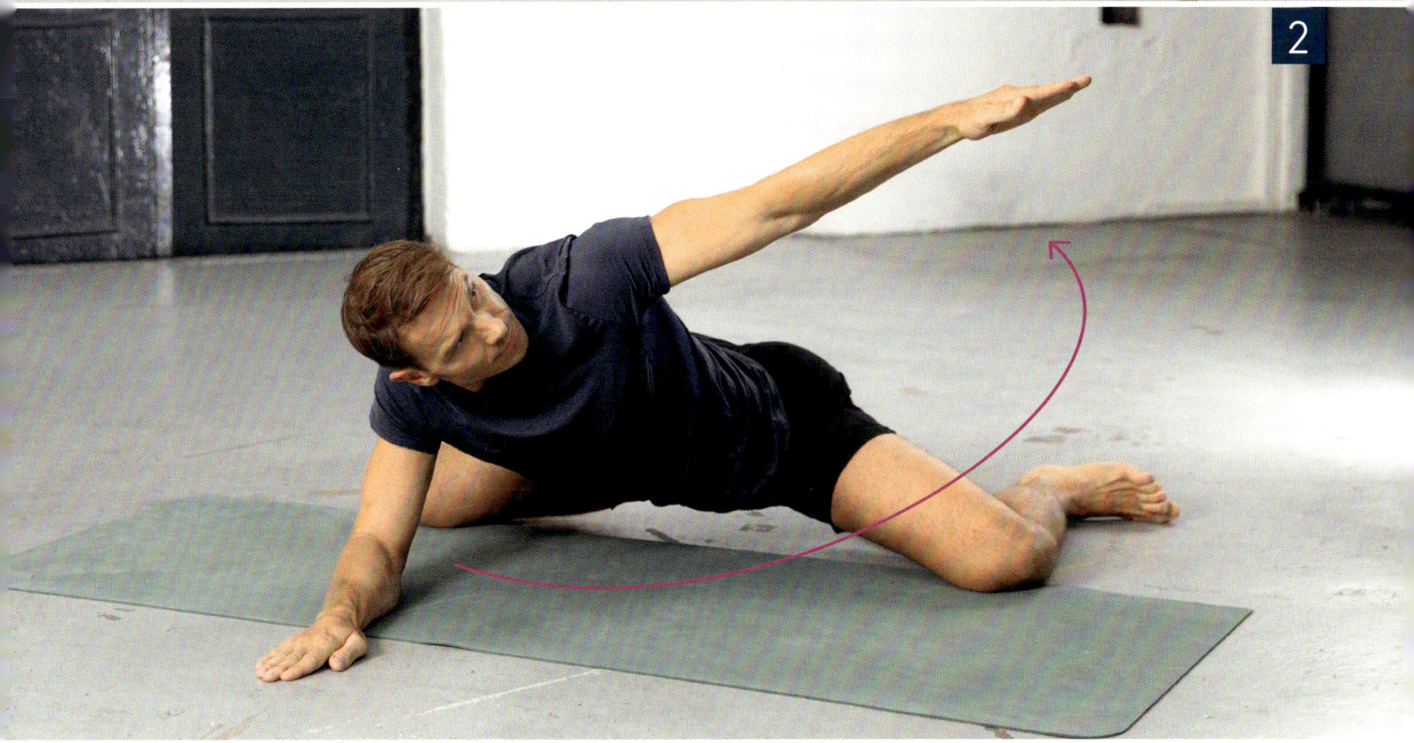
2

DER SITZENDE **PANDA**

BENEFIT:

Verbesserung der Beweglichkeit im gesamten Hüftbereich und im unteren Rückenbereich sowie Lösung von Verspannungen im unteren Rückenbereich

WIRKUNGSBEREICHE:

Adduktoren, seitliche Linie und Spirallinie

STUFE 1: STARTPOSITION

Die Dehnung im Grätschsitz gehört in vielen gymnastischen Sportarten zur Standardübung. Ein gerader Rücken ist jedoch Voraussetzung für die Effektivität dieser Übung und ein Garant für eine die Schonung der Bandscheiben.

1. Setzen Sie sich mit gegrätschten Beinen auf den Boden. Wählen Sie den Grätschwinkel der Beine anfangs moderat, sodass Sie in den Adduktoren eine leichte Dehnung spüren. Sie sollten in dieser Position aufrecht sitzen können, ohne dass das Becken nach hinten ausweicht und ein Rundrücken entsteht. Sofern Ihnen dies nicht möglich ist, erhöhen Sie Ihre Sitzposition (z.B. mithilfe eines Yogablocks oder niedrigen Hockers). Dadurch wird die Spannung von der rückseitigen Muskelkette der Beine genommen, sodass Sie nun mit geradem Rücken und einer natürlichen Wölbung in der Lendenwirbelsäule den Grätschsitz einnehmen können. **(1)**
2. Verwenden Sie ein Seil oder ein Handtuch, das Sie als Zughilfe unmittelbar vor sich stabil befestigen (z.B. an der Couch oder einem Tischbein). Greifen Sie danach und ziehen Sie sich aus dem neutralen Grätschsitz mit dem Oberkörper so weit nach vorne, bis Sie eine deutliche Dehnung in den Adduktoren wahrnehmen. Halten Sie diese Position mit geradem Rücken etwa 10–15 Sekunden. **(2)**

»

TIPP
In dieser Position kommt es häufig zum Abfälschen durch einen Rundrücken. Achten Sie daher besonders beim Verlagern des Oberkörpers nach vorne darauf, dass Sie diese Bewegung aus dem Becken und nicht über eine Krümmung der Wirbelsäule ausführen.

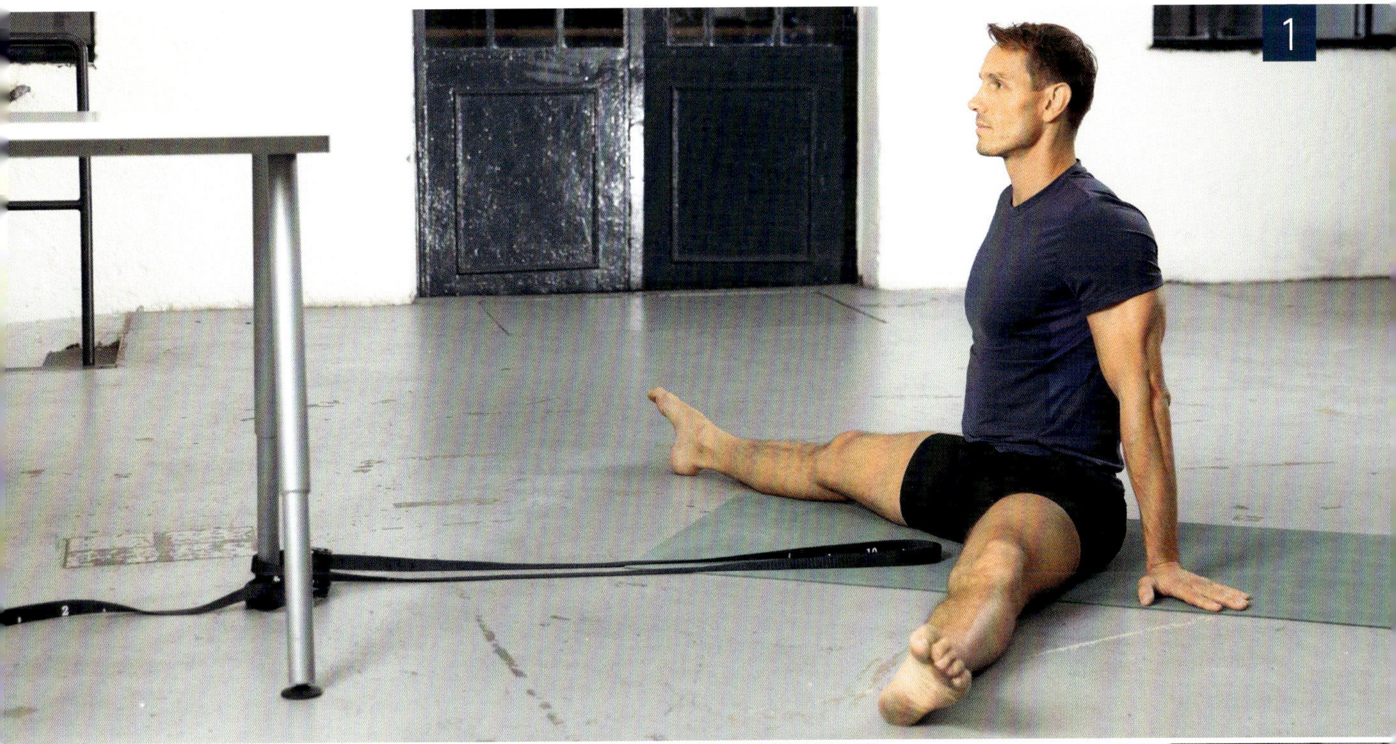
1

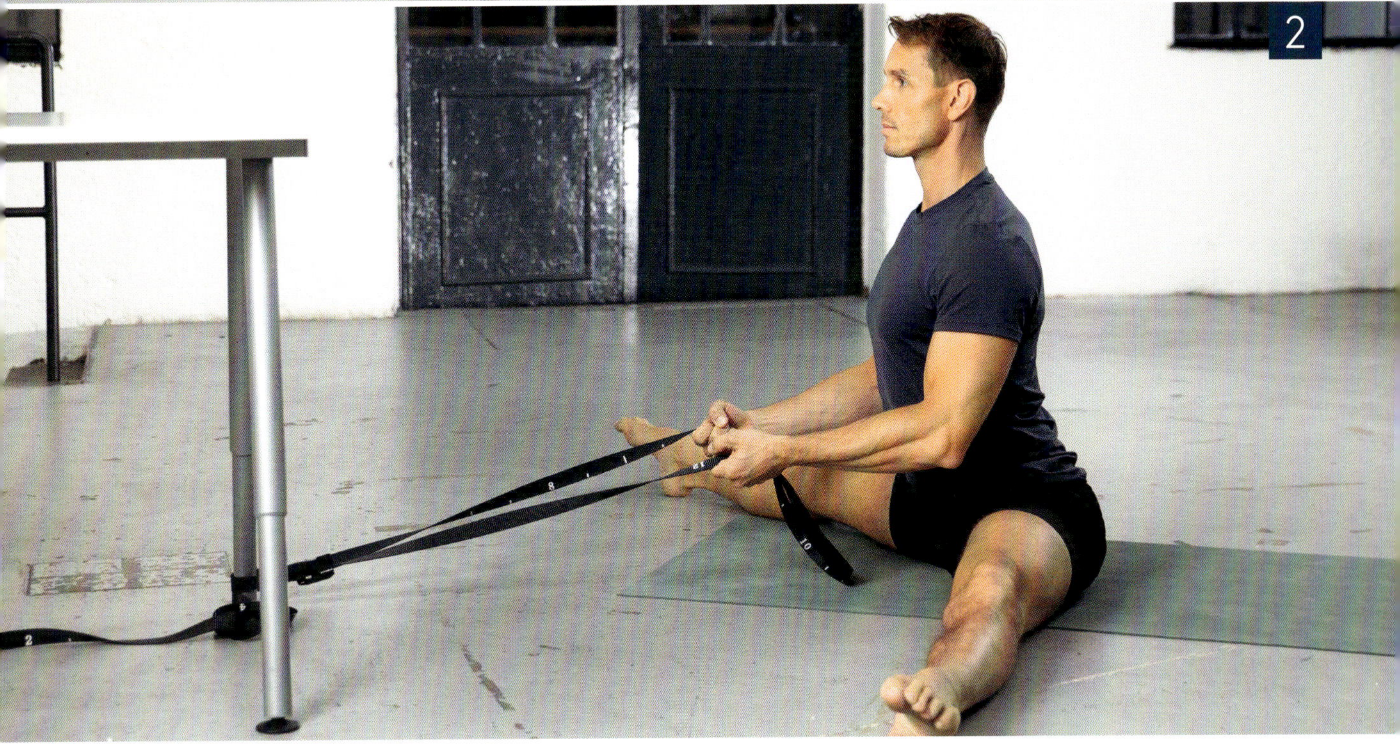
2

STUFE 2: CR (CONTRACT RELAX & STRETCH)

In diesem Schritt werden die Adduktoren fest angespannt. Die Kontraktion wird von Sekunde zu Sekunde gesteigert, sodass Sie am Ende das Maximum erreichen können.

1. **Zielmuskulatur anspannen:**
   Drücken Sie Ihre Beine für etwa 8–10 Sekunden zusammen. Die Beine sollten dabei jedoch nicht geschlossen, sondern angespannt werden. Um dies zu erleichtern, können Sie die Übung beispielsweise unmittelbar vor einer Wand oder Hockern durchführen und gegen diese drücken. Sie können aber auch mit Ihren Händen an den Innenseiten der Oberschenkel nach außen drücken und mit den Beinen dagegenhalten. **(1)**
2. **Locker lassen:**
   Entspannen Sie für 2–3 Sekunden und nehmen Sie danach eine tiefere Dehnposition ein.
3. **Statisch nachdehnen:**
   Ziehen Sie sich an der Zughilfe in eine tiefere Dehnposition. Dabei sollten Sie einerseits den Oberkörper weiter in Richtung Boden verlagern und andererseits auch den Grätschwinkel erweitern. Halten Sie diese Position etwa 20–30 Sekunden. **(2)**
4. **Dynamisch nachdehnen:**
   Anschließend erfolgt ein dynamisches langsames Nachdehnen mit etwa 10 Wiederholungen. Bewegen Sie dabei den Oberkörper in einem Radius von etwa 20–30 Grad langsam vor und zurück. Von Wiederholung zu Wiederholung sollten Sie dabei versuchen, den maximalen Beweglichkeitsradius immer mehr zu erweitern.

»

TIPP
Diese Übung kann auch mit einem Partner durchgeführt werden, welcher Sie mit seinen Fußsohlen an der Innenseite Ihrer Unterschenkel in die Grätsche drückt und gleichzeitig mit den Armen nach vorne zieht. Beim Anspannen im CR-Bereich dieser Übung können Sie dann gleichzeitig auch den Oberkörper etwas nach hinten verlagern und dadurch das Zusammendrücken verstärken. Der Partner kann dabei die Dehnung sanft dosieren und entweder etwas intensiver in die Grätsche drücken oder lockerlassen.

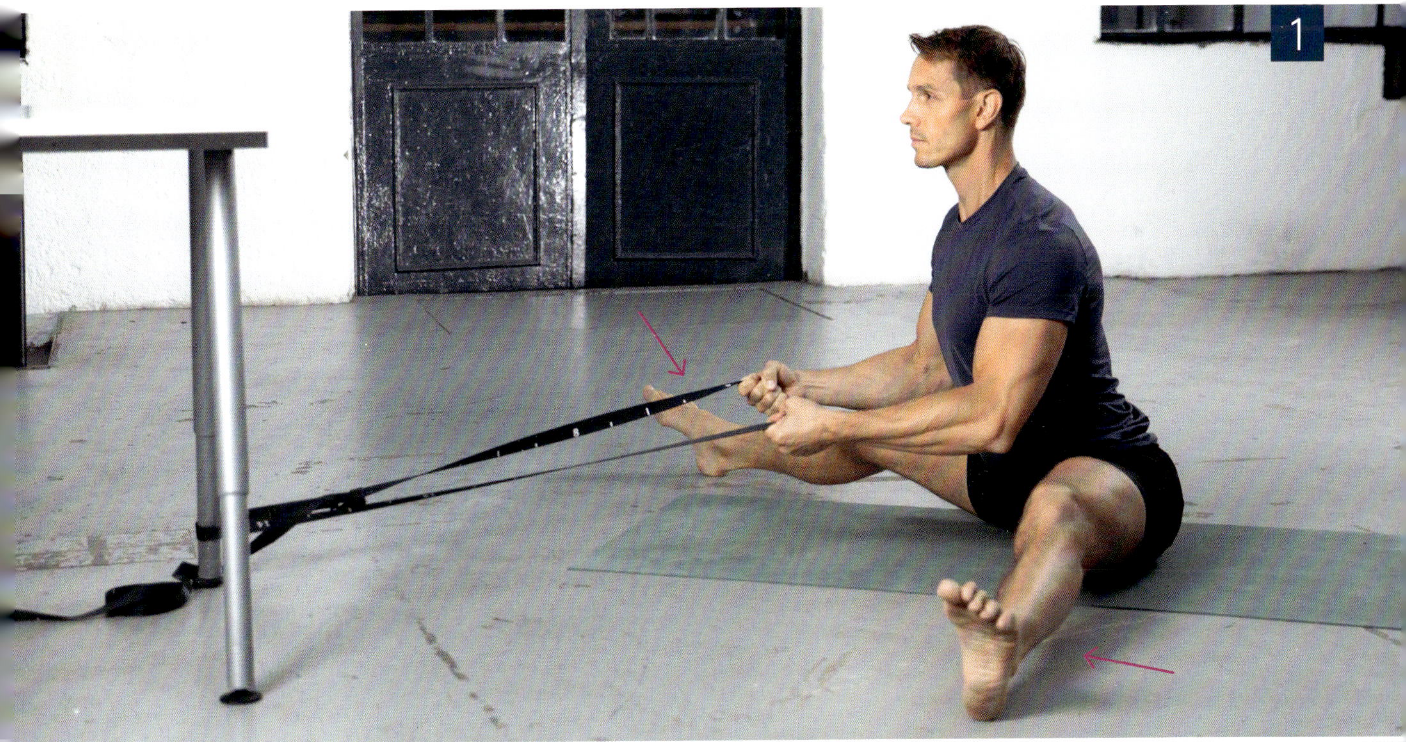
1

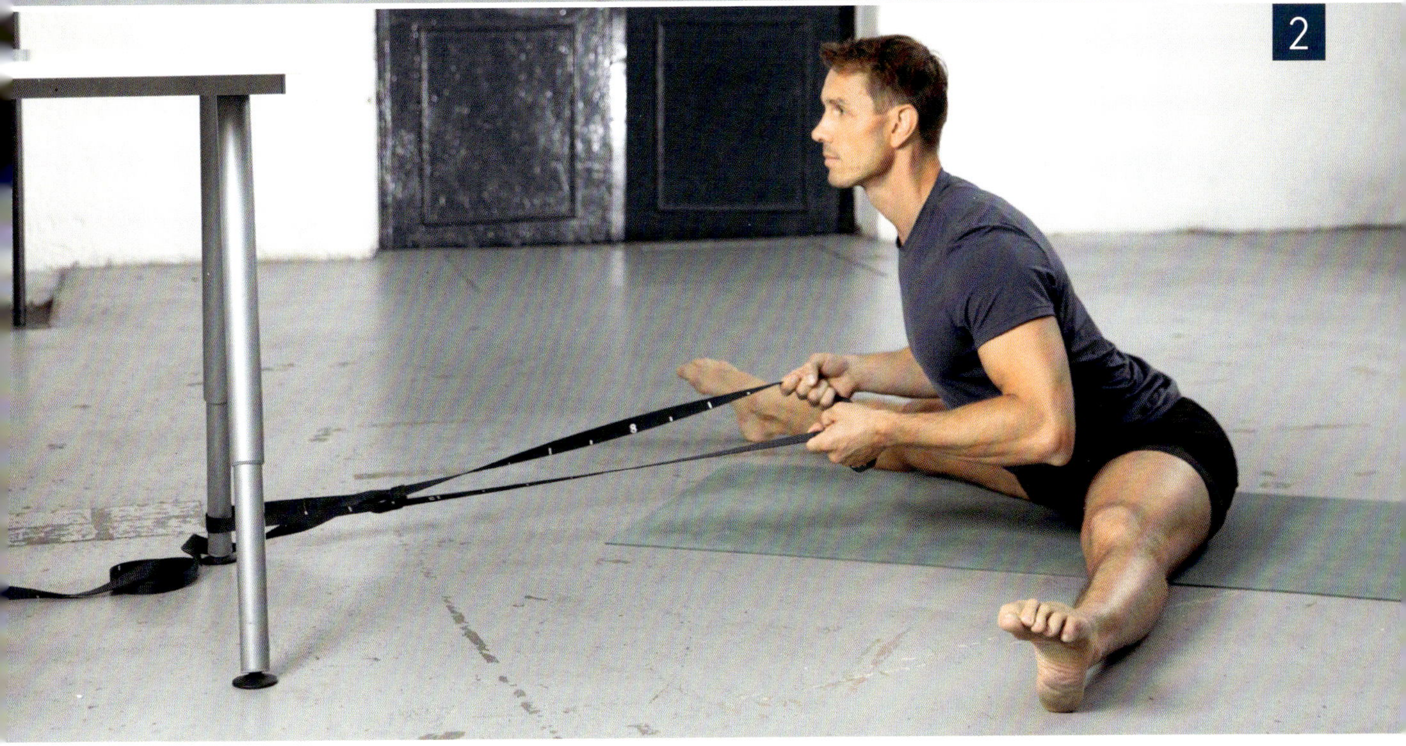
2

STUFE 3: AC (ANTAGONIST CONTRACT & STRETCH)

In dieser Grätschposition wird nun auch die Beinbeugerkette mitgedehnt und deren Gegenspieler aktiv angespannt.

1. **Gegenspieler anspannen:**
   Spannen Sie die Gegenspieler aktiv an, indem Sie im Grätschsitz die Beine vom Boden anheben und gleichzeitig nach hinten drücken. Um dies zu erleichtern, sollten Sie sich mit den Händen auf den Boden stützen oder etwas nach hinten lehnen und sich an den Zughilfen festhalten. Wichtig: Drücken Sie die Beine aus eigener Kraft nach hinten, sodass die Abduktoren (Gesäßmuskulatur) angespannt werden. Halten Sie diese Anspannung für etwa 8–10 Sekunden. **(1)**
2. **Locker lassen:**
   Entspannen Sie für 2–3 Sekunden und legen Sie danach die Beine wieder ab.
3. **Statisch nachdehnen:**
   Dehnen Sie statisch erneut in eine tiefere Dehnung und halten Sie diese Position etwa 20–30 Sekunden. Sie sollten versuchen, die Beine etwas weiter zu grätschen und den Oberkörper ein paar Zentimeter weiter nach unten zu beugen. **(2)**
4. **Dynamisch nachdehnen:**
   Durch etwa 10 sanfte dynamische Vor- und Zurückbewegungen wird die Dehnung nochmal etwas intensiviert.

»

TIPP
Wenn es Ihnen nicht möglich ist, die Beine anzuheben, dann spannen Sie sie dennoch an. Es ist nicht notwendig, die Beine zum Schweben zu bringen, denn es geht ausschließlich um das Anspannen der Gegenspielermuskulatur.

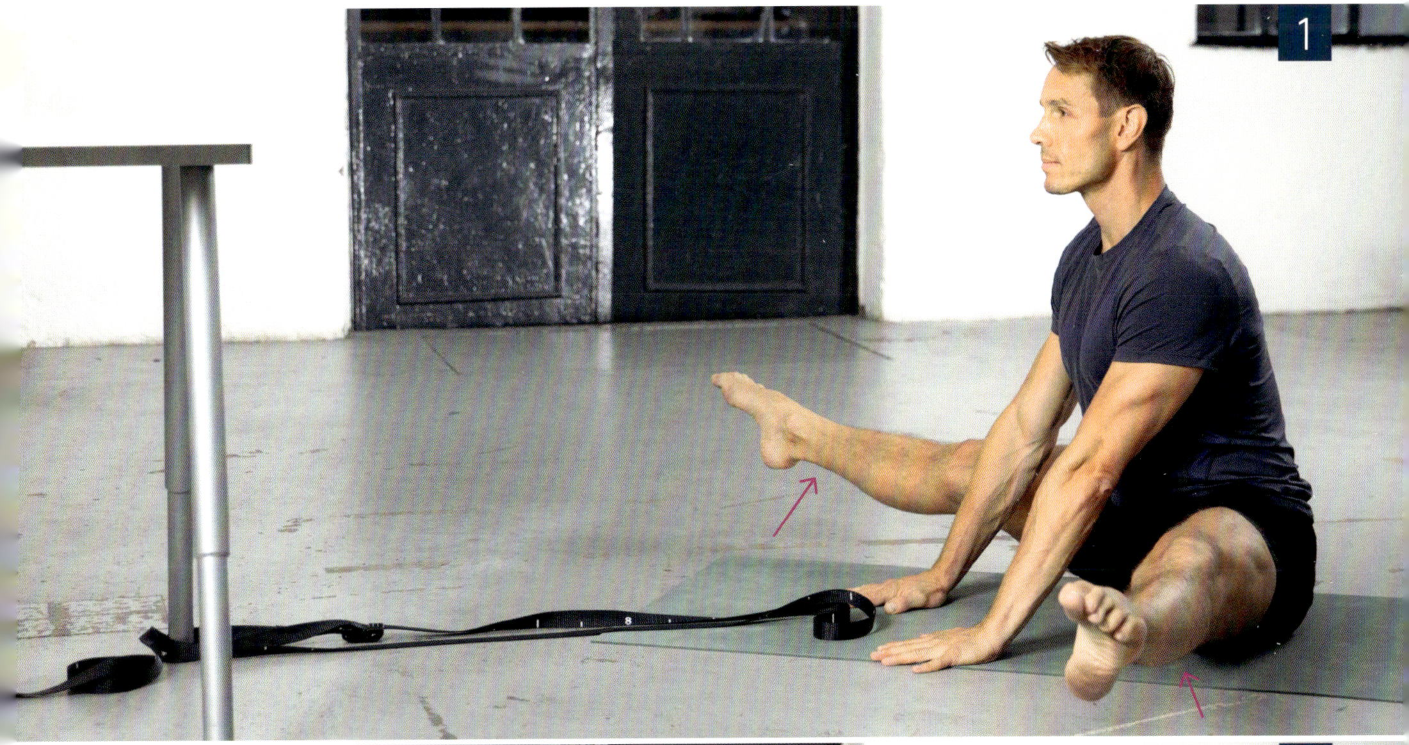
1

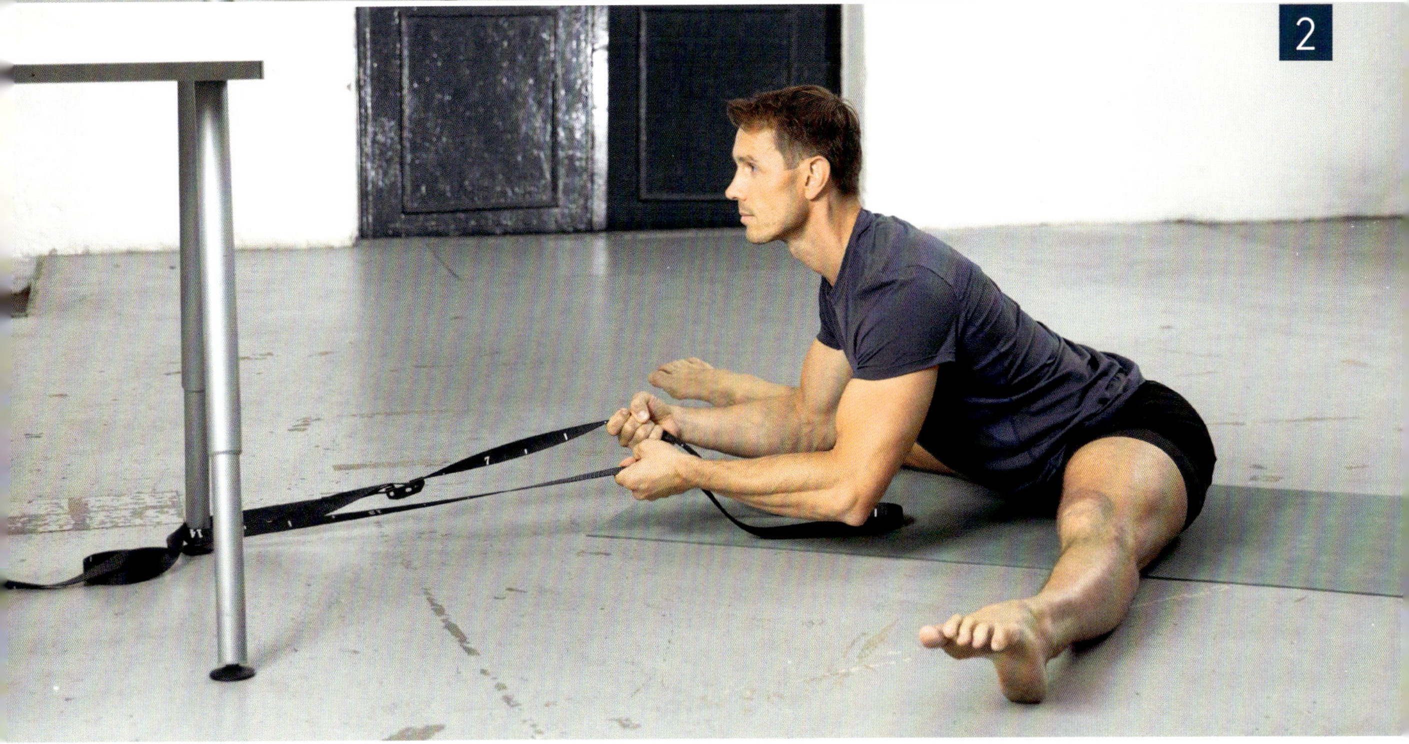
2

STUFE 4: ROTATION

Durch das Hinzufügen der Längs- und Tiefenachse werden zum Schluss noch weitere Gelenke miteinbezogen und diagonale und seitliche Muskelketten hinzugeschaltet.

1. **Oberkörper in der Längsachse eindrehen:**
   Richten Sie Ihren Oberkörper auf und breiten Sie die Arme seitlich gestreckt neben dem Körper aus. Drehen Sie sich so weit wie möglich nach rechts ein. Der Blick folgt beim Eindrehen der rechten Handfläche. Der linke Arm zieht dabei weit aus dem Brustkorb nach hinten. Um die Rotation zu verstärken, können Sie sich mit der rechten Hand auch auf dem Boden abstützen oder an der Zughilfe festhalten und etwas daran ziehen, sodass Sie während der Rotation auch den Oberkörper etwas nach vorne verlagern können. **(1)** Halten Sie die Endposition etwa 5 Sekunden und strecken Sie dann den linken Arm weit nach oben über den Kopf.
2. **Strecken des hinteren Armes über den Kopf:**
   Nachdem Sie den hinteren Arm nach oben über den Kopf angehoben haben, versuchen Sie diesen bis in die letzte Faszienstruktur aus der Schulter herauszustrecken. Atmen Sie 3–5-mal tief ein und aus. Beim Einatmen strecken Sie sich ganz bewusst noch einmal ein paar Zentimeter aus dem Rippenbogen, sodass Sie eine leichte Dehnung in Ihrer Flanke spüren. Beim Ausatmen lassen Sie wieder ein paar Zentimeter locker. Gleiten Sie anschließend mit dem Körper und dem nach oben gestreckten Arm nach rechts in eine tiefe Seitneigung.
3. **Oberkörper in der Tiefenachse zur Seite neigen:**
   Sie befinden sich nach wie vor in einer eingedrehten Oberkörperposition. Lösen Sie die Stellung etwas auf, jedoch nicht ganz. Gleiten Sie aus der eingedrehten Position mit dem Oberkörper nach rechts und versuchen Sie sich mit der Schulter auf dem Knie abzulegen. Gleichzeitig wird der rechte Arm in einem hohen Bogen über den Kopf geführt. Der Arm zieht dabei weit aus dem Schultergürtel über die Flanke in Richtung linke Fußspitze. Um eine bessere Rückenposition und Stabilität aufrechtzuhalten, können Sie währenddessen mit der linken Hand an der Zughilfe ziehen, sodass sich das Becken etwas nach vorne schiebt. **(2)** Halten Sie diese Position etwa 5 Sekunden, ehe Sie sie langsam auflösen und die beiden Schritte auf der anderen Seite durchführen.

»

TIPP
Um die Rotation zu verstärken, sollten Sie mit dem gegenüberliegenden Bein fest in den Boden drücken. Zudem ist es sinnvoll, die Endposition der Rotation nicht ausschließlich statisch, sondern dynamisch, mit mehreren kurzen Nachschwungbewegungen zu intensivieren.

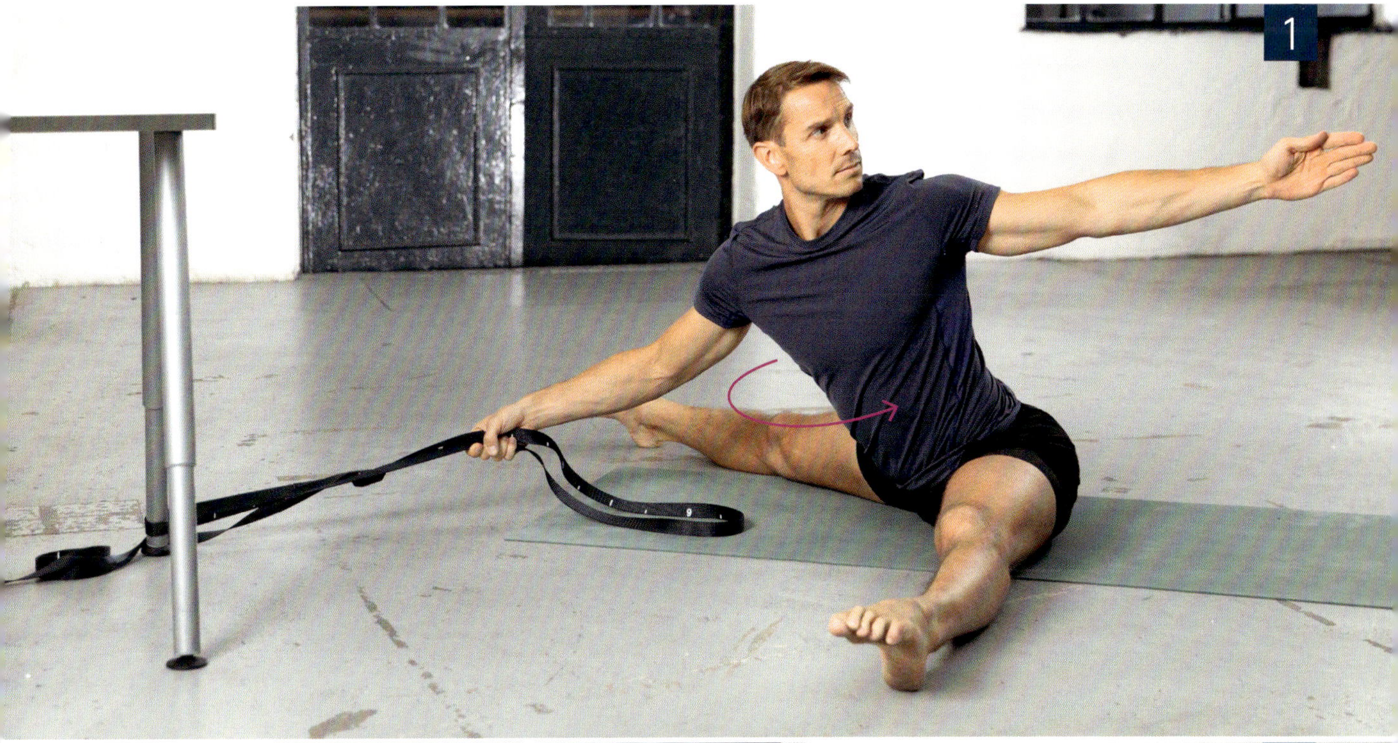
1

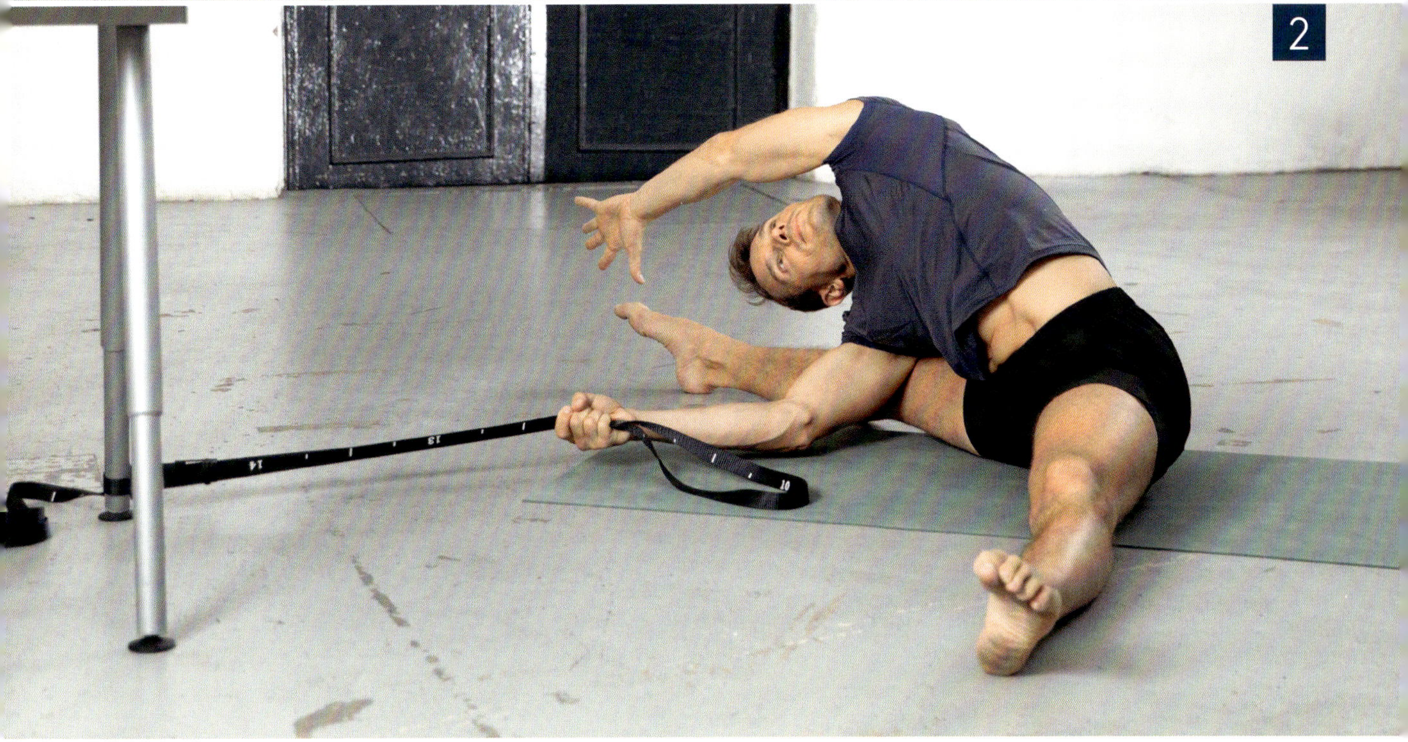
2

DER GEFALTETE **STERN**

BENEFIT:

Lösung von Verspannungen im unteren Rückenbereich (v. a. Iliosakralgelenk) und Verbesserung der Beweglichkeit im unteren Rückenbereich

WIRKUNGSBEREICHE:

Dehnung der Gesäß-Rücken-Kette, Mobilisierung der Spiral- und seitlichen Linie sowie aktive Beweglichkeit der Brust-Schulter-Kette

STUFE 1: STARTPOSITION

Bei dieser Übung sollten Sie darauf achten, dass bei der Bewegung der gesamte Ober- und Unterschenkel auf dem Boden aufliegt, um Ihr Kniegelenk zu schonen.

1. Setzen Sie sich auf den Boden und strecken Sie ein Bein nach vorne aus, während das andere nach hinten verschränkt wird, ähnlich wie bei einem Hürdensitz. Das vordere Bein wird nun seitwärts nach außen gedreht und etwa 90 Grad im Kniegelenk gebeugt, sodass es angewinkelt vor Ihnen auf dem Boden liegt. Der Ober- und Unterschenkel sowie das Knie sollten den Boden berühren, um das Knie zu schonen. Versuchen Sie möglichst aufrecht mit geradem Rücken zu sitzen. **(1)**
2. Der Oberkörper wird so weit nach innen gedreht, dass sich die Schulterachse parallel zum Schienbein befindet. Diese Drehung sollte nicht nur im Oberkörper erfolgen, sondern vom Becken über die gesamte Wirbelsäule gehen. Beugen Sie nun den Oberkörper nach vorne in Richtung Knie. Halten Sie dabei stets den Rücken so gerade wie möglich. Sie sollten nun eine leichte bis mittlere Dehnung in der seitlichen Gesäßmuskulatur auf der Seite des vorderen Beins spüren, die sogar bis in den oberen Rücken hinein wahrzunehmen ist. Breiten Sie die Arme seitwärts aus und legen Sie diese auf dem Boden ab. **(2)**

»

TIPP
Falls es Ihnen nicht möglich ist, in der ersten Position das gesamte Bein auf den Boden aufzulegen, können Sie zur Hilfe auch ein mehrfach zusammengelegtes Handtuch unterlegen.

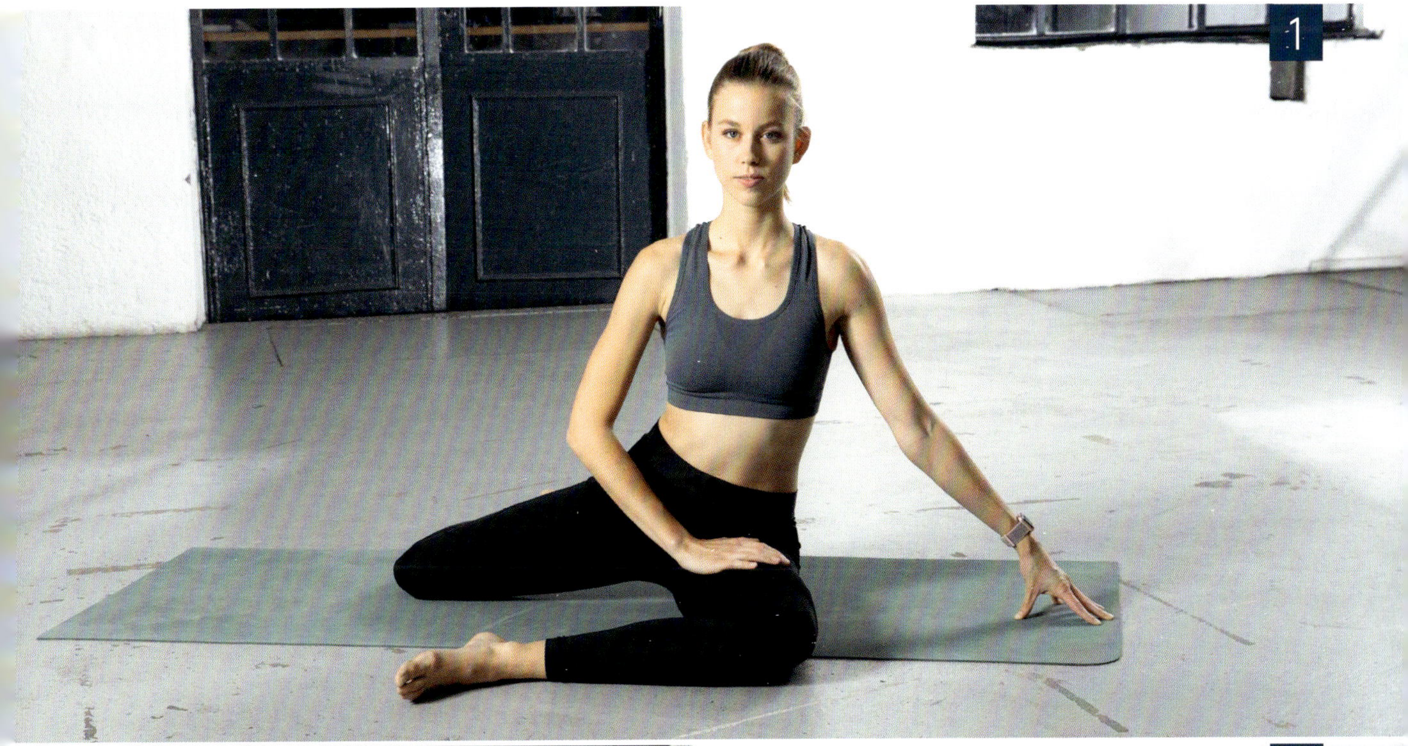
1

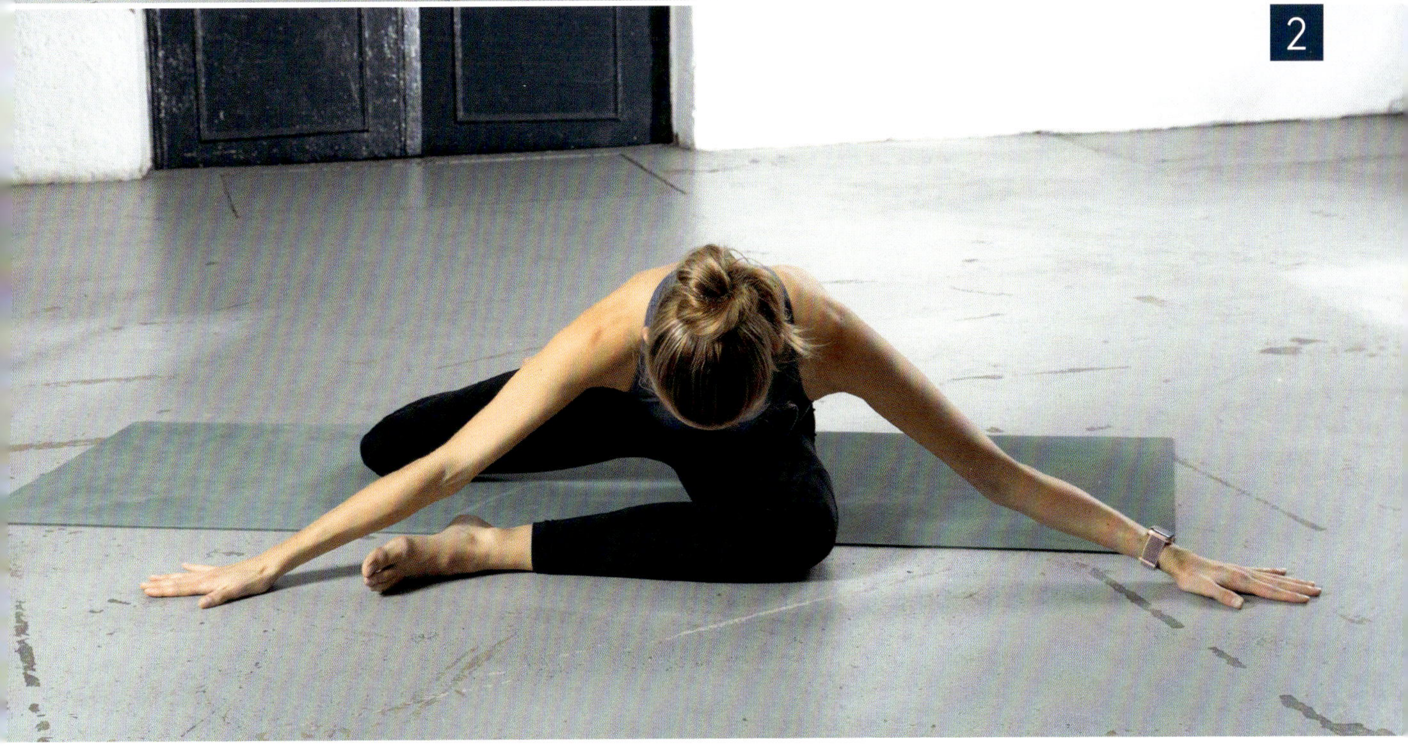
2

STUFE 2: CR (CONTRACT RELAX & STRETCH)

In diesem Schritt erfolgt ein intensives Kontrahieren mehrerer beteiligter Muskeln, welches durch ein diagonales Drücken des vorderen Beins und auch der Arme gegen den Boden umgesetzt wird.

1. **Dehnposition einnehmen:**
   Halten Sie die im vorausgegangenen Schritt beschriebene Position etwa 10–15 Sekunden in einer leichten bis mittleren Schmerzwahrnehmung. Fälschen Sie nicht ab, indem Sie den Oberkörper seitlich am vorderen Knie vorbei nach unten senken, sondern bleiben Sie in einer Linie mit dem Knie und achten Sie darauf, dass die Schulterachse parallel zum Unterschenkel gerichtet bleibt.
2. **Zielmuskelkette und Spiral-/seitliche Linie anspannen:**
   Drücken Sie nun den Arm auf der Seite des vorderen Beins für 8–10 Sekunden fest gegen den Boden. Nutzen Sie diesen Druck auch, um gleichzeitig das vordere Bein in der angewinkelten Position ebenfalls fest in den Boden zu drücken. Durch die Druckimpulse kann es sein, dass Ihr Rumpf aus der fixierten Position etwas nach innen rotiert. Halten Sie an dieser Stelle mit Ihrem Körper fest dagegen. **(1)**
3. **Locker lassen:**
   Lassen Sie locker und korrigieren Sie gegebenenfalls die Dehnposition. Nehmen Sie im Anschluss eine tiefere Dehnstellung ein.
4. **Intensiv nachdehnen:**
   Sie sollten nun zunächst statisch für etwa 10–15 Sekunden nachdehnen, indem Sie den Oberkörper etwas tiefer nach unten Richtung Knie verlagern. Falls Sie bereits ganz unten angekommen sind, schieben Sie den gesamten Rumpf nach innen in Richtung Ferse, ohne dabei die Schulterachse zu verändern. Drücken Sie sich danach mit dem äußeren Arm etwas vom Boden ab und unterstützen Sie dadurch das Nach-innen-Schieben des Rumpfes. **(2)** Dehnen Sie danach locker 5-mal dynamisch nach, indem Sie die Dehnposition etwas auflösen und dann den Körper in einer Welle von oben zum Knie neigen und sanft nach innen schieben.

»

TIPP
Damit bei dieser Übung die Zielmuskulatur effektiv angespannt werden kann, braucht es ein gutes Körpergefühl. Da das vordere Bein nach innen eingedreht ist, wird der Rücken ebenfalls etwas mitgedreht und in seiner Bewegung fixiert. Stellen Sie sich vor, sie würden den Körper aus dieser Position wieder befreien wollen und drehen Sie dann den gesamten Oberkörper nach außen, während die Arme dagegenhalten.

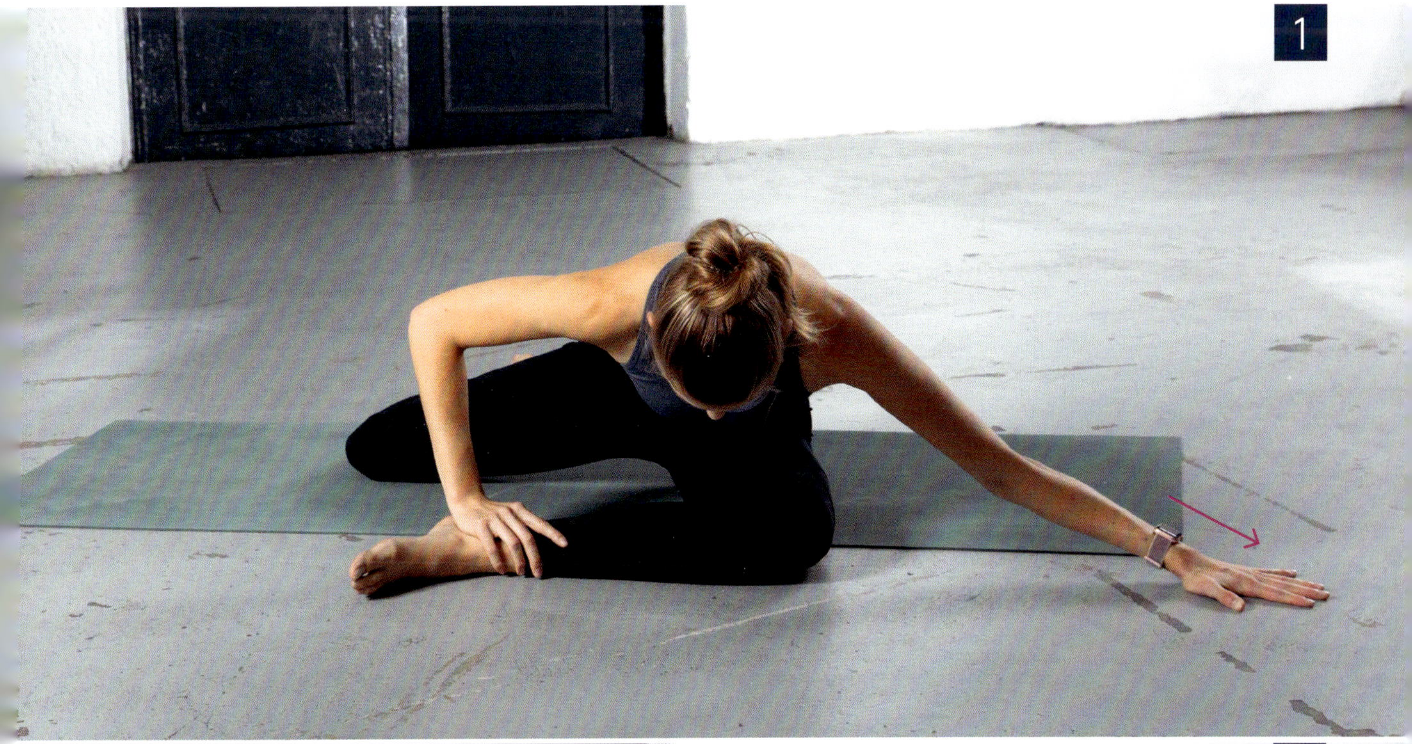
1

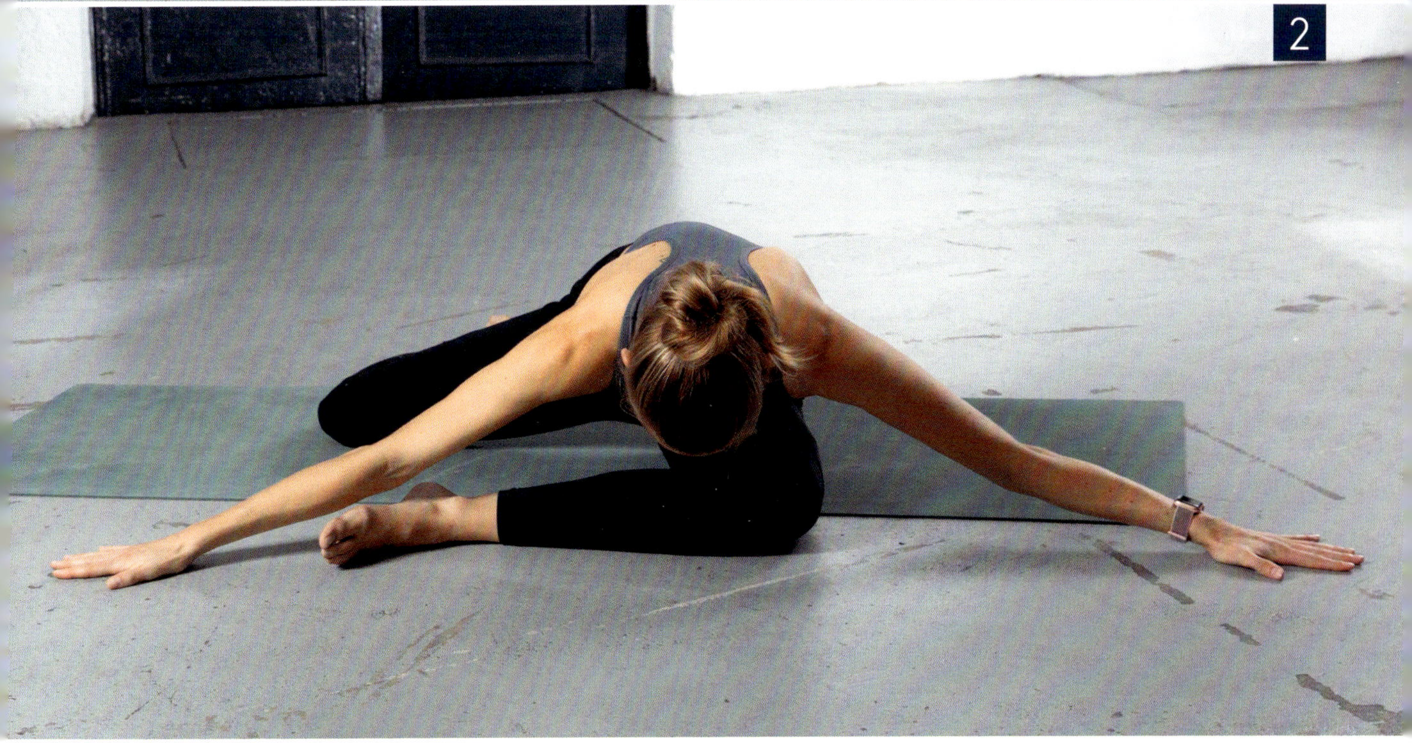
2

STUFE 3: AC (ANTAGONIST CONTRACT & STRETCH)

In diesem Schritt folgt das Anspannen der Gegenspielermuskulatur, wobei das aufgrund der eingedrehten Position nur bedingt möglich ist. Der Schwerpunkt liegt auf der Rotation und der Kontraktion der oberen Rückenmuskulatur.

1. **Gegenspieler, Rücken-, Spirallinie und seitliche Linie anspannen:**
   Drücken Sie nun 8–10 Sekunden mit dem gegenüberliegenden Arm fest in den Boden und spannen Sie dabei den gesamten Körper fest an. Gleichzeitig lösen Sie den anderen Arm auf der Seite des vorderen Beins und heben ihn seitwärts so hoch wie möglich an. Nun sollten Sie auch noch versuchen, das vordere Bein etwas vom Boden anzuheben. Es geht nicht darum, dies wirklich zu schaffen, sondern lediglich um das Anspannen der Adduktoren als Gegenspieler der Abduktoren. **(1)**
2. **Locker lassen:**
   Lassen Sie locker, legen Sie den Arm wieder zurück auf den Boden und korrigieren Sie bei Bedarf erneut die Körperposition.
3. **Intensiv nachdehnen:**
   Intensivieren Sie die Dehnposition noch einmal. Fälschen Sie aber auch in einer tieferen Dehnposition nicht ab und halten Sie die Schulterachse parallel zum Unterschenkel. **(2)**

»

TIPP
Falls Sie aufgrund einer eingeschränkten Beweglichkeit Probleme haben sollten, den gegenüberliegenden Arm anzuheben, dann richten Sie Ihren Oberkörper ein wenig auf, sodass sich die Spannung aus der Rückenlinie etwas lösen kann.

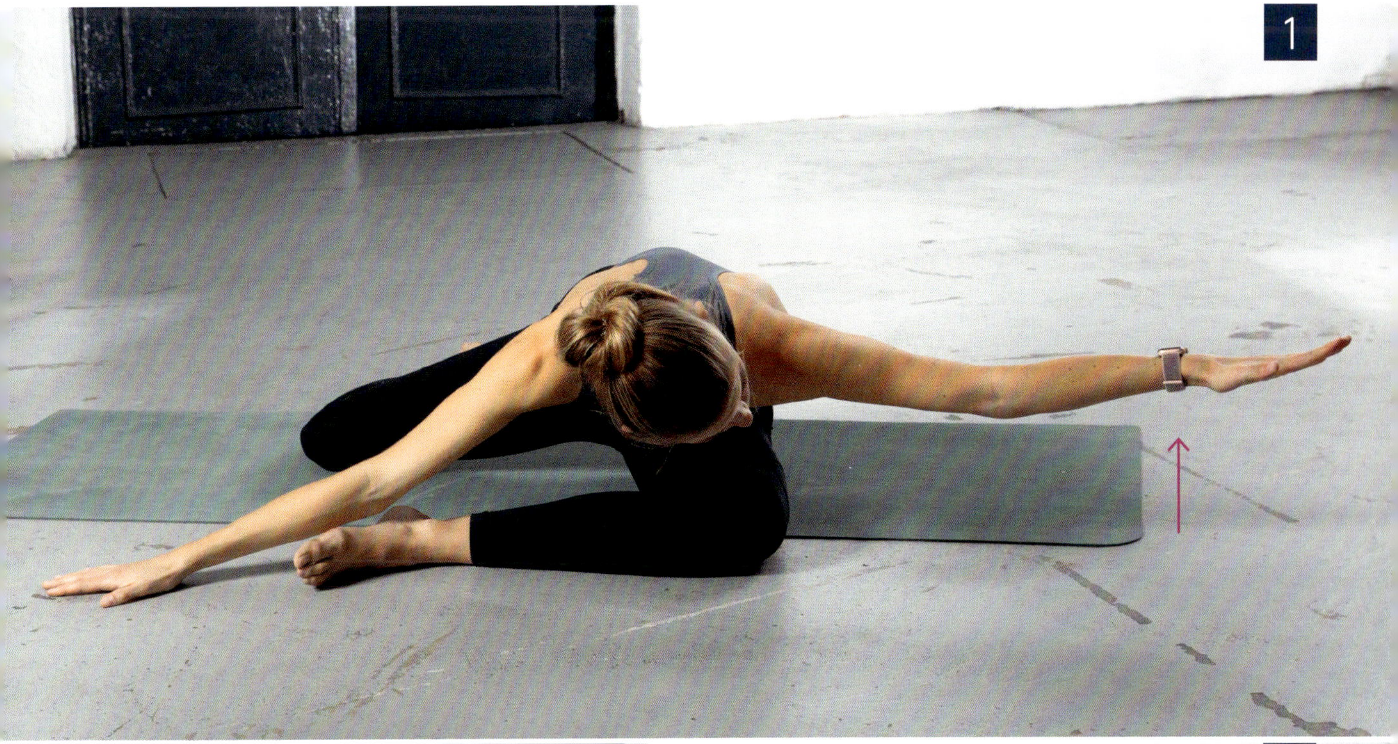
1

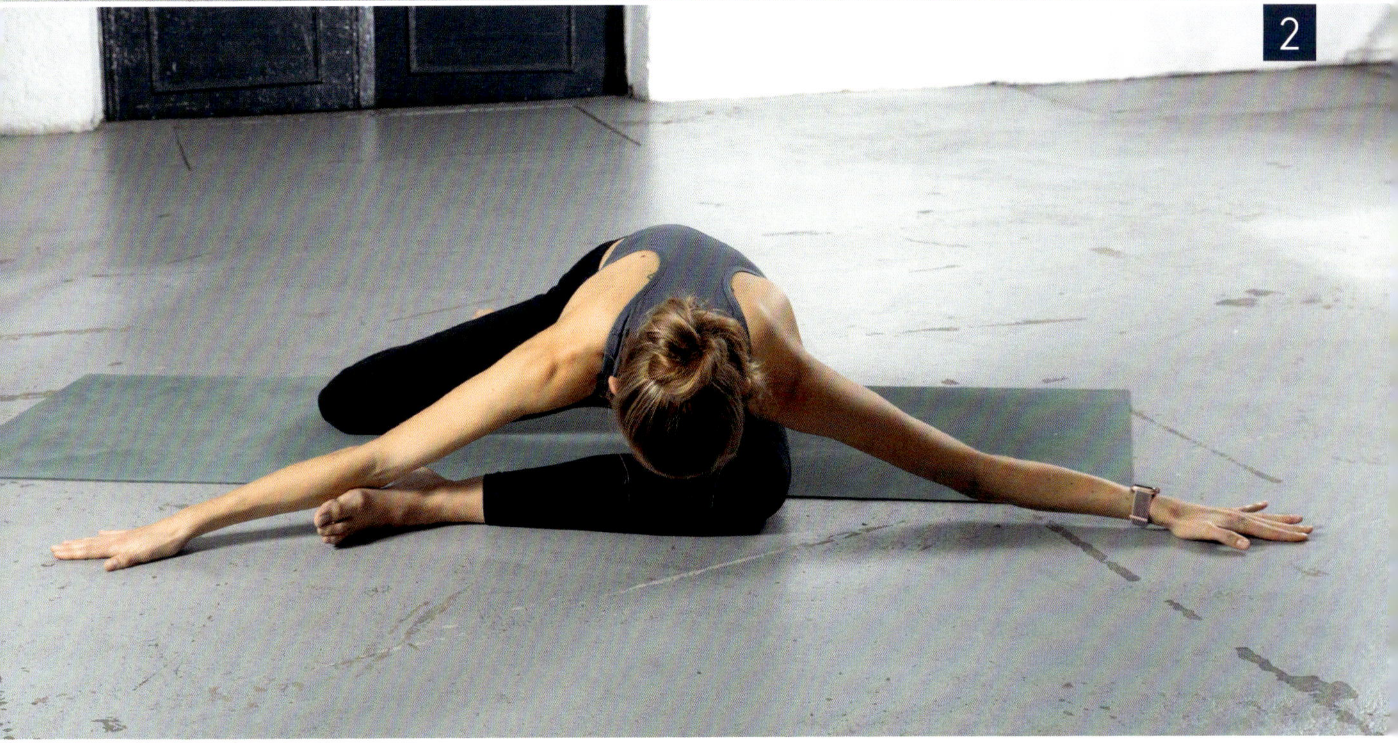
2

STUFE 4: ROTATION

Durch das Hinzufügen aktiver Dehnungsübungen in der Schulter-Brust-Kette und durch ein Eindrehen des Oberkörpers wird die Übung zum Schluss noch einmal in ihrer Komplexität gesteigert.

1. **Beide Arme nach oben strecken:**
   Lockern Sie die Dehnposition etwas auf, indem Sie den Oberkörper wieder in eine aufrechte Position bringen. Dabei strecken Sie beide Arme weit nach oben, als wollten Sie die Handflächen gegen die Decke drücken. In dieser Position geht es darum, den Arm-Rumpf-Winkel so weit wie möglich zu öffnen, sodass sich die Arme in Verlängerung der Wirbelsäule in einer Linie befinden. Fälschen Sie dabei nicht in einen Rundrücken ab, sondern drücken Sie die Lendenwirbelsäule und das Becken in einem kontrollierten Hohlkreuz nach vorne. Halten Sie diese Position etwa 10–15 Sekunden. **(1)**
2. **Oberkörper nach innen rotieren:**
   Strecken Sie nun den Arm auf der Seite des vorderen Beins seitwärts nach oben aus und führen Sie ihn durch das Einwärtsdrehen des gesamten Rumpfes so weit wie möglich nach hinten. Der andere Arm fixiert dabei mit der Hand den vorderen Unterschenkel und unterstützt die Rotation durch ein festes Ziehen an diesem Bein. **(2)** Halten Sie diese Position etwa 5 Sekunden und kehren Sie danach in die neutrale Stellung zurück. Dann wiederholen Sie diese Rotation etwa 5-mal nacheinander.
3. **Oberkörper nach außen rotieren:**
   Lockern Sie sich etwa 2–3 Sekunden und wechseln Sie danach auf die andere Seite. Dann führen Sie alle Schritte noch einmal in der gleichen Reihenfolge aus.

»

TIPP
Um die Rotation zu erleichtern, ist es sinnvoll, sich einen Fixpunkt an der Wand zu suchen und diesen mit dem Blick währenddessen zu verfolgen. Zudem kann das Eindrehen verstärkt werden, indem Sie sich mit der gegenüberliegenden Hand an Ihrem Schienbein oder Ihrem Oberschenkel festhalten und den Körper in die Rotation ziehen.

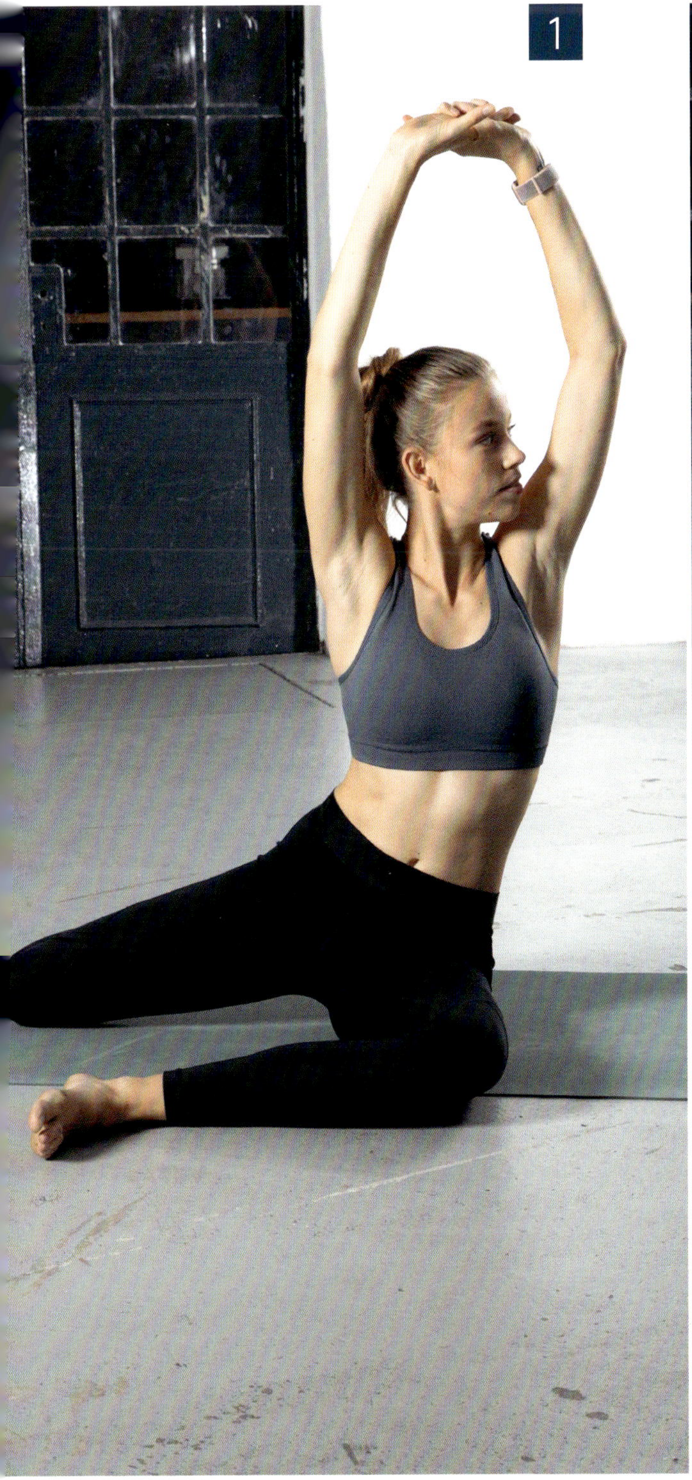
1

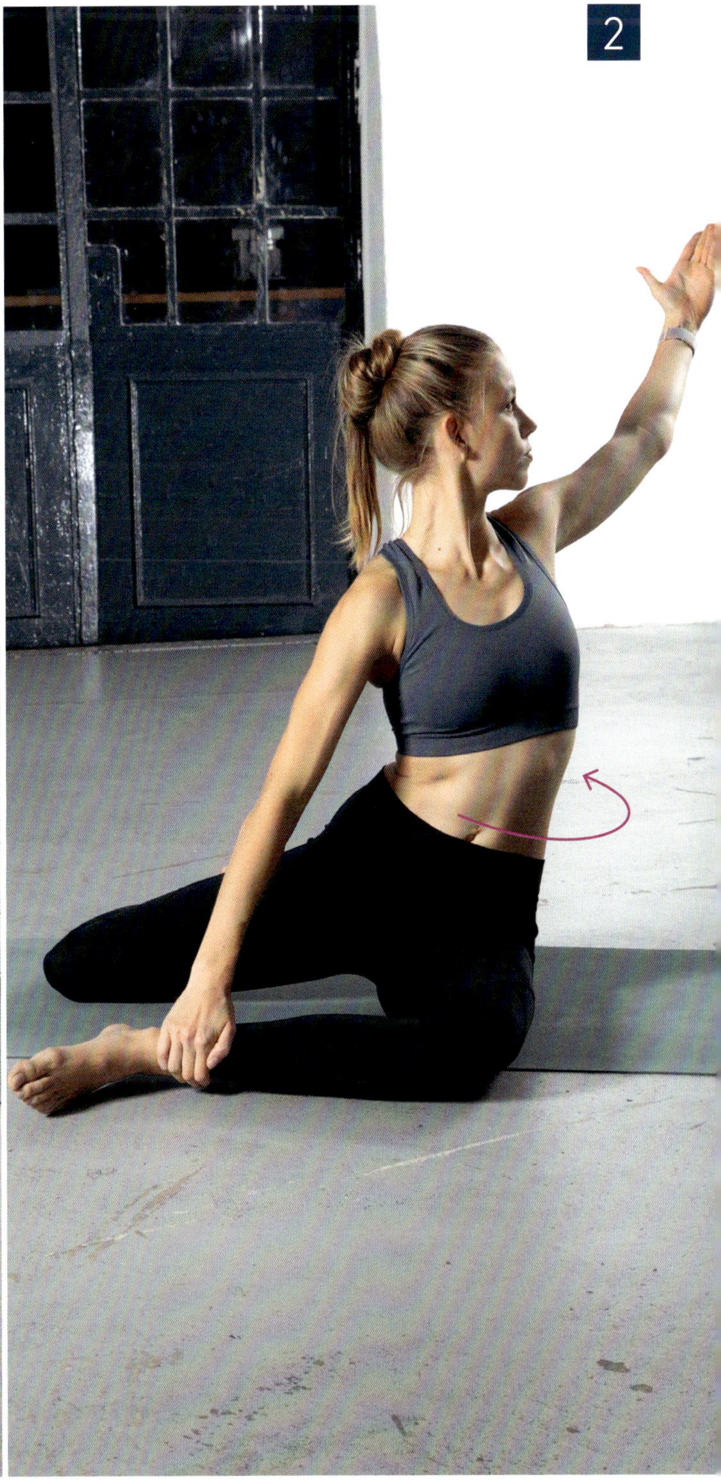
2

DIE EIDECHSE

BENEFIT:

Verbesserung der Beweglichkeit im unteren Rückenbereich und im Hüftgelenk sowie Lösung von Verspannungen im unteren Rückenbereich und Kräftigung der Wirbelsäule

WIRKUNGSBEREICHE:

Hüftbeuger und Beinstrecker, Diagonal-, Spirallinie und Brustkorb-Schulter-Kette

STUFE 1: STARTPOSITION

Diese Übung kann in vielen Bereichen des Alltags angewendet werden. Egal ob auf dem Sofa zu Hause, am Strand oder beim Relaxen in der Sauna – erweisen Sie Ihrer Beweglichkeit einen Gefallen.

1. Legen Sie sich frontal mit gestreckten Beinen auf den Boden und halten Sie den Kopf in einer neutralen, nicht überstreckten Position. Sie können die Stirn auf Ihrer Faust oder einem zusammengerollten Handtuch abstützen und dadurch den Nacken entspannen. **(1)**
2. Winkeln Sie ein Bein an und greifen Sie dieses mit der Hand auf der gleichen Seite am Sprunggelenk. Ziehen Sie das Bein an und nach oben – jedoch nicht bis ganz an das Gesäß, sodass das Kniegelenk geschont wird. Drücken Sie gleichzeitig das Becken gegen die Dehnung, um einerseits den Hüftbeuger hinzuzuschalten und andererseits gegen ein Hohlkreuz zu arbeiten. **(2)**

»

TIPP

Wenn Sie sehr beweglich sind, können Sie durch das Unterlegen einer Schaumstoffrolle, eines Yogablocks oder eines mehrfach gefalteten Handtuchs unter dem Oberschenkel das Bein in eine höhere Position heben und auf diese Weise die Dehnung verstärken.

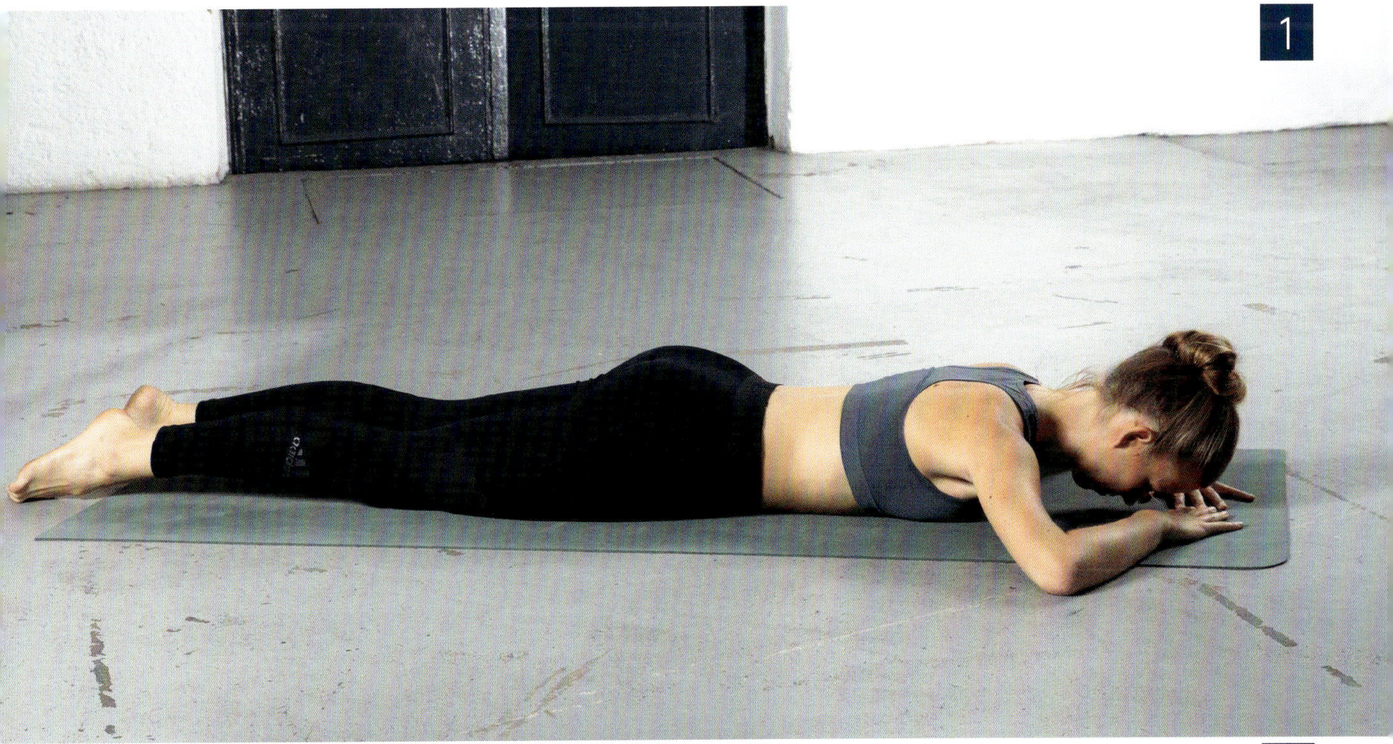
1

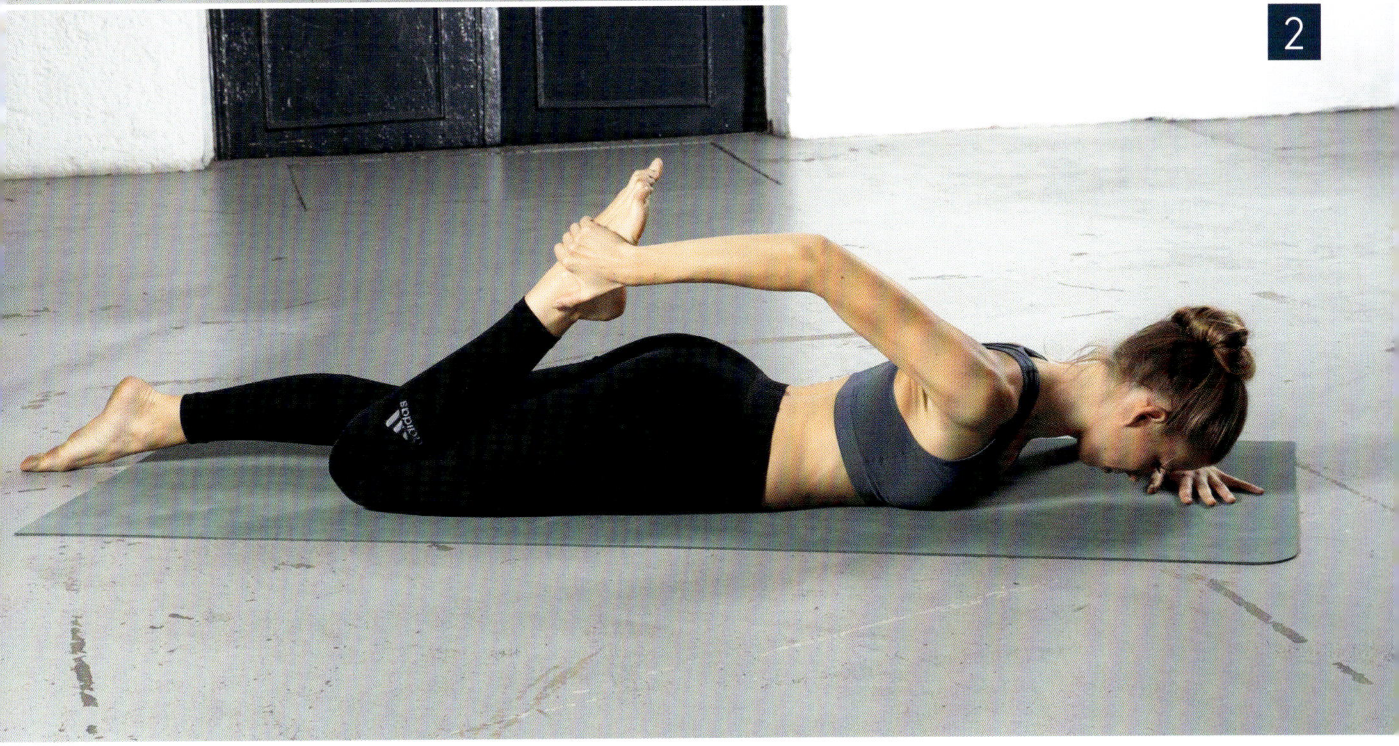
2

STUFE 2: CR (CONTRACT RELAX & STRETCH)

In diesem Schritt wird die Zielmuskulatur durch das Drücken des Beins gegen den haltenden Arm aktiv angespannt und gleichzeitig die Hüfte nach unten in Richtung Boden gedrückt, um sowohl den Beinstrecker als auch den Hüftbeuger zu erreichen.

1. **Dehnposition einnehmen:**
   Nehmen Sie die zuvor beschriebene Dehnposition ein, bis Sie eine leichte bis mittlere Dehnung in der Oberschenkel-Hüftbeuger-Kette spüren.
2. **Zielmuskelkette anspannen:**
   Drücken Sie 8–10 Sekunden gegen die haltende Hand, als ob Sie das Bein gegen den Widerstand strecken wollten. Dadurch spannen Sie die Zielmuskelkette an. **(1)**
3. **Locker lassen:**
   Lösen Sie die Spannung, lassen Sie etwa 2–3 Sekunden locker und nehmen Sie danach eine tiefere Dehnposition ein.
4. **Intensiv nachdehnen:**
   Ziehen Sie das Bein noch einmal etwas weiter nach oben und drücken Sie gleichzeitig das Becken entgegengesetzt nach vorne, sodass sich die Dehnung verstärkt. Halten Sie diese zuerst 10–15 Sekunden statisch, ehe Sie danach durch leichtes dynamisches Ziehen die Dehnung intensivieren. Ziehen Sie jedoch nicht zu schnell und stark, um die Kniescheibensehne und das Kniegelenk nicht unnötig zu überlasten. **(2)**

»

TIPP
Da das Knie in dieser Übung stark gebeugt ist, sollten Sie beim Anspannen vorsichtig sein und nicht gleich zu Beginn maximal drücken. Fühlen Sie erst ein paar Sekunden in den Körper hinein und drücken Sie dann immer kräftiger, wenn Sie an der Kniespitze kein unangenehmes Ziehen spüren.

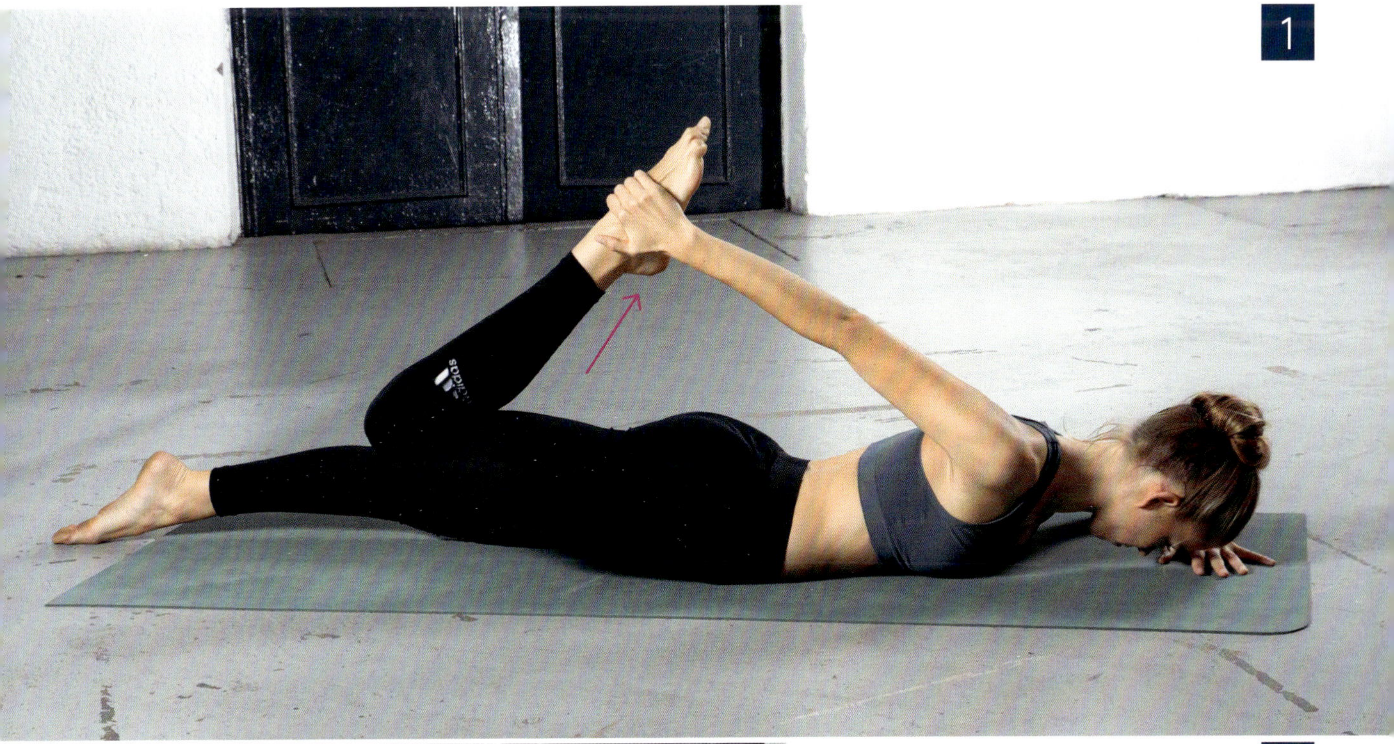
1

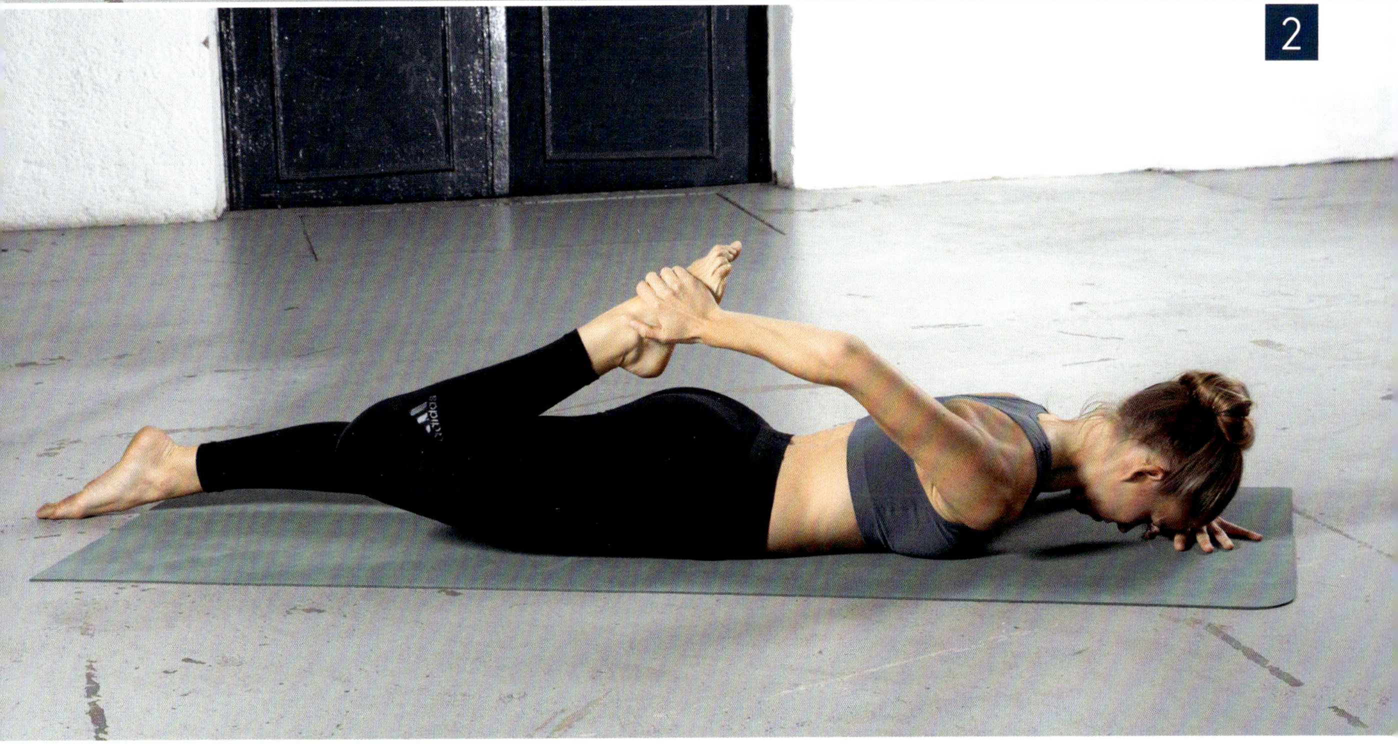
2

STUFE 3: AC (ANTAGONIST CONTRACT & STRETCH)

In diesem Schritt erfolgt das Anspannen der großen Gesäßmuskulatur und des Beinbeugers als Gegenspieler der Zielmuskelkette.

1. **Gegenspieler anspannen:**
   Lösen Sie das gedehnte Bein, halten es aber dennoch angewinkelt, sodass die Fußsohle nach oben gerichtet bleibt. Spannen Sie nun die Gesäßmuskulatur und den Beinbeuger an, indem Sie das Bein vom Boden anheben und gleichzeitig die Ferse in Richtung Gesäß führen. **(1)** Halten Sie diese Position etwa 8–10 Sekunden.
2. **Locker lassen:**
   Lassen Sie für 2–3 Sekunden locker und nehmen anschließend erneut eine tiefere Dehnposition ein.
3. **Intensiv nachdehnen:**
   Intensivieren Sie die Dehnung, indem Sie das Becken gegen die Dehnung drücken und statisch halten. Dehnen Sie anschließend wieder vorsichtig dynamisch nach. **(2)**

»

TIPP
Auch bei dieser Übung ist Vorsicht beim Anspannen geboten, da der Beinbeuger in dieser Position zum Verkrampfen neigt. Spannen Sie daher diesen Bereich vorsichtig und langsam an, um einen Krampf zu vermeiden. Falls dennoch einer eintritt, strecken Sie das Bein aus und dehnen kurz dagegen an.

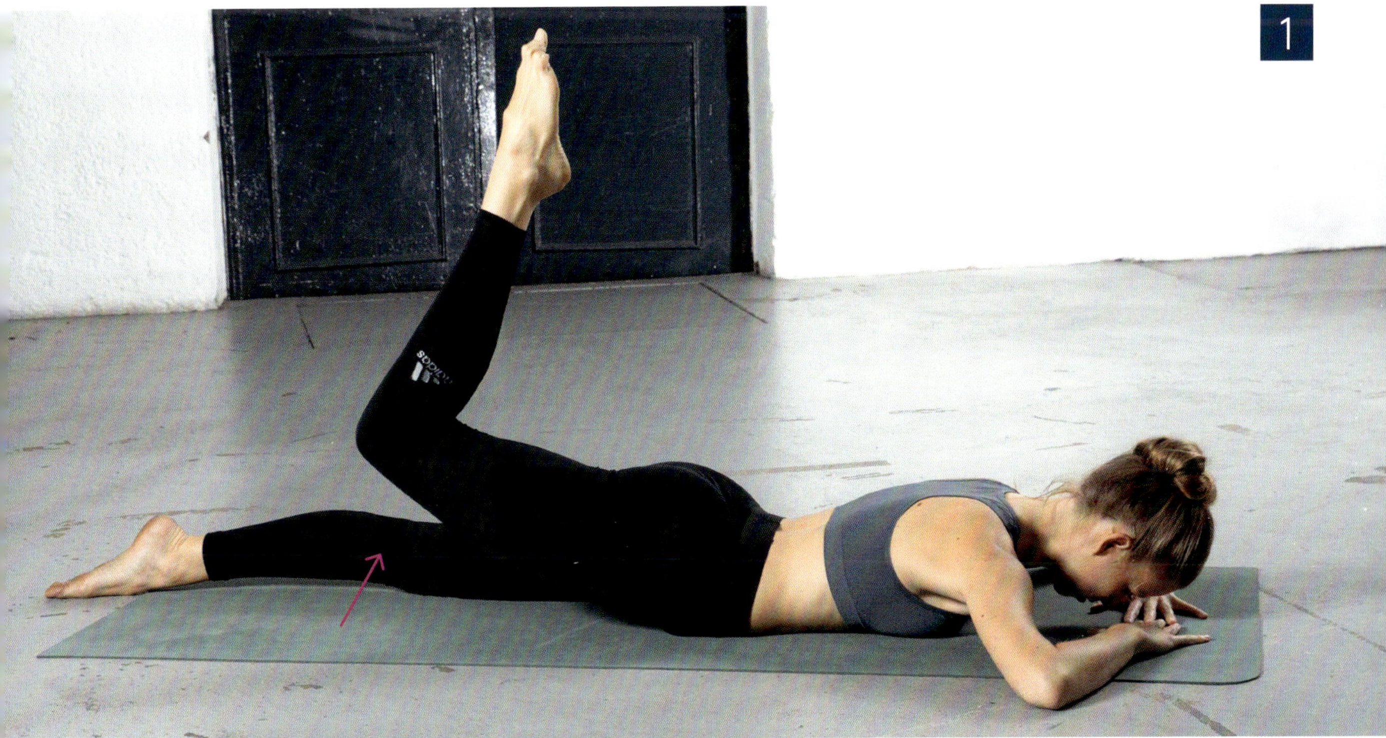
1

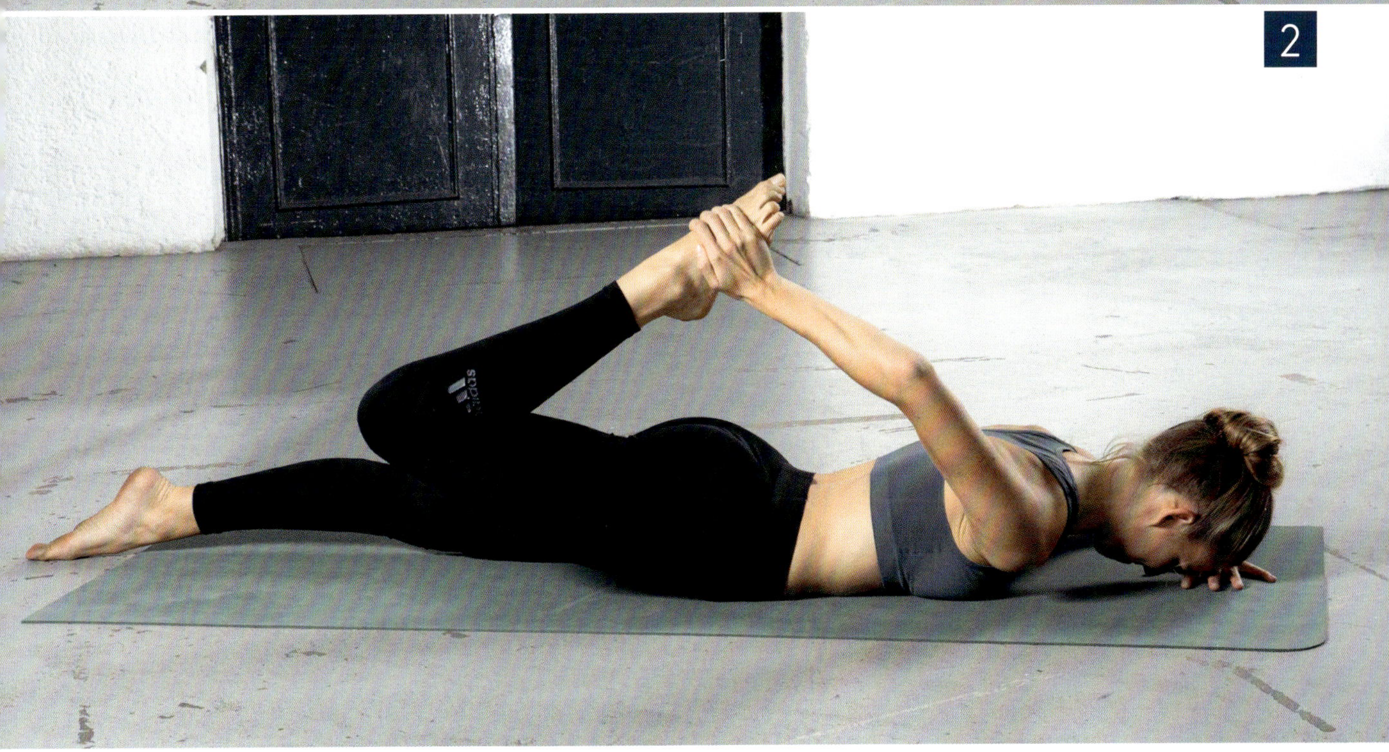
2

STUFE 4: ROTATION

Durch ein Auswärtsrotieren des Beins wird das Hüftgelenk mobilisiert. Gleichzeitig werden weitere Muskelketten von Oberschenkel über die Hüfte bis diagonal nach oben zum Brust-Schultergürtel hinzugeschaltet.

1. **Bein zur Seite strecken:**
   Lösen Sie die Dehnposition auf und führen Sie das gedehnte Bein seitwärts gestreckt nach außen. Je nach Beweglichkeit des Hüft- und Adduktorenbereichs wird es Ihnen leichter oder schwerer fallen, das Bein weiter oder weniger weit nach vorne zu führen. Heben Sie das Bein nun seitwärts so weit wie möglich vom Boden an. **(1)**
2. **Bein beugen und Rotation erweitern:**
   Winkeln Sie nun das angehobene Bein am Ende des maximalen Bewegungsradius an. Der Rumpf darf dabei nach außen rotieren, um die Bewegung zu unterstützen. Gleichzeitig spüren Sie im gegenüberliegenden Brust-Schulter-Bereich eine leichte Dehnung. Nach dem Anheben des Beins geht es fließend in eine weiterführende Rotation. Das Bein wird gebeugt so weit wie möglich über dem anderen Bein gekreuzt und durch ein intensives Eindrehen des gesamten Rumpfes auf die andere Seite bewegt. Halten Sie dabei stets mit dem Becken dagegen, um eine Dehnung vom Oberschenkel über die Hüfte bis in die Bauchgegend und den Brustbereich zu spüren. **(2)**
3. **Mehrere Wiederholungen:**
   Halten Sie die Endposition der Rotation für etwa 5 Sekunden und bewegen sich dann langsam wieder zurück in die neutrale Ausgangslage. Starten Sie die Rotationsübung erneut, indem Sie versuchen, das Bein nun gestreckt etwas weiter nach oben zu führen und es etwas später anzuwinkeln. Wiederholen Sie den gesamten Rotationsablauf etwa 5-mal nacheinander. Wechseln Sie anschließend auf die andere Seite und führen die gesamte Übungsabfolge auf die gleiche Art und Weise durch.

»

TIPP
Um die Wirkungskette auf die diagonalen Oberkörperlinien und auch auf die Brust-Schulter-Kette zu erweitern, strecken Sie den gegenüberliegenden Arm aus und platzieren ihn im 90-Grand-Winkel parallel zum Körper auf den Boden.

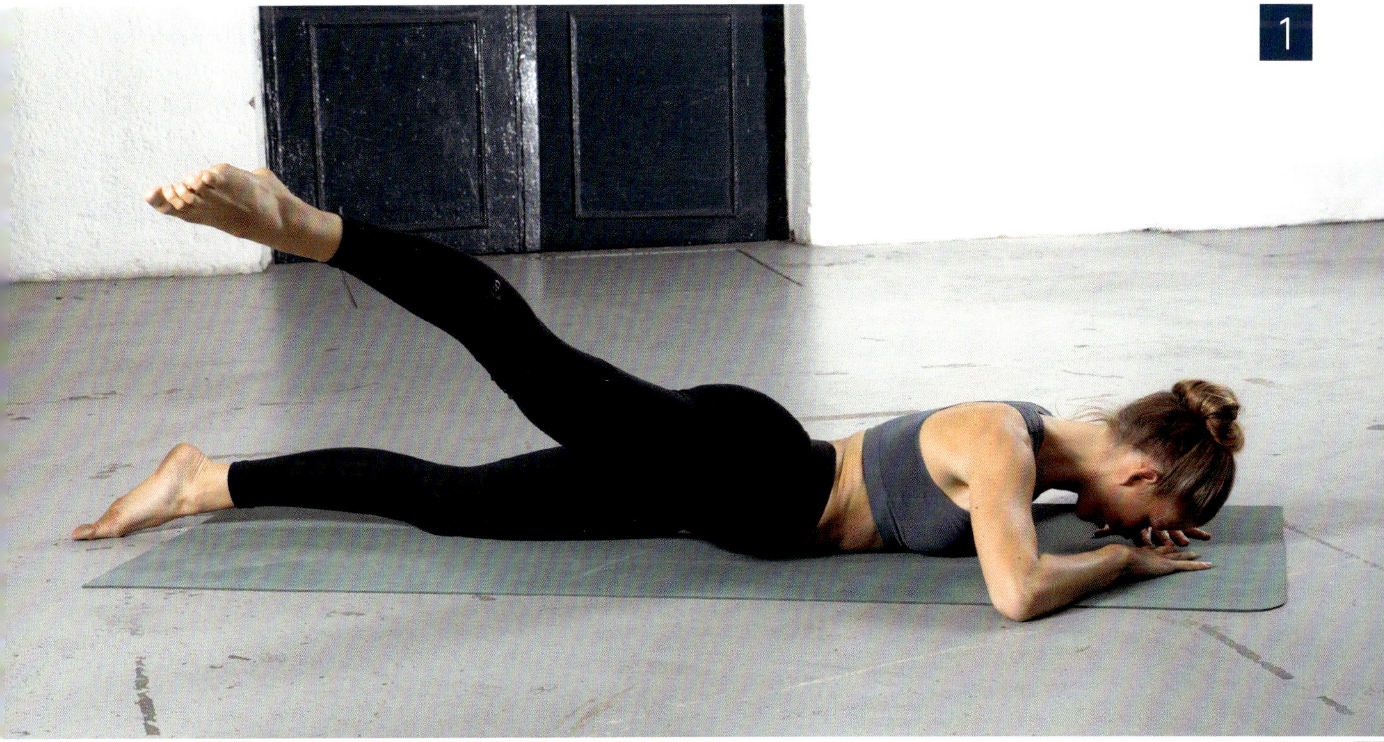
1

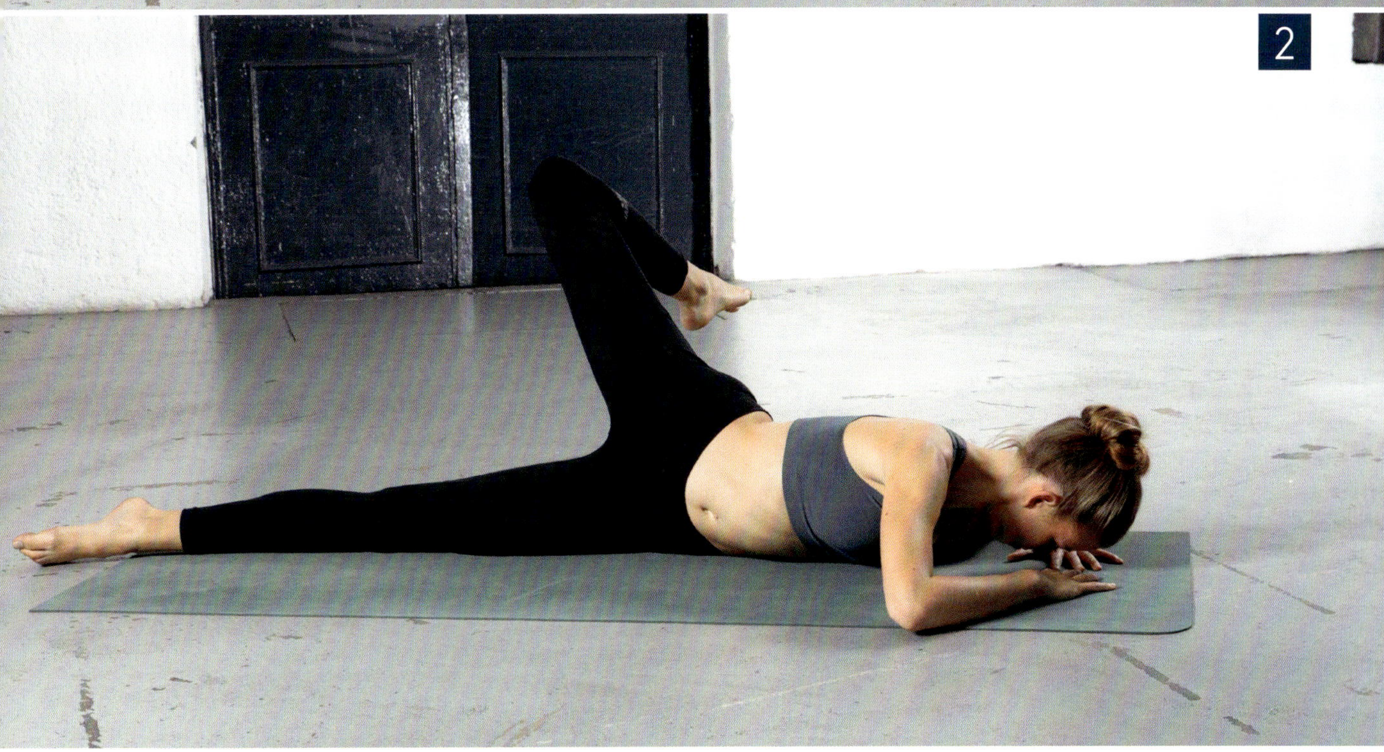
2

DER PHILOSOPH

BENEFIT:

Verbesserung der Beweglichkeit in der Hals- und Brustwirbelsäule sowie Lösung von Verspannungen im Hals- und Nackenbereich

WIRKUNGSBEREICHE:

Nackenmuskulatur, Wirbelsäule, Brust-Schulter-Kette sowie Diagonal- und Spirallinie

STUFE 1: STARTPOSITION

Die Nackenmuskulatur ist aufgrund der einseitigen Belastung am Arbeitsplatz häufig verspannt. Mit dieser Übung sorgen Sie für eine unmittelbare Entspannung im akuten Fall, als auch für eine verbesserte Beweglichkeit im Hals- und Nackenbereich über lange Sicht.

1. Setzen Sie sich mit geradem Rücken auf einen Stuhl oder Hocker ohne sich anzulehnen. Breiten Sie Ihre Arme seitwärts nach außen aus. Spreizen Sie die Finger und drücken Sie die Arme aktiv aus den Schultern heraus. **(1)**
2. Greifen Sie nun mit beiden Händen nach oben zum Hinterkopf und ziehen diesen kontrolliert und langsam, von der Halswirbelsäule über die Brustwirbelsäule, Wirbel für Wirbel nach vorn unten ein. Sie spüren ab einem gewissen Punkt eine leichte bis mittlere Dehnung im hinteren Nackenbereich. Halten Sie die Position für etwa 10–15 Sekunden. **(2)**

»

TIPP

Diese Übung eignet sich optimal als aktive Pause zwischen langen Büroeinheiten oder sitzenden Tätigkeiten. Um die Dehnung vom Nacken bis über die gesamte Rückenlinie zu verstärken, ziehen Sie den Bauchnabel ein und führen beide Ellenbogen in Richtung Bauchnabel.

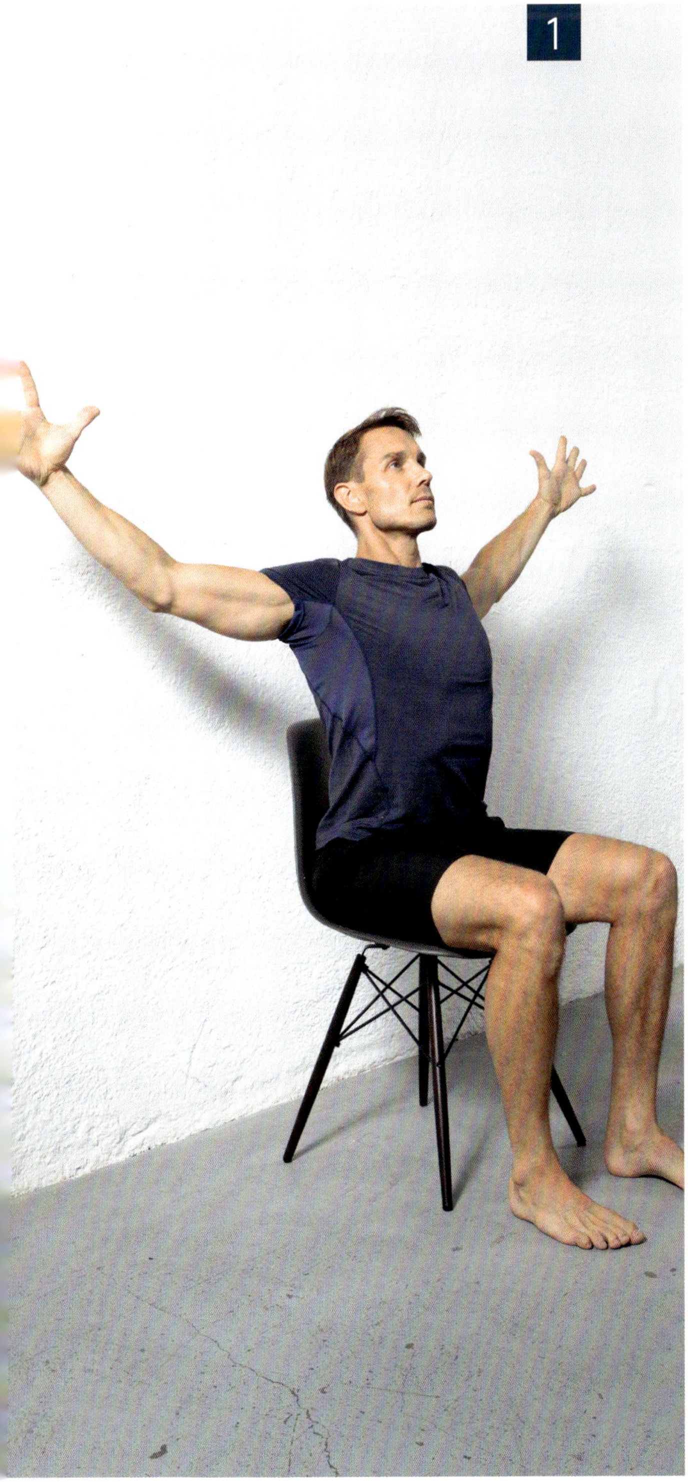
1

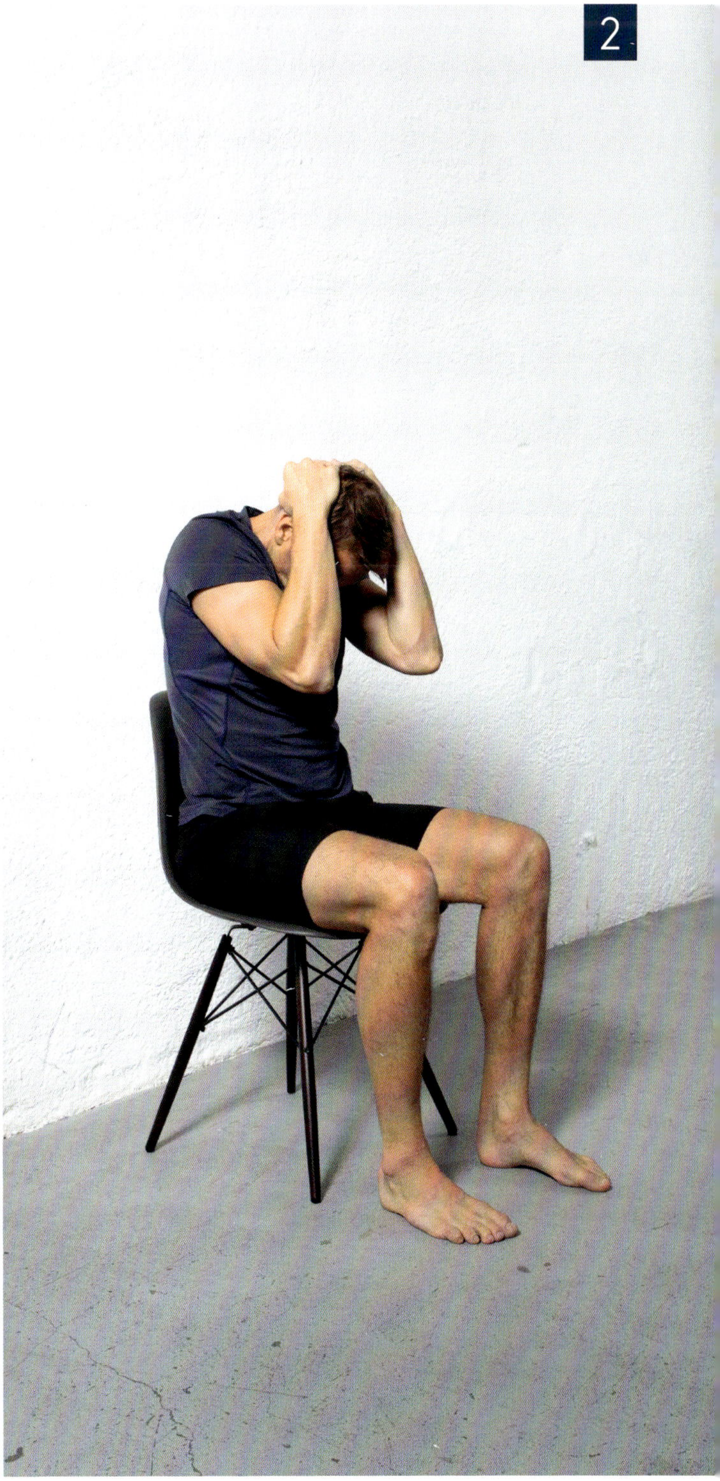
2

STUFE 2: CR (CONTRACT RELAX & STRETCH)

In diesem Schritt wird die Hals- und Nackenmuskulatur aktiv angespannt, indem der Kopf nach hinten gedrückt wird und die Hände gleichzeitig am Kopf dagegenhalten.

1. **Dehnposition einnehmen:**
   Nehmen Sie die oben beschriebene Dehnposition ein und halten Sie diese für etwa 10–15 Sekunden.
2. **Zielmuskelkette anspannen:**
   Drücken Sie für 8–10 Sekunden mit dem Kopf sachte gegen die Hände, die gegen das Drücken arbeiten, sodass die Zielmuskelkette um die hintere Nackenmuskulatur angespannt wird. **(1)**
3. **Locker lassen:**
   Lösen Sie die Spannung für 2–3 Sekunden und erweitern Sie danach die Dehnposition.
4. **Vorsichtig nachdehnen:**
   Nehmen Sie eine etwas tiefere Dehnposition ein und halten Sie diese statisch etwa 10–15 Sekunden. **(2)** Drücken Sie aufgrund der Wirbelkörper jedoch nicht zu fest: Es soll an dieser Körperstelle keine maximale Dehnung erreicht werden. Bewegen Sie sich stattdessen mehrmals langsam aus der Dehnposition in die Ausgangslage hin und zurück.

»

TIPP
Bei dieser Übung sollten Sie bei der Kontraktion der Zielmuskelkette langsam und behutsam vorgehen. Bei der Arbeit an der Wirbelsäule sollte stets größte Vorsicht geboten sein, um keine Verletzungen hervorzurufen.

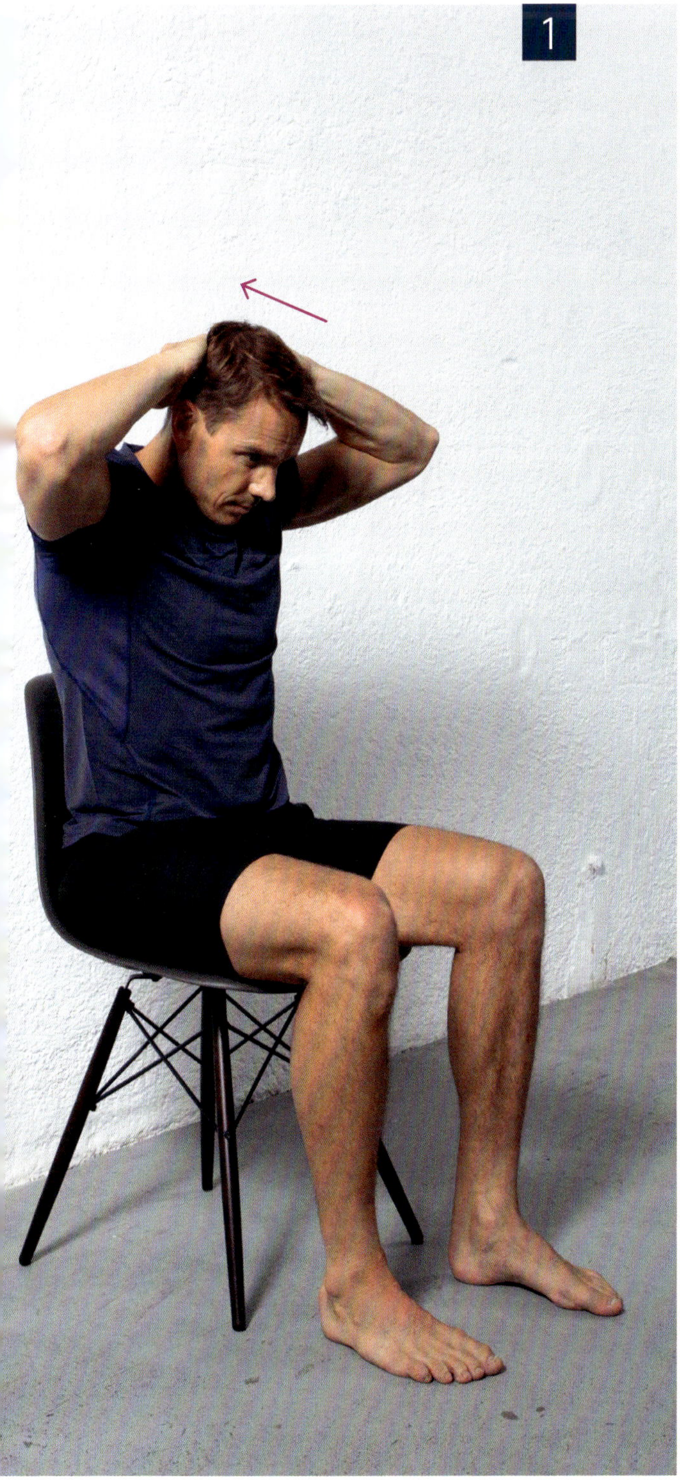
1

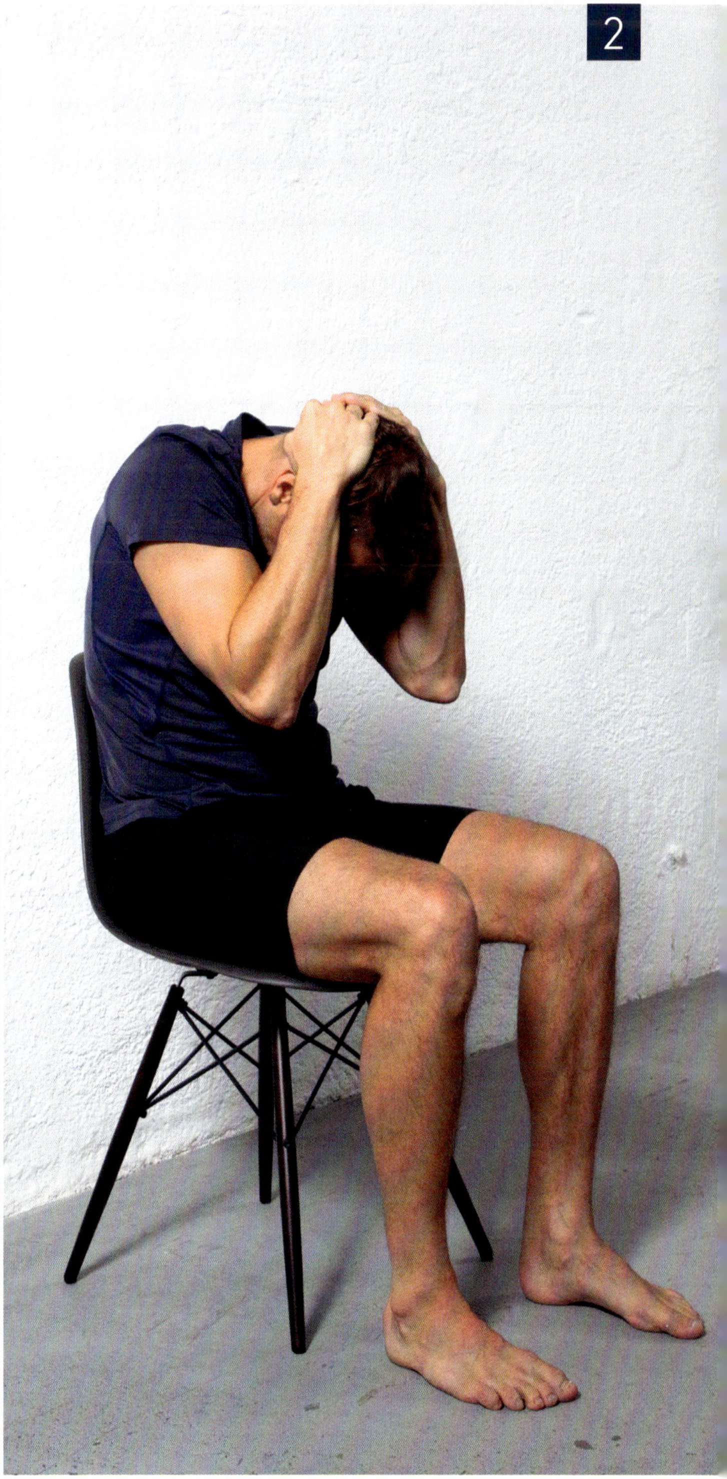
2

STUFE 3: AC (ANTAGONIST CONTRACT & STRETCH)

In diesem Schritt folgt nun ein Anspannen der Gegenmuskulatur, indem der Kopf nach vorne gegen den Widerstand der Hände gedrückt wird. Hier soll eine Verbesserung der Rezeptorenaktivität und Sensomotorik im Nacken-Hals-Bereich erreicht werden.

1. **Gegenspieler anspannen:**
   Lösen Sie die Hände vom Hinterkopf und legen Sie sie nach vorne auf die Stirn. Richten Sie Ihren Körper und die Wirbelsäule etwas nach oben auf. Drücken Sie sachte mit dem Kopf für 8–10 Sekunden nach vorne gegen die Hände, die dem Druck standhalten, sodass sich die vordere Halsmuskulatur als Gegenspieler zum Nacken anspannt und gleichzeitig die hintere Nackenmuskulatur entspannt. **(1)**
2. **Locker lassen:**
   Lassen Sie nach dem Anspannen etwa 2–3 Sekunden locker. Nehmen Sie danach erneut die Dehnposition ein.
3. **Vorsichtig nachdehnen:**
   Dehnen Sie erneut in eine tiefere, aber nicht maximale Dehnposition. **(2)** Halten Sie diese zunächst wieder statisch und erweitern diese durch mehrmalige sanfte dynamische Dehnungen, indem Sie den Kopf ein klein wenig nach links und rechts und von oben nach unten bewegen.

»

TIPP
Um Ihnen die Position dieser Übung etwas zu erleichtern, können Sie anstatt der Hände für den Gegendruck auch ein Handtuch verwenden. Dieses wird zusammengelegt über Ihren Hinterkopf bzw. Ihre Stirn platziert und mit beiden Händen festgehalten. Durch ein kontrolliertes Ziehen am Handtuch kann die Dehnung eingenommen werden.

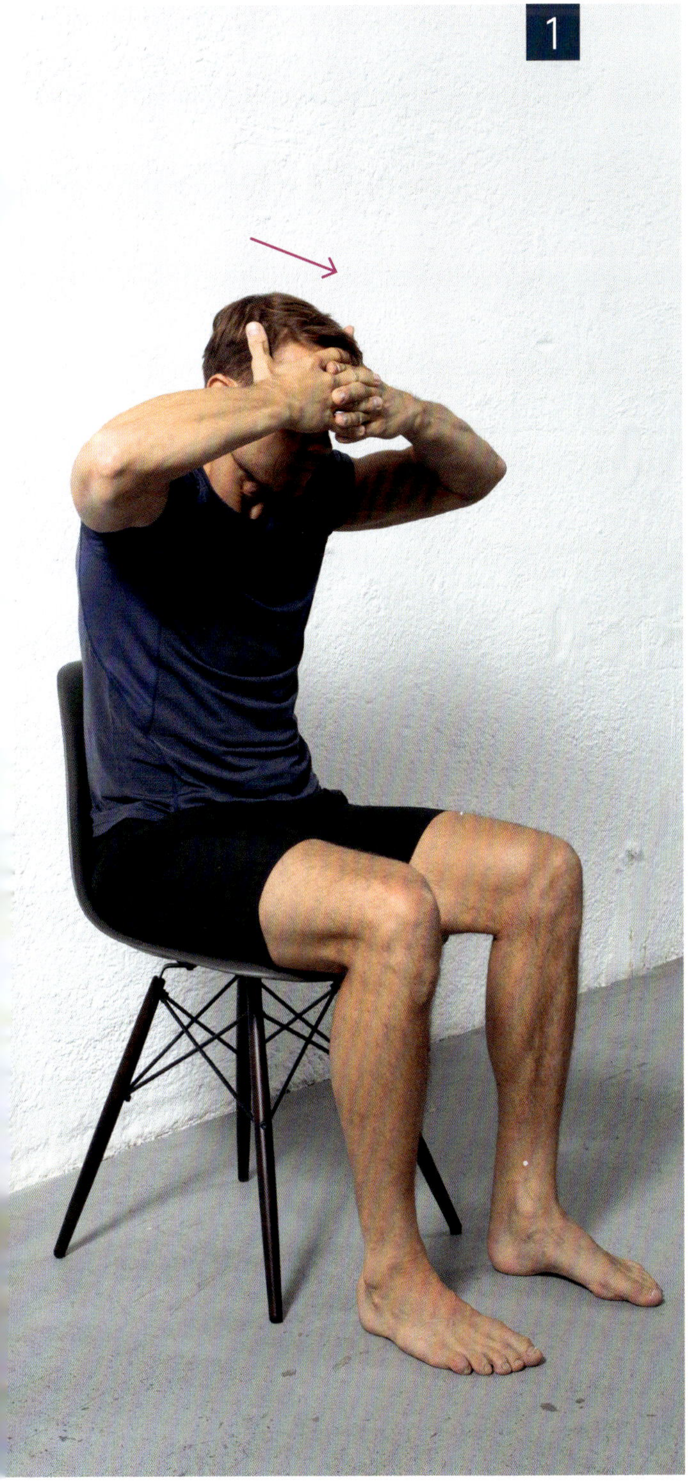
1

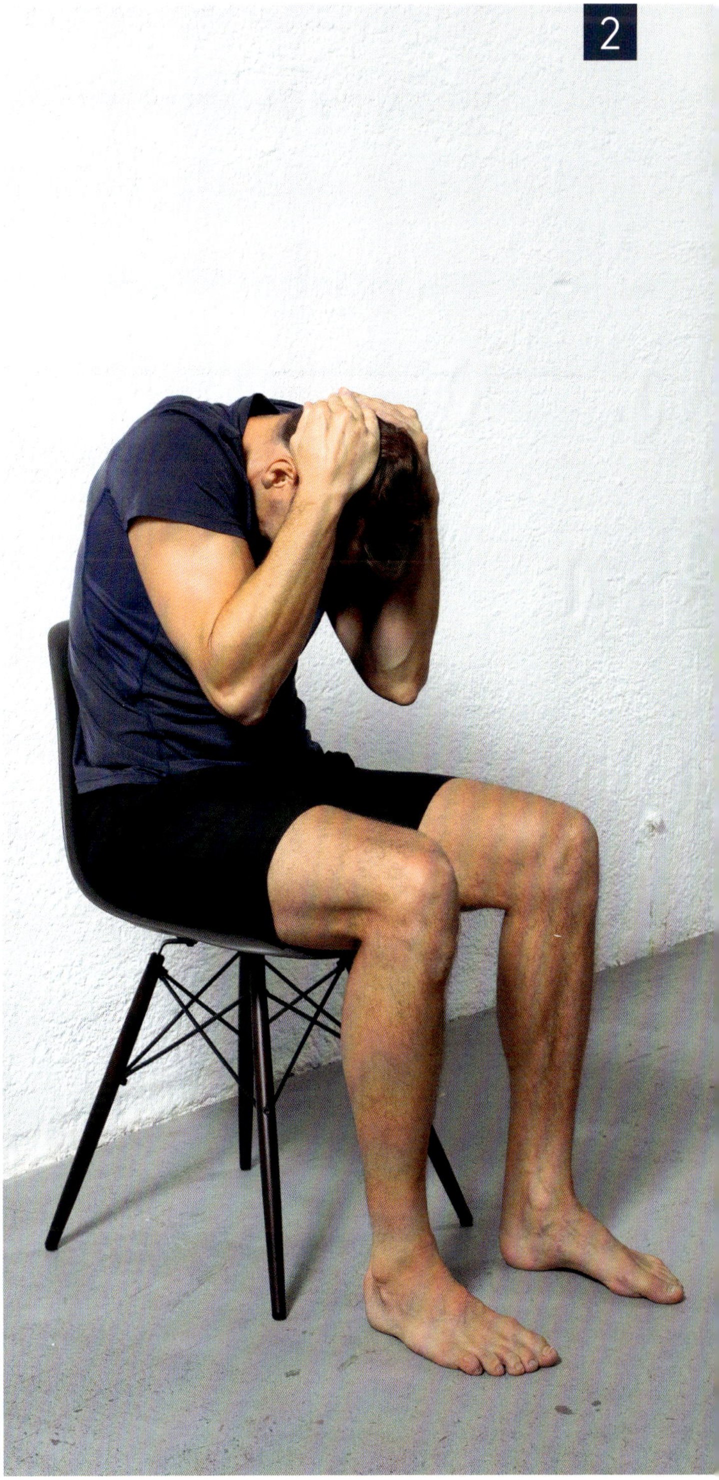
2

STUFE 4: ROTATION

Zum Schluss erfolgt eine Erweiterung der Dehnposition, um auch die seitliche Nackenmuskulatur zu erreichen. Darüber hinaus wird die Wirbelsäule und der Schultergürtel hinzugeschaltet, um eine Mobilisation des gesamten Rumpfes zu erreichen.

1. **Seitlichen Nacken dehnen:**
   Nehmen Sie eine neutrale und aufrechte Sitzposition ein. Greifen Sie mit einer Hand über den Kopf zur gegenüberliegenden Kopfseite. Mit dem anderen Arm halten Sie sich seitlich an der Sitzfläche fest, um eine Vorspannung aufzubauen. Ziehen Sie nun den Kopf vorsichtig zur Seite, bis Sie eine Dehnung im seitlichen Nackenbereich spüren. Halten Sie diese etwa 10–15 Sekunden pro Seite. Sie können in dieser Übung auch leicht dynamisch nachdehnen, indem Sie den Kopf während der Dehnposition sanft und langsam etwas nach hinten drehen und danach wieder zurückbewegen. **(1)**

2. **Rumpf und Arm seitwärts nach außen drehen:**
   Halten Sie sich erneut mit einer Hand seitlich an der Sitzfläche fest. Strecken Sie den anderen Arm seitwärts nach außen etwa auf Schulterhöhe und drehen Sie diesen gemeinsam mit dem Rumpf so weit wie möglich nach außen hinten. Halten Sie die Endstellung etwa 2–3 Sekunden und wechseln Sie danach auf die andere Seite. Führen Sie pro Seite etwa 5 Wiederholungen durch. Sie können diese Rotation durch ein leichtes und mehrmaliges kurzes Nachwippen am Ende verstärken. Öffnen Sie bei dieser Bewegung den Brustkorb ganz bewusst. Strecken Sie den Arm aktiv weit aus dem Schultergelenk heraus. **(2)**

»

TIPP

Das Drehen des Oberkörpers kann durch ein sanftes „Nachwippen" des nach außen gestreckten Arms verstärkt werden. Dadurch erhöht sich die myofasziale Wirkung. Führen Sie mehrere Wiederholungen durch und variieren Sie dabei den Armwinkel, um verschiedene Regionen der Oberkörperkette aus verschiedenen Positionen zu erreichen.

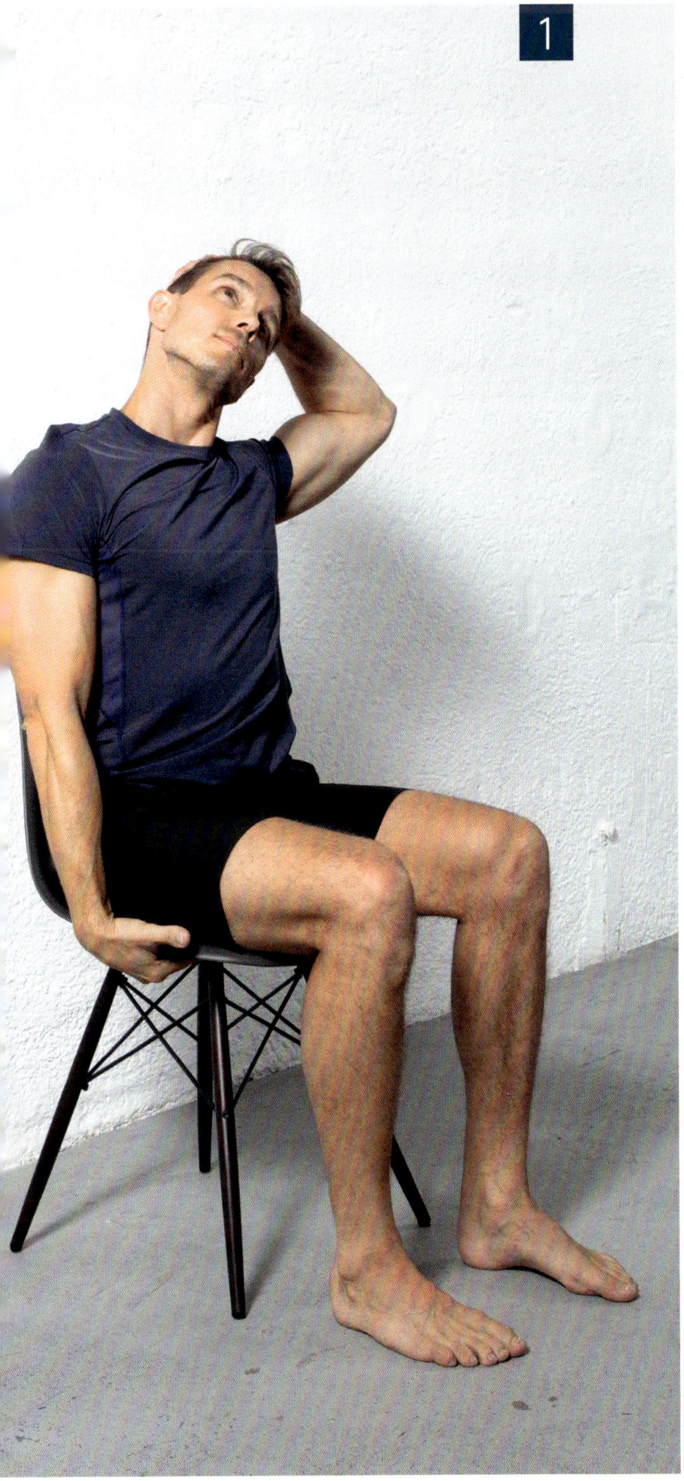
1

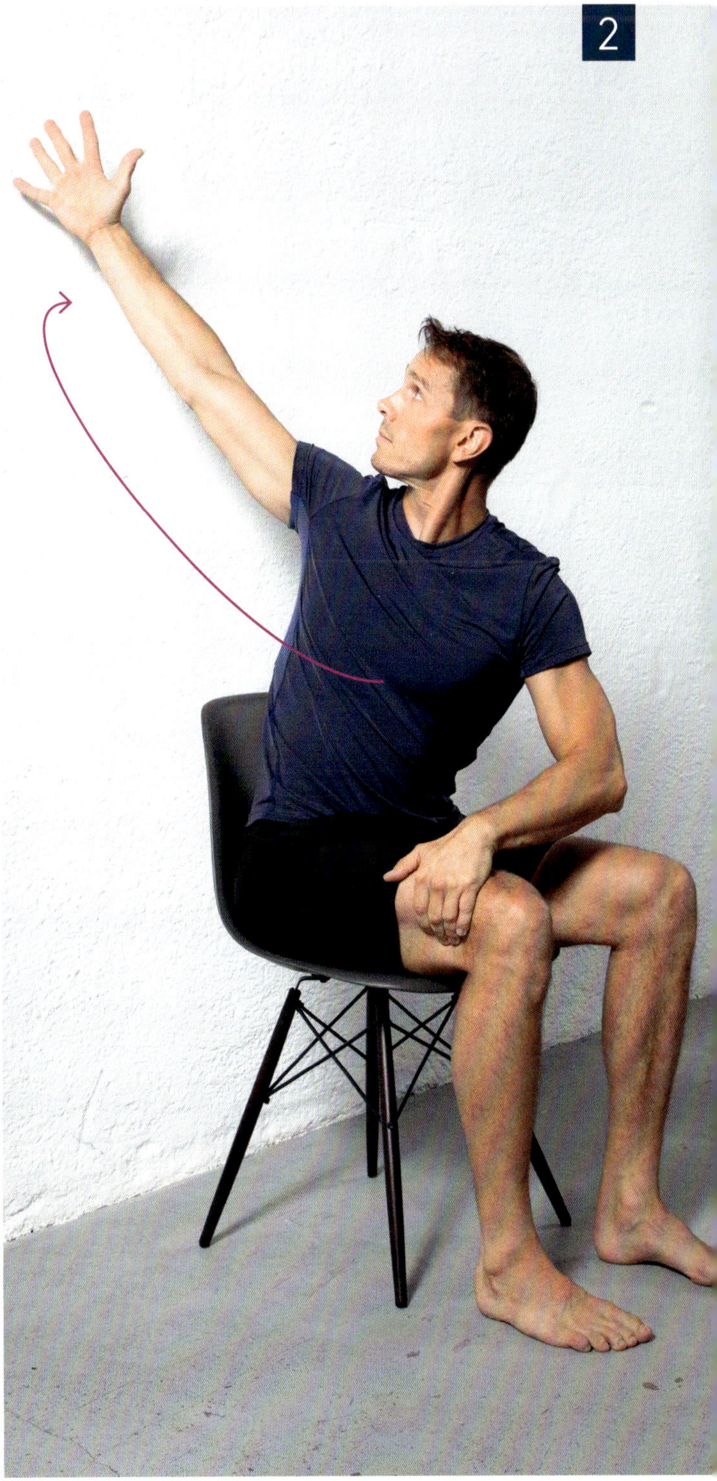
2

DIE TRAININGSPLÄNE

TRAININGSPLAN 1: SCHMERZFREI IM BÜRO

Die Wissenschaft hat mittlerweile längst bestätigt, dass mehrere kleinere aktive Pausen während der Arbeit für mehr Produktivität im Job sorgen.

Dadurch kommen wir auf neue Gedanken, aber auch das Herz-Kreislauf-System und unsere Durchblutung werden durch aktive Pausen angeregt. Durch solche Pausen gelangt wieder mehr Sauerstoff in unser Gehirn, und wir fühlen uns besser. Es ist eine echte Wohltat für Gelenke, Muskeln und Faszien, diese regelmäßig mit ein paar Übungen zu entspannen, gerade wenn man den ganzen Tag am Schreibtisch in einer sitzenden Haltung verbringt.

Führen Sie die folgenden **vier Übungen 2–3-mal pro Tag** immer dann durch, wenn Sie das Gefühl haben, dass Ihr Körper träge und schwer wird. Bei vorrangig sitzenden Tätigkeiten können Sie diese Abfolge alle 2 Stunden absolvieren. Bei einer regelmäßigen Anwendung lösen Sie nicht nur akute und kurzfristige Verspannungen, sondern verbessern auch Ihr Wohlbefinden am Arbeitsplatz.

ÜBUNG	KURZBESCHREIBUNG	WIEDERHOLUNGEN
Die schwingende Fahne (S. 58)	**Aktivieren:** Stehen Sie vom Stuhl auf und bringen Sie Ihre müden Knochen vom langen Sitzen in Schwung.	1-mal zum Auslockern
Der Krieger und der Kranich (S. 68)	**Strecken:** Strecken Sie sich und machen Sie sich lang und sorgen Sie dafür, dass auch Ihre Bandscheiben wieder mit Flüssigkeit und Nährstoffen angemessen versorgt werden.	2-mal nacheinander
Der Philosoph (S. 158)	**Dehnen:** Gönnen Sie dem Nacken und Rücken eine kleine Verschnaufpause. Dehnen Sie die besonders verspannten Strukturen.	2-mal nacheinander
Der sitzende Affe (S. 56)	**Mobilisieren:** Die Körperregionen, die durch das lange Sitzen häufig verspannen, werden wieder mobilisiert und gedehnt.	2-mal nacheinander

TRAININGSPLAN 2: ENTSPANNUNG ZU HAUSE

Sie kommen nach einem anstrengenden Arbeitstag oder einer intensiven Trainingseinheit nach Hause und wollen sich nur noch entspannen.

Sie möchten so richtig abschalten und den turbulenten Alltag hinter sich lassen? Dies können Sie mithilfe von verschiedenen PNF-Techniken erreichen. Sie müssen die Übungen dabei aber nicht in voller Länge und Intensität durchführen und können das Anspannen in der CR- oder AC-Technik sanft umsetzen bzw. sogar ganz weglassen, wenn Ihnen das zu anstrengend ist. Lauschen Sie immer Ihrer inneren Stimme und hören Sie vor allem auf Ihren Körper, denn er weiß am besten, zu was Sie wirklich im Stande sind und wo Ihre Grenzen liegen.

Das gilt auch für die Übungen an sich. So sollten die Dehnpositionen im Sinne der Entspannung auch nicht bis zur maximalen Schmerzgrenze eingenommen werden. Vielmehr ist für eine optimale physische, aber auch eine mentale Entspannung die Anwendung des „Easy Stretch" sinnvoll: Hierfür nehmen Sie die jeweilige Dehnpositionen bis zu einem mittleren Schmerzempfinden ein. Halten Sie diese Dehnstellungen nur für etwa 10–15 Sekunden. Das reicht für einen Entspannungseffekt.

Da die Übungen hier mit weniger Intensität durchgeführt werden sollen, können Sie dieses Programm **regelmäßig** und **jeden Tag** durchführen bzw. wann immer Sie auch ein Bedürfnis nach Entspannung verspüren.

ÜBUNG	KURZBESCHREIBUNG	WIEDERHOLUNGEN
Die schwingende Fahne (S. 58)	**Aufwärmen:** Bringen Sie Ihren Kreislauf kurz in Schwung, um sich etwas aufzuwärmen.	2-mal nacheinander zum Auslockern
Der gebeugte Baumstamm (S. 86)	**Stehen:** Beginnen Sie im Stehen und öffnen Sie den Brustkorb. Sorgen Sie für einen fließenden Atem und eine hohe Durchlässigkeit im gesamten Körper.	1-mal langsam
Der Frosch (S. 126)	**Knien:** Knien Sie sich auf den Boden und mobilisieren Sie die Hüftgelenke und dehnen Sie dabei die Adduktoren.	1-mal langsam
Der gefaltete Stern (S. 142)	**Sitzen:** Setzen Sie sich auf den Boden und dehnen Sie Ihre Gesäßmuskulatur und den unteren Rückenbereich.	1-mal langsam
Die Eidechse (S. 150)	**Auf dem Bauch liegen:** Legen Sie sich frontal auf den Boden und dehnen Sie die Beinstrecker und die Hüftbeuger.	1-mal langsam
Der liegende Adler (S. 60)	**Auf dem Rücken liegen:** Entspannen Sie die Wirbelsäule und lassen Sie den Alltag ausklingen, indem Sie zum Schluss der Übungsreihe noch 2–3 Minuten ruhig liegen bleiben und tief ein- und ausatmen.	1-mal langsam

TRAININGSPLAN 3: FUNKTIONELLE MOBILITÄT UND BEWEGLICHKEIT

Sie möchten endlich Ihre Beweglichkeit, Koordination und Körperwahrnehmung langfristig verbessern? Das können Sie mithilfe von verschiedenen PNF-Techniken erreichen und zusätzlich auch Ihren Faszien zu einer stabilen und dennoch elastischen Faszienstruktur verhelfen.

Bei einer ambitionierten Durchführung sind die einzelnen Übungsabfolgen durchaus anstrengend und wirken sich auch intensiv auf den Körper aus. Daher sollten Sie nach Möglichkeit muskulär nicht enorm vorermüdet oder gar maximal ausgelastet sein. Somit macht eine Anwendung dieses Trainingsplans z. B. nach einem intensiven Krafttraining keinen Sinn, da Sie die Muskeln dadurch bereits stark beansprucht haben. Wenn Sie im Anschluss daran noch ein zusätzliches intensives Beweglichkeitstraining durchführen, wird der Muskelkater verstärkt, und auch Verletzungen können entstehen. Wenn Sie ungeklärte Schmerzen in der Wirbelsäule oder in anderen Gelenken verspüren, sollten Sie ebenfalls nicht danach trainieren.

Nach einer lockeren Joggingeinheit oder einem leichten Ausdauertraining spricht jedoch nichts gegen die Ausübung dieses Trainingsplans. Für optimale Effekte sollten Sie die Übungen **mindestens 3-mal pro Woche** durchführen. Wissenschaftliche Studien zeigen, dass das Muskel-Faszien-Gewebe auf ein solch intensives Beweglichkeitstraining besonders gut reagiert, wenn 1–2 Tage zwischen den Trainingseinheiten liegen, um Ihrem Gewebe eine entsprechende Pause zu gewähren. Eine Einheit pro Woche wäre jedoch zu wenig, da die Pause zu lange wäre, um optimale Anpassungen zu erzielen. Bei allen Übungen wird außerdem immer die gesamte Übungsreihe durchgeführt.

Um die Effektivität auf ausgewählte Körperregionen zu erhöhen, werden in diesem Trainingsplan verschiedene Schwerpunkte gesetzt. So können Sie sich intensiver auf einzelne Regionen konzentrieren und müssen nicht jedes Mal den gesamten Körper trainieren. Mit einem solchen „Split“ arbeitet man auch im Krafttraining, um einerseits Schwachstellen gezielt zu bearbeiten und andererseits Zeit zu sparen, um besonders beanspruchten Muskeln eine optimale Erholungszeit zu gewähren.

TAG 1: SCHWERPUNKT OBERKÖRPER

funktionelle Aktivierung + aktive Beweglichkeit + Movement Preps

ÜBUNG	ZIEL	WIEDERHOLUNGEN
Allgemeines Aufwärmen	Regen Sie den Kreislauf an.	Wärmen Sie sich z. B. durch 1 Minute auf der Stelle/in Bewegung joggen, 1 Minute auf der Stelle/in Bewegung Hopserlauf oder mit 20 Hampelmännern(Jumping Jacks) auf.
Die schwingende Fahne (S. 58)	Kommen Sie in Schwung.	2-mal locker nacheinander
Der sitzende Affe (S. 56)	Mobilisieren Sie die entsprechenden Muskelgruppen im Sitzen.	2-mal locker nacheinander, im 2. Durchgang steigern
Der Krieger und der Kranich (S. 68)	Mobilisieren Sie die entsprechenden Muskelgruppen im Stehen.	2-mal locker nacheinander, im 2. Durchgang steigern
Der gebeugte Baumstamm (S. 86)	Dehnen und kräftigen Sie die entsprechenden Muskelgruppen im Stehen.	2-mal intensiv nacheinander, im 2. Durchgang steigern
Die Weinrebe (S. 110)	Dehnen und kräftigen Sie die entsprechenden Muskelgruppen im Stehen.	2-mal intensiv nacheinander, im 2. Durchgang steigern
Der Bambus im Wind (S. 118)	Dehnen und mobilisieren Sie die entsprechenden Muskelgruppen im Stehen.	2-mal intensiv nacheinander, im 2. Durchgang steigern
Der Skorpion (S. 62)	Mobilisieren Sie die entsprechenden Muskelgruppen im Liegen.	2-mal intensiv nacheinander, im 2. Durchgang steigern
Entspannen	Atmen Sie im Liegen tief ein.	Bleiben Sie noch einige Minuten entspannt liegen. Atmen Sie dabei tief und ruhig in das Zwerchfell. Stehen Sie danach langsam auf und lockern Sie den gesamten Körper.

TAG 2: SCHWERPUNKT UNTERKÖRPER

Movement Preps + aktive und passive Beweglichkeit

ÜBUNG	ZIEL	WIEDERHOLUNGEN
Allgemeines Aufwärmen	Regen Sie den Kreislauf an.	Wärmen Sie sich z. B. durch 1 Minute auf der Stelle/in Bewegung joggen, 1 Minute auf der Stelle/in Bewegung Hopserlauf oder mit 20 Hampelmännern (Jumping Jacks) auf.
Die Raupe (S. 66)	Aktivieren Sie die entsprechenden Muskelgruppen.	2-mal nacheinander, im 2. Durchgang steigern
Der Frosch und die Spinne (S. 70)	Mobilisieren Sie die entsprechenden Muskelgruppen im Stehen.	2-mal nacheinander, im 2. Durchgang steigern
Die einbeinige Windmühle (S. 78)	Dehnen Sie die entsprechenden Muskelgruppen im Stehen.	2-mal nacheinander, im 2. Durchgang steigern
Der gegrätschte Storch (S. 94)	Dehnen Sie die entsprechenden Muskelgruppen im Stehen.	2-mal nacheinander, im 2. Durchgang steigern
Der kniende Mönch (S. 102)	Dehnen Sie die entsprechenden Muskelgruppen im Knien.	2-mal nacheinander, im 2. Durchgang steigern
Der Frosch (S. 126)	Dehnen Sie die entsprechenden Muskelgruppen im Knien.	2-mal nacheinander, im 2. Durchgang steigern
Der liegende Adler (S. 60)	Dehnen und mobilisieren Sie die entsprechenden Muskelgruppen im Liegen.	2-mal langsam nacheinander
Entspannen	Atmen Sie im Liegen tief ein.	Bleiben Sie noch einige Minuten entspannt liegen. Atmen Sie dabei tief und ruhig in das Zwerchfell. Stehen Sie danach langsam auf und lockern Sie den gesamten Körper.

TAG 3: SCHWERPUNKT RUMPF UND HÜFTE

Movement Preps + funktionelle Mobilisation + aktive Beweglichkeit

ÜBUNG	ZIEL	WIEDERHOLUNGEN
Allgemeines Aufwärmen	Regen Sie den Kreislauf an.	Wärmen Sie sich z. B. durch 1 Minute auf der Stelle/in Bewegung joggen, 1 Minute auf der Stelle/in Bewegung Hopserlauf oder mit 20 Hampelmännern (Jumping Jacks) auf.
Die schwingende Fahne (S. 58)	Kommen Sie in Schwung.	2-mal locker nacheinander
Die Raupe (S. 66)	Aktivieren Sie die entsprechenden Muskelgruppen.	2-mal locker nacheinander, im 2. Durchgang steigern
Die Gottesanbeterin (S. 64)	Mobilisieren und aktivieren Sie die entsprechenden Muskelgruppen.	2-mal locker nacheinander, im 2. Durchgang steigern
Der Frosch (S. 126)	Dehnen Sie die entsprechenden Muskelgruppen im Knien.	2-mal locker nacheinander, im 2. Durchgang steigern
Der sitzende Panda (S. 134)	Dehnen Sie die entsprechenden Muskelgruppen im Sitzen.	2-mal locker nacheinander, im 2. Durchgang steigern
Der gefaltete Stern (S. 142)	Dehnen Sie die entsprechenden Muskelgruppen im Sitzen.	2-mal locker nacheinander, im 2. Durchgang steigern
Die Eidechse (S. 150)	Dehnen Sie die entsprechenden Muskelgruppen im Liegen.	2-mal locker nacheinander, im 2. Durchgang steigern
Der liegende Adler (S. 60)	Dehnen und mobilisieren Sie die entsprechenden Muskelgruppen im Liegen.	2-mal langsam nacheinander
Entspannen	Atmen Sie im Liegen tief ein.	Bleiben Sie noch einige Minuten entspannt liegen. Atmen Sie dabei tief und ruhig in das Zwerchfell. Stehen Sie danach langsam auf und lockern Sie den gesamten Körper.

REGISTER

A

B

C

D

E

F

G

REGISTER

LITERATURVERZEICHNIS

Behara, B., & Jacobson, B. H. (2017). Acute effects of deep tissue foam rolling and dynamic stretching on muscular strength, power, and flexibility in Division Ilinemen. The Journal of Strength & Conditioning Research, 31(4), 888-892.

Behm, D. G., Blazevich, A. J., Kay, A. D., & McHugh, M. (2015). Acute effects of muscle stretching on physical performance, range of motion, and injury incidence in healthy active individuals: a systematic review. Applied physiology, nutrition, and metabolism, 41(1), 1-11.

Freiwald, J., Baumgart, C., Kühnemann, M., & Hoppe, M. W. (2016). Foam-Rolling in sport and therapy. Potential benefits and risks: Part 2. "Positive and adverse effects on athletic performance. Sports Orthopaedics and Traumatology, 32(3), 267-275.

Gärtner, D. (2018). Foamroll vs. Dehnen–Was hilft uns bei der Regeneration besser?. Leistungslust. Fachzeitschrift für Sport-und Fitnesstrainer.

Gärtner, D. (2016): Faszientraining – kontrovers diskutiert. In: PT . Zeitschrift für Physiotherapeuten. Ausg. 68, Dezember 2016. S. 42-44

Gärtner, D. (2014): Einfluss verschiedener Dehnmethoden auf ausgewählte Leistungsparameter im Kampfsport. Dissertation Technische Universität München. Sierke, Göttingen.

FREIWALD, J. (2009): Optimales Dehnen. Sport – Prävention – Rehabilitation. Balingen: Spitta-Verlag.

Hillebrecht, M. (2013): Dehnen und Kraftverhalten. Experimentelle Studien zum kurzfristigen Einfluss von Dehntechniken auf die KraftfÃ¤higkeiten. Berlin: Lit Verlag.

Kjaer et al. (2009). From mechanical loading to collagen synthesis, structural changes and function in human tendon, S. 500.

Klee, A. (2013). Update Dehnen. na.

Ferger, K., & Moritz, C. (2017). Effekte unterschiedlicher KompensationsmaÃŸnahmen nach statischem Dehnen. German Journal of Sports Medicine/Deutsche Zeitschrift fur Sportmedizin, 68(3).

Herbert, R. D., & Gabriel, M. (2002). Effects of stretching before and after exercising on muscle soreness and risk of injury: systematic review. Bmj, 325(7362), 468. Schleip, R. & Baker, A. (2016). Faszien in Sport und Alltag, S. 15.

Schleip, R., & Bayer, J. (2018). Faszien-Fitness–erweiterte und überarbeitete Ausgabe: Vital, elastisch, dynamisch in Alltag und Sport. Riva Verlag.

Slomka, G. (2018). Faszien in Bewegung. Trainer, 1/2018, 58-61.

Pearcey, G. E., Bradbury-Squires, D. J., Kawamoto, J. E., Drinkwater, E. J., Behm, D. G., & Button, D. C. (2015). Foam rolling for delayed-onset muscle soreness and recovery of dynamic performance measures. Journal of athletic training, 50(1), 5-13.

WANG, K./MCCARTER, R./WRIGHT, J./BEVERLY, J./RAMIREZ-MITCHELL, R. (1993): Viscoelasticity of the sarcomere matrix of skeletal muscles. The titin-myosin composite filament is a dual-stage molecular spring. Biophysical Journal, Volume 64, Issue 4, S. 1161-1177.

Williams (1990) zit. in: Harvey, L., Herbert, R., & Crosbie, J. (2002). Does stretching induce lasting increases in joint ROM? A systematic review. Physiotherapy Research International, 7(1), 1-13.

ÜBER DEN AUTOR

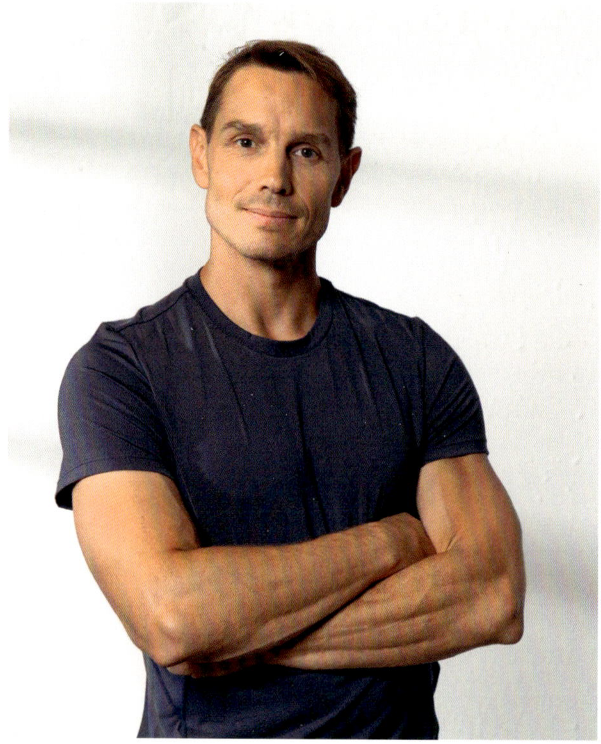

Dr. Daniel Gärtner ist ein Mann vom Fach! Er ist nicht nur Fitness- und Personaltrainer, sondern auch promovierter Sportwissenschaftler und arbeitet als Dozent sowie Forscher an der Fakultät für Sport und Gesundheitswissenschaft an der Technischen Universität in München. Der Schwerpunkt seiner Studien liegt neben dem Beweglichkeitstraining im Bereich der Faszien-Forschung. Sein Expertenwissen teilt er in diversen Seminaren, Sport- bzw. Freizeitmagazinen und TV-Formaten.

DANKSAGUNG

Nach vielen Jahren der Forschung auf dem Gebiet der Beweglichkeit, PNF-Methoden und Faszien, ist es mir mit diesem Buch hoffentlich gelungen, das Wissen kurz und kompakt für die Anwendung in der Praxis in Freizeit- und im Breitensport zusammen zu tragen und verständlich zu vermitteln. Als Grundlage diente meine Doktorarbeit, welche ich 2013 abgeschlossen habe.

Nach mehr als 10 Jahren intensiver Arbeit als Dozent, Forscher, Referent und Seminarleiter ist es nun an der Zeit, mich bei denjenigen zu bedanken, die mich in dieser herausfordernden, aber auch ungemein lohnenden Phase meiner Laufbahn begleitet haben.

Zu besonderem Dank bin ich Stephanie Inhuber verpflichtet, die mich fachlich, menschlich und seelisch auf dem gesamten Weg unterstützt hat. Ebenso geht mein Dank an meine Studierenden, welche ich im Rahmen von Bachelor- und Masterarbeiten betreute und die durch ihre Arbeiten einen Großteil an Wissen aufgearbeitet, strukturiert und geordnet haben. Zudem geht mein Dank an den EMF-Verlag und das Lektorat, die mir stets mit Rat und Tat beiseite standen und dieses Buchprojekt letztendlich realisierten.

Ein weiterer Dank geht an unser bezauberndes Model Lara Maurermeier, die beim Fotoshooting durch ihre hochprofessionelle Art auf ganzer Linie überzeugte. Darüber hinaus möchte ich mich bei meinen Kooperationspartnern bedanken, durch welche ich das Wissen im Bereich der Beweglichkeit und Mobilität im Rahmen von Ausbildungen, Seminaren und Workshops in die Trainingspraxis transferieren darf. An erster Stelle soll hier die KNS staatlich anerkannte Berufsfachschule für Gymnastik in München erwähnt werden. Darüber hinaus möchte ich mich ebenso bei der Kampfsportfirma KWON und meinem Arbeitgeber der Technischen Universität München für die langjährige Unterstützung bedanken. Und zu guter Letzt geht mein Dank an mein Ausbilderteam von 5Dsports auf die ich mich seit Jahren verlassen kann und die mich in allen Bereichen unserer Trainerausbildungen inhaltlich und fachlich unterstützen und dazu beitragen, Theoriewissen praxisnah zu vermitteln - Danke Aki, Kathi, Steffi, Andi, Viola und Fernando.

IMPRESSUM

Bibliografische Information der Deutschen Bibliothek.

Die Deutsche Bibliothek verzeichnet diese Publikation in der Deutschen Nationalbibliografie.

Detaillierte bibliografische Daten sind im Internet über http://www.dnb.de/ abrufbar.

EIN BUCH DER EDITION MICHAEL FISCHER

1. Auflage 2020

Covergestaltung, Layout und Satz: Meritt Hettwer

Redaktion und Lektorat: Linda Strehl, Wort & Tat, München

Produktmanagement: Diana Jedrzejewski

Bilder: Severin Scheiger, München, außer: S. 14: © Just Life/Shutterstock; S. 16: © GraphicsRG/Shutterstock; S. 17: © NoPainNoGain/Shutterstock; S. 18: © wutzkohphoto/Shutterstock; S. 22: © Kateryna Kon/Shutterstock; S. 26: © khartblance/Shutterstock; S. 29: © sportpoint/Shutterstock, © TORWAISTUDIO/Shutterstock, S. 31: © Tribalium/Shutterstock, © weter 777/Shutterstock, © Bokica/Shutterstock; S. 40: © Desgnua/Shutterstock

ISBN 978-3-96093-555-1

Gedruckt bei Polygraf Print, Čapajevova 44, 08001 Prešov, Slowakei

www.emf-verlag.de